JN033215

小児看護と
看護倫理

日常的な臨床場面での
倫理的看護実践

編集　松岡真里

へるす出版

執筆者一覧

松岡真里（京都大学大学院医学研究科人間健康科学専攻）

古橋知子（福島県立医科大学看護学部／同附属病院看護部）

笹月桃子（西南女学院大学保健福祉学部／九州大学病院小児科）

竹之内直子（神奈川県立こども医療センター小児がん相談支援室）

濱田米紀（兵庫県立こども病院看護部）

石浦光世（関西医科大学看護学部）

伊東亜矢子（三宅坂総合法律事務所）

樋口裕子（樋口法律事務所）

河邉優子（東京共同法律事務所）

堂前有香（千葉県こども病院看護局）

尾上　望（千葉県千葉リハビリテーションセンター看護局）

太田真由美（京都府立医科大学附属病院看護部）

市原真穂（千葉科学大学看護学部／大学院看護学研究科）

岩﨑美和（東京大学医学部附属病院看護部）

笹木　忍（広島大学病院看護部）

横山奈緒実（松戸市立総合医療センター看護局）

西村規予子（三重大学医学部附属病院看護部）

入江千恵（宮城県立こども病院看護部）

平田美佳（聖路加国際病院看護部／聖路加国際大学大学院看護学研究科博士後期課程）

中谷扶美（兵庫県立こども病院看護部）

川口めぐみ（大阪母子医療センター看護部）

名古屋祐子（宮城県立こども病院看護部）

丸山浩枝（神戸市立医療センター中央市民病院看護部）

関根弘子（日本赤十字看護大学大学院博士後期課程）

野間口千香穂（宮崎大学医学部看護学科）

（執筆順）

序　文

　平成の時代が終わり，令和という新しい時代が幕を開けました。平成の30年の間には，相次ぐ未曾有の自然災害の発生や，障がいのある子ども・家族にとってだけではなく，日本中に衝撃を与える事件も発生しました。このような大変な出来事が生じるたび，医療を必要とする子ども・家族だけでなく，すべての子ども・家族にとって，「安全とは何か」「子どもたちにとって何がよいことか」という問題が，私たちに突きつけられているように感じます。

　小児看護は，子どもが，身体的・精神的・社会的な存在として，それぞれの健康レベルに応じて，健やかな成長・発達をとげること，また，健康な身体をつくり，豊かな心を養い個人（自分）として，また，家族や社会のなかで「自分らしく」健やかに生きていけること，そして，家族も，子どもとの相互作用をとおして，親として，きょうだいとしていられること，家族自身も自分らしくいられることをめざしています[1]。しかし，近年，入院している子どもの重症化や，気管切開，人工呼吸管理など医療的ケアをもちながら自宅で生活する子どもの増加など，小児看護を取り巻く環境は大きく変化しています。病院や施設では，限られた看護師数のなか，子どもの安全を守ることが優先され，課された業務を安全にこなすことに集中するあまり，ふと気づくと自分たちが本来めざしていたものとはかけ離れた看護をしているような気持ちになったり，「看護をしているのか」「もやもやする」など，悩んだり，迷ったりすることも少なくありません。また，子ども・家族の安全を守るために考えられた看護ケアやマニュアル，院内の決まりごとが，本当に子ども・家族のためになっているのかどうか，忙しい日々の業務のなかでは，立ち止まり，検討する機会をもつことさえ難しくなっているかもしれません。

　本書では，一度立ち止まり，小児看護について考え，私たち看護師自身が「これでいいんだ」「だから，もやっとしていたんだ」と感じることができるように，小児看護について看護倫理の視点から考えることをめざし，編集しました。「倫理」ということばから，子どもへの病気の説明や生命維持に関する治療選択の場面を思い浮かべるかもし

れません。しかし，日常的な臨床場面のなかで，「どうしたいのか」「どういうことを子ども自身がよいと思っているのか」など，子どもの考え・気持ちを捉えながらケアを提供することは，成長・発達する子どもの自律を考える重要な視点であり，そのようなケアの積み重ねが，ひいては，生命に関する選択が求められる場面で，何を大切にするかという倫理的判断につながるのではないかと考えます。だからこそ，本書は，日常的な臨床場面での倫理的看護実践に焦点を当て，日常のケア場面で疑問や葛藤を感じたとき，あるいは何気なく行っているケアについて振り返り，私たちの思考を整理し，考え，行動することにつながる"気づき"の機会となるように内容を吟味しました。

　看護は，それを提供する側が，「答え」をもたない学問です。特に小児看護では，対象となる子どもの健康状態が改善することだけがゴールではなく，健康問題や障がいがありながらも，ひとりの人として成長し，自分の人生を送っていくことを見すえることが求められます。本書が，日常のケア場面で問題に直面したときの糸口となり，また，日々難しさを感じ，葛藤するなかでも，ひとりのかけがえのない子ども・家族の人生に触れることのできる小児看護の魅力を改めて感じる機会となれば幸いです。

文献
1)　奈良間美保：小児看護の目指すところ. 小児看護学概論・小児臨床看護総論（小児看護学１）系統看護学講座専門分野Ⅱ，第14版. 医学書院，東京，2020, pp4-8.

2020年3月吉日

松岡真里

本書を読むにあたって

　本書は，小児看護に携わる看護師のほか，普段は子どもにかかわることの少ない看護師が，子どもや家族のケアにおいて疑問を感じたときに手に取っていただくことを考えて編集しました。また，看護学生や看護教育に携わる教員にも活用いただきたいと思います。

　そのため，本書は，小児看護を取り巻く看護倫理に関する「Ⅰ章 総論」と，日常的な臨床場面での疑問や倫理的葛藤のある仮想事例を提示し，その分析，ケアや取り組み，方向性を検討する「Ⅱ章 日常の看護場面での倫理的課題」で構成しています。

　Ⅰ章では，小児看護のなかで看護倫理を考えるうえで大切な視点や，看護倫理に関する基礎知識，倫理的課題を解決するうえでの看護師の役割やその教育に関すること，子どもを取り巻く研究に関する倫理などを概説しています。さらに，看護師が疑問を感じ，葛藤している臨床の出来事について，法律家の立場からの解説も含めました。

　Ⅱ章では，医療倫理に関する図書[1]や，日本小児看護学会の【小児看護の日常的な倫理場面での倫理的課題に関する指針】[2]などを参考[3]に，テーマ①十分なケア提供ができていないこと，テーマ②子どもの権利と尊厳など，日常の臨床のなかで遭遇しやすい，あるいは立ち止まらないと気づかず陥りやすい，具体的な13場面を取り上げています。テーマごとに，論じられている事例が想起できるように，看護師が感じる疑問や葛藤など

を表現したタイトルをつけています。また，同じテーマのなかで，そのほかの想定される場面も提示しています。

　小児看護と看護倫理，院内の倫理教育も含めた内容について系統的に学習をしたい読者は，Ⅰ章から読み進めていくのがよいかもしれません。臨床場面で感じた葛藤や疑問について整理してみたいと考えている読者は，目次のなかから自身の体験と似た場面を選び，目を通すことができます。また本書では，場面を分析する際に「Thompson の10 ステップモデル」と「Jonsen の4 分割表」を用いて，それぞれ選択した理由を記述しているので，同じような場面に出会った際の参考になると考えます。

　本書では，多くの小児看護専門看護師の丁寧な分析プロセスが示されているので，読者が出会う事例や場面の分析に役立ち，ケアの方向性を導いてくれることでしょう。また，同じような場面でも，視点（テーマ）が異なれば見えてくる課題やケアも異なる場合があることに気づかれると思います。ただし本書の事例は，あくまでも仮想であり，分析やケアの方法はほかに考えられることがあることを付け加えておきます。

　本書を手に取っていただく読者にとって，日常の臨床場面での“もやもや”を整理でき，「これでよかった」「看護に取り組めた」と感じられる一冊になることを願っています。

文献　1）赤林朗・編：入門・医療倫理Ⅰ．改訂版，勁草書房，東京，2017.
　　　2）日本小児看護学会：小児看護の日常的な臨床場面での倫理的課題に関する指針．2010.
　　　　https://jschn.or.jp/files/100610syouni_shishin.pdf
　　　3）日本看護協会：看護倫理；看護職のための自己学習テキスト．
　　　　https://www.nurse.or.jp/nursing/practice/rinri/text/index.html

contents

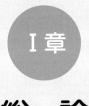

総　論

1 小児看護と看護倫理
日常のなかでの気づきとケアの意味

はじめに

　小児医療の進歩による救命率・治癒率の向上により，病気や障がいとともに，また，高度な医療を受けながらも成長・発達し，生活する子どもが増えている。そして，入院だけでなく施設や在宅を含めた生活の場の広がりとともに，小児看護が提供される場も広がりを遂げている。同時に，入院期間の短縮による入院中の子どもの重症化，少子高齢社会や多様な家族形態の増加による家族の価値観の変容，さらには働き方改革による看護師の勤務時間など，小児看護を取り巻く環境は大きく変化してきている。

　このような変化のなか，看護師が倫理的課題に直面することは少なくない。しかし，日々の実践の過大な業務のなかでは，倫理的な判断に基づく看護実践が求められていても，立ち止まり，振り返ることが難しい状況が生じているかもしれない。

　小児看護に携わる看護師には，ケアの事象に立ち止まり，気づき，考える倫理的感受性を高めるにとどまらず，行動化する能力を向上させ[1]，子ども・家族にケアとして届けていくことが求められる。

　本稿では改めて，「看護倫理」，そして，「小児看護」について考え，ケアの意味を考えること，小児看護における倫理的看護実践とは何かについて検討する。

看護倫理

1. 日常にこそある看護倫理

　「倫理」とは，人としてのあり方や行為について，"これはよいことか，よくないことか，その理由は何か"，また，"どうすることがよいか"を考える営みのことである。「看護倫理」は，"よい看護とは何か，何をすることがよいことなのか""看護師としてとるべきあり方や行為は何か"を体系的に考え，検討することである。「看護倫理」を考える際には，「看護は何をする

のか」と「看護とは何か」の両方を踏まえることが大切だといわれている[2]。

　「看護倫理」は，生命や治療選択などの大切な意思決定の場面などで意識されることが多く，時として難しいと捉えられることも少なくない。しかし，何か倫理的な課題を感じた場面において，「看護倫理」を意識し考えるものではなく，日常行われている一つひとつのケアの意味を考えることこそ，「看護倫理」であり，それはまさに看護そのものである。つまり，日々の仕事のなかで常に意識し，"看護は何をする

のか”“看護とは何か”を問うことが求められている。

2.「看護」か「業務」か

看護倫理の研修を行う際,「今日,“看護をした！”と思う人，挙手をしてください」と問うと，参加者が,「今日は“業務”に追われて“看護”をしていない」と回答することを経験する。ベッドサイドで行うケアや輸液管理を“業務”として捉えているということだろう。

では，“看護”とは何か。確かに近年，入院する子どもを受け持つこと1つをとっても，多くの書類を提示し，子ども・家族への注意事項の説明など，看護師に求められることが増え，煩雑となっている。しかし，入院時の既往歴の聴取や，一つひとつのケアや輸液管理を，単に「本日の業務としてすべきこと」と考え,子ども・家族に向かい行うとすれば，それは看護ではない。私たちの行為が，対象であるその人にとってどういう意味をもたらすのかを常に考えながら行うことが必要である。

すなわち，私たちが行うこと・かかわることで,子ども・家族にどういう結果が生じるか（私たちの行為の先にある子ども・家族のこと）を常に考え，既往歴の聴取や輸液管理など一つひとつの行為をすることが大切なのである。

「看護倫理」に関係する重要な用語に“ケアリング”があり，これは看護実践上の倫理的概念である。ケアリングはさまざまに定義されている概念であるが，人を思うこと，その人の体験に関心を寄せること，他者との関係，対象となる人のためにそこにいること，その人を尊重すること，その人のためにその人と共に感じることとされている[3]。

あるとき,24時間持続による経管栄養を行っている子どもの母親が,「ここの看護師さんは，決まった時間にボトルとチューブを交換してくれる。でも,子どもがやっと寝たときだったり,楽しそうに遊んでいるときだったり…。感染予防のことを考えて決まった時間にしてくれているんだと思うけど,なんか,この子のことを思って交換してくれているのかなって。決まり事として,そうしてるっていう感じがして。看護師さん全員がそういうわけじゃないけど。経管栄養だけじゃなくて，ほかのときでも仕事だからやっているっていうふうだと,この子のことを安心して任せられないなぁって」と相談を受けたことがあった。“決められたことだから”“業務としてすべきことだから”といった意識下での行為は，そこに“その子のことを思う”“子どもに関心を寄せて気にかける”ことが伴っておらず,「ケア」とはいえない。逆に,日常のなかで「業務」として感じている行為であっても,子どものことを思い,関心を寄せ,「この子はこういう状態だから,今,このボトルを交換することが大切」といったように,子どもの身体的状態,治療内容・効果等医学的な知識,発達段階,日常生活の様子,子どもの特徴など,行為の背景にあることにアセスメントし,意識しての行動はケア,つまり“看護”なのである。

また,例えば,家族歴を聴取することは,入院する子どもだけではなく,きょうだいの存在やほかに介護すべき家族員を知る機会となる。父親や母親の就労について聴くことは,家族の経済的負担を予測することにつながる。このような情報を看護師が捉え,MSW（医療ソーシャルワーカー）や保育士などと協働することができれば,家族歴の聴取は単なる業務ではなくなる。

1. 子ども・家族主体のケア（Patient & Family-Centered Care）

　"これを行うことがよいことか""これが果たすべき責任か"など，看護倫理を考えている主体は，あたり前であるが看護師である。倫理的な看護実践に関する知識を身につけていくためには"看護師としてすべきこと"を考え，常に自らに問いかけていくことが必要である[4]。しかし，これらの問いには絶対的な正解はない。ただ，問いの答えが向かう先は，"誰にとってよいことか"，つまり"子ども・家族にとってよいこと"であることに間違いない。

　では，"子どもにとってよいこと""家族にとってよいこと"をどのように考えるか。近年，電子カルテの普及により，病気の診断などによって看護診断が一様に行われ，看護計画が立案されるようになってきた。同じ診断名で入院したとしても，子どもの発達段階，親の職業，きょうだいの存在，これまでの子どもや家族が重ねてきた日々など，すべて違っていて，それぞれが異なる体験をしていることを忘れてはならない。子ども・家族がどのような体験をしているのかをアセスメントせずに立案された看護計画は，子どもにとってよいことにつながらないのではないだろうか。なぜなら，同じ治療・ケアであっても，子ども・家族の受けとめ方，考え，気持ちが同じではないからである。小児看護が対象とする子ども・家族が体験することは，一人ひとり異なっている。看護計画（ケア）とは，子ども・家族がその状況をどのように捉え，感じ，考え，どのような意向をもっているのかに着目し，専門職である看護師の知識を伝えながら，どうすることがよいことかを共に考え，計画していくことである。

　国際看護師協会の倫理綱領では，「看護師の第一の職責は，看護を必要とする人々に対するものである」と，患者・家族中心の姿勢を明確にしている[5]。看護師としての知識や経験から，子どもや家族が"こうあったらよい"と考え，"こうするのがよい"とケアを選択することがあるとすれば，それは看護師の価値であり，その価値観だけでケアを行ってはならない。私たちの考えが，医療にいる看護師の視点から導き出されたことを意識する必要がある。ただし，私たち看護師が考えをもってはならないということでは決してない。また，「子ども・家族主体のケア」は，「子どもや家族の思うまま・意向に沿うこと」や「子ども・家族が主体となってケアを行うこと」ではない。看護師は専門知識を使い，子ども・家族の意向・考え・気持ちを中心に捉え，子ども・家族の状況をアセスメントし，「そのような意向があるのならば，このようにしたらもっと安楽に過ごせると思うが，どうだろう」など，看護師の知識や経験・考えを子ども・家族に伝え，語り，共有しながらかかわることが求められる。これが日常的なケアのなかで，子ども・家族の考え・意向・価値観を尊重し，的確に情報を伝えながら，ケア計画を一緒に立てていくという「子ども・家族を主体としたケア」である。

　表1に，子ども・家族を主体としたケアにおける主な概念をまとめた。子ども・家族を主体としたケアは特別なことではなく，日常のなかであたり前に行われる倫理的看護実践なのである。

表1　Patient-and Family-Centered Care の主な概念

『尊重・尊厳』 Dignity and Respect	• 患者と家族の見方や選択に傾聴し，敬意を払い，患者と家族の知識・価値・信念・文化的背景をケアの計画や提供に組み入れる
『情報共有』 Information Sharing	• 患者と家族にすべての偏りのない情報を，確実で（affirming），有用な（useful）方法で伝え，共有する • 患者と家族は，ケアや意思決定に効果的に参加するために，すべての正確な情報をタイムリーに受け取る
『参加』 Participation	• 患者と家族は，彼らが望んだレベルでケアや意思決定に参加することが促進・支援される
『協働』 Collaboration	• ケアの提供と同様に，政策とプログラムの開発・実施・評価，ヘルスケアの方法の計画，専門家の教育においても協働を行う

(INSTITUTE FOR PATIENT-AND FAMILY-CENTERED CARE. https://www.ipfcc.org/about/pfcc.html より筆者訳)

表2　小児看護のめざすところ

- 家族や社会とのつながりのなかで，身体的・精神的・社会的な存在として，それぞれの健康レベルに応じて，健やかな成長・発達を遂げること
- 健康な身体をつくり，豊かな心を養い，個人（自分）として，また，家族や社会のなかで「自分らしく」健やかに生きていけること
- 子どもとの相互作用をとおして，家族も，親として，きょうだいとしていられること，家族自身も自分らしくいられること

〔奈良間美保：小児看護の目ざすところ．奈良間美保，丸光惠編，小児看護学概論・小児臨床看護総論（系統看護学講座専門分野Ⅱ；小児看護学1），第13版，医学書院，東京，2015，p6. より作成〕

2. 小児看護のめざすところと看護倫理

　小児看護に携わる看護師が子ども・家族に対してケアを行った結果めざすことは，さまざまな健康問題をもつ子ども一人ひとりが家族や社会とのつながりのなかで身体的・精神的・社会的な存在として，それぞれの健康レベルに応じて健やかな成長・発達を遂げ，"自分"としていられることである（表2）。

　子どもは自身がどうしたいかを表現したり，自分を意識することが難しいこともある。子どもはさまざまな経験をとおして，「これが好き」「できた！　うれしい」「もっとこんなことやってみたい」「こんな自分が好き」など，自分のことを知り，自分で取り組んでみたいことを考え，選んでいくようになる。しかし，"自分"を感じ，つくっていく過程にある子どもが健康問題や障がいを経験することは，その後の自分の形成に大きく影響するかもしれない。健康問題の治療や疾患管理に関連するセルフケア行動そのものや，病気の理解に対する看護実践に注目されがちであるが，病気や障がいの治療やケアを受けながら，自分が形成されていくことを考えると，健康問題や障がいを経験する子どもの成長・発達を支えることは，小児看護の大き

な役割である。「どういう生活をしたいか？」「どんなときが楽しくて，逆につらいのか」など，子どもと語り合いながら痛みなどの症状マネジメントを考えることは子どもの意向を中心に考えるケアであり，「子どもがケア方法を選ぶ」という「自律」を支えるケアでもあり，「自分はどうしたいか」という自分を意識し，形成する過程を支えるケアである。私たち看護師が，自律などの倫理原則，子どもへの説明など権利を尊重することとして行っているケアは，子どもの発達を支えることであり，健康問題や障がいのある子どもの成長過程を支える小児看護そのものである。メイヤロフは，「ケアとは他者の成長を助けることである」[6] と述べている。だからこそ，小児看護における倫理的看護実践は小児看護そのものであり，日常的に意識され取り組まれなければならない。

　時に看護師は，子どもの痛みなどの症状が緩和されたり，セルフケアが日常生活のなかに取り込まれると，子どもがしたいことができるようになると考えるだろう[4]。しかし子どもたちは，セルフケアがうまくできるように生活をしたり，痛みが緩和することを目標に過ごしているわけではない。もちろん，痛みが緩和されることそのものも重要である。しかし子どもたちにとっては，学校に行く，友達と同じように遊ぶ，旅行に行くために，つまり，自分がしたいことができるようになるためにセルフケアを行い，痛みが緩和されることが大切なのである。子どもがどういうことを大切に考えているか，どのような生活を送りたいか，どういう自分でありたいか，どうすれば自分らしくいられるか，そのためにセルフケアや症状マネジメントにどのように取り組むことがよいか，子ども自身の見方・捉え方・感じ方に着目したかかわりを行うことが倫理的な看護実践であり，それこそが小児看護である。

立ち止まり，振り返り，ケアの意味を考えること

　「もっといいケアをしたい」「ほんとうにこれでいいのか」「もっとできたことがあったのではないか」と，倫理的な葛藤を感じながら日々の看護に携わることは，看護師にとってつらく，苦しいことでもある。日常のケアのなかの「うまくできていない」「改善されていない」などの場面をカンファレンスで取り上げることで，自分たちの「できていない」ことが着目され，さらに苦しくなることもあるだろう。確かに，少しの工夫やチーム内でカンファレンスを行うことで，違うケアの方法が見出され，状況が改善することがあり，話し合いは大切である。しかし，「できていない」と感じている看護師主体ではなく，"子ども・家族がどうであったか" "子どもや家族にとってケアがどのような"意味があったか" という視点から振り返ると，すべてが「できていなかった」「これでよかったのか」という場面ではないことに気づくこともある。「鎮痛薬の使用のタイミングが子どもと看護師で合わなかったけれど，おかげで子どもがプレイルームで遊べて楽しそうだったし，家族もうれしそうでよかった」と看護師が感じられることは，"看護ができていた" という感覚につながる。"子どもと家族がどうであるか・どうしたいか" を中心に話し合い，看護師である自分たちにできること・すべきこと，多職種との協働などを考えることは，子どもや家族を気にかけ，関心を寄せるケアであり，子どもと家族を主体としたケアの実践につながる。

　看護師が「もやっとする」「これでいいのか」

と感じるのは自分たちのケアや医療が，子ども・家族にとってよりよいと感じられないときが多い。看護師がそのように感じられるのは，日常的に子どもや家族のどういう状態を“これがよい”と感じるかを意識しながらケアを行っているかどうかによる。日々，倫理的な看護実践をしているからこそ疑問を感じ，立ち止まる機会がある。違和感を感じたときに立ち止まり，自分の看護を振り返るだけでなく，同僚の看護師に自分の考えを伝え，子どもにとってよいことを一緒に考え，具体的な行動・行為として子ども・家族に看護を届けることが大切である。疑問や葛藤を感じながらも，今のままのケアを続けていくことは倫理的問題であると意識することが必要である。なにより，「もっとよい方法があるのではないか」「本当にこのケアでよいのだろうか」と日常的に行われているケアに疑問をもたず，ただ業務として取り組んでいることは看護ではなく，そのことこそ倫理的実践が行われていないのである。日常で行われる，私たち看護師の行動・行為の一つひとつが，子どもの成長・発達，生活，さらには人生に触れるものであり，家族の安寧につながることを忘れてはならない。

おわりに

日常のなかで倫理的な看護実践が行われるためには，一人ひとりの看護師が立ち止まり，子ども・家族にとってのケアの意味を考えられるようになるとともに，病棟全体，さらには病院として立ち止まり，振り返ることを許容する風土や雰囲気が求められる。そのためには，基礎教育だけでなく，卒後教育における看護倫理教育も重要であろう。また，一人ひとりの看護師が大切にされていると感じられる職場環境が求められ，看護管理の果たす役割は大きい。

看護師が，子ども・家族にとってよいことを考え，子ども・家族がその人らしい生活・人生を送っている様子に触れられることは，なによりの喜びである。その喜びは，さらなる看護実践につながる動機づけとなる。看護は，子ども・家族，そして私たち看護師との相互作用のなかにあることを意識し，子どもの成長とともに，自身も成長できるような実践・教育・研究を続けていく必要がある。

■文献
1）日本小児看護学会：小児看護の日常的な臨床場面での倫理的課題に関する指針．2010．
2）小西恵美子：看護倫理の基礎．小西恵美子編，看護倫理；よい看護・よい看護師への道しるべ，改訂第2版，南江堂，東京，2014，pp10-15．
3）Fry ST, Johnstone MJ（片田範子，山本あい子・訳）：看護実践の倫理；倫理的意思決定のためのガイド．第3版，日本看護協会出版会，東京，2010，pp56-58．
4）松岡真里：小児看護と看護倫理；倫理的実践の意味を考える．小児看護35⑻：951-957，2012．
5）小西恵美子：患者中心の看護．小西恵美子編，看護倫理；よい看護・よい看護師への道しるべ，改訂第2版，南江堂，東京，2014，pp71-74．
6）ミルトン・メイヤロフ（田村真，向野宣之・訳）：ケアの本質；生きることの意味．ゆみる出版，東京，2006，pp18-32．

（松岡真里）

看護倫理に関する基礎知識

倫理原則, モデル紹介

はじめに

急速な変化を遂げる現代社会において新たな倫理的課題が生まれ, 人々は多様な価値観をもち, 形成しながら生きている。医療技術の進歩に伴い, 生死に医学的に人為的な操作・介入を加えることが可能となり, 医療の現場にも新たな倫理的・法的な課題が生まれている。また, 医療の高度化・専門分化によって, 多職種協働によるチーム医療が不可欠となり, 医療の主体である患者と家族, 医療専門職者の関係とそのあり様も変化している。

小児医療においても, 子どもの人権と尊厳をいかに守りながら医療を提供するべく, 子どもにとっての最善が何かを問いながら, 日々ケアにあたることが求められている。

本稿では, 倫理を考えるための視点と用語の意味, 判断や行為の根拠となるもの, それらを土台に倫理的課題にアプローチする方法を紹介する。

倫理を考えるための視点と用語の意味

1. 倫理とは

社会の秩序が維持されるためには, 「人と人とのかかわり合いのなかで守るべき道理」である倫理が必要である。人は相互に自らの振る舞いをコントロールすることを自発的に要請し合い, また, その振る舞いに対して是認や非難といった評価を受けながら生きている[1]。倫理も法も物事の善悪の基準を示す社会規範であるが, 法は倫理の一部であり, 国家権力による強制力が伴う。

2. 倫理的ジレンマとは

人はさまざまな文化・環境のなかで生き, そ

のなかで形成される価値観や信念などは一人ひとり異なる。そのため, 人が同じ物事に出合い, 同じく事実を認識しても, その事実をふまえて行われる「…であるべき」という価値判断は複数あり, それらの選択肢いずれもが正しい場合がある。「同じくらいの正当性がある行動や判断が2つ以上あり, 個人がどれを選んだり, 行ったりしたらよいかがわからない状況」が倫理的ジレンマといわれる[2]。

医療のなかでは「担い手」と「受け手」のそれぞれに価値を有し, 医療の担い手は「個人的価値」と「専門的価値」を併せもつ。このなかで, さまざまな価値の対立が生じ, 複雑な様相を呈することは想像に難くない。また, 後述する倫理原則の間で原則同士が対立したり, 個々の原則をめぐる主張が対立したりする状況にも

倫理的ジレンマが起こる。

3. 倫理的感受性

　青柳[3] は，概念分析をもとに倫理的感受性を「倫理的状況への遭遇体験に反応して感情が表れる主観的性質をもち，倫理的問題への気づき，問題の明確な理解，問題に立ち向かおうとすることを総合した能力であり，対象者を中心とする医療者の役割への責任感が反映する」と定義づけている。倫理的状況に反応して表れる感情

として，「もやもやする」「何かおかしい」といった言い回しが多く用いられる。

　このように沸き起こる感情を手がかりとして，倫理的課題の存在の可能性に気づき，状況を分析して，根拠が明らかな倫理的推論へと高める力が必要となる。そのためには，倫理的な判断や行動の根拠となる倫理原則，専門職としての社会的責任を明示した倫理綱領や指針，対象に応じた実践を示すガイドラインなどの規定，専門職としての責務を定める法規を知っておく必要がある（p29，図1参照）。

倫理的な判断や行動の根拠となるもの

1. 倫理原則

　倫理原則は，倫理的姿勢を共有可能な抽象度にまとめあげたものであり，個々の多様な状況に適合させて課題解決を導くには限界がある。しかし，倫理的課題や倫理的ジレンマを分析し，よりよい判断と行動を導くための手引きとなる。

　医療の倫理原則としては，Beauchamp らによる米国型の四原則が最もよく知られている[4]。これは1979年に研究倫理の文書である「ベルモント・レポート」が示す倫理三原則の「人格尊重（respect for persons）」を「自律尊重」と言い換え，さらに「無危害」を加え，医療全般の問題にも適用可能としたものである。

　Fry らは，看護実践にとって重要な倫理原則として「善行と無害」「正義」「自律」，真実を告げ，嘘を言わず，他者をだまさない「誠実」，守秘義務や約束を守る「忠誠」をあげている[5]。

　清水は医療・介護における倫理三原則として「人間尊重」「与益」「社会的適切さ」を示し，次項「倫理的課題へのアプローチ法」で紹介す

る臨床倫理検討シートにそれらを反映させている。さらに，前述した医療・看護の倫理原則との対応関係を示している（**表1**）。

2. 倫理規定

　看護業務は「診療の補助」と「療養上の世話」と保健師助産師看護師法で定められているように，医療専門職には各々法規で定められた責務がある。また，専門職自らが守るべき倫理規範や行動指針を明文化した倫理綱領がある（**表2**）。この倫理綱領は，法律よりはゆるやかな拘束力をもつ倫理規定であり，判断指針として心得ておく必要がある。

　子どもに関する国際的な規約や日本の法規，また小児医療に関連する法規，学会などが示す指針やガイドラインの主なものを**表3**に示す。倫理的課題に向かう拠り所とし，判断や行動に迷うたびに立ち戻って確認されたい。

表1　倫理原則

医療倫理の4原則：米国型[*1] (Beauchamp & Childress)	看護倫理の6原則[*2] (Fry & Johnstone)	臨床倫理の3原則[*3] (清水)
自律尊重 (respect for autonomy)	**自律** (autonomy)	**人間尊重**
患者が自分で判断する自律性を尊重しなければならないという原則		相手を人として尊重する 【ケアの進め方】
無危害 (non-maleficence) 無害		**与益 (beneficence)**
患者にとって危害となるようなことは行うべきではないという原則		相手の益になるように & 害にならないように 【ケアの目的】
善行 (beneficence)		
患者にとって利益となるようなことを行うという原則 医療においては，危害と利益は表裏一体であり，無(危)害と善行を同時に考える必要がある		
正義 (justice)		**社会的適切さ**
公平 (equality) と公正 (fairness) という2つの概念を含む。患者に分け隔てなく平等に恩恵を与えるべきであり，それが誰もが納得できるルールに基づき決められる必要性がある		社会的視点でも適切であるように 【社会的視点】
	誠実 (veracity)	**人間尊重**
	真実を告げ，嘘を言わず，他者をだまさない	
	忠誠 (fidelity)	
	守秘義務や約束を守る	

〔*1 宮坂道夫：医療倫理学の方法；原則・ナラティヴ・手順. 第3版，医学書院，東京，2016，pp47-49.／*2 Fry ST, Johnstone MJ・著（片田範子，山本あい子・訳）：看護実践の倫理；倫理的意思決定のためのガイド. 第3版，日本看護協会出版会，東京，2010，pp28-33. ／*3 清水哲郎，臨床倫理プロジェクト・著：臨床倫理エッセンシャルズ（改訂第5版）2016年春版. 臨床倫理プロジェクト，東京，2016，p6. より引用・改変〕

倫理的課題へのアプローチ法

　医療における倫理的課題の検討は，その課題にかかわる人々の間で行われる意思決定でもある。関係する人々で，系統立てて情報を整理・共有し，対話を重ねながら倫理的な意思決定のプロセスを踏むための方法およびツールなどが考案されている。

　本項では，4つのアプローチを取り上げ，その概要やツールを紹介する。詳細は各引用文献を参照されたい。

1. 症例検討シート（4分割表）

　1992年に米国でJonsenらが著した倫理的決定のための実践的なアプローチは1997年に日本に紹介された[6]。そのツールである"4分割表"と称される症例検討シートを，2016年

表2　看護者の倫理綱領（条文）

	看護提供に際して守られるべき価値・義務
1	看護者は，人間の生命，人間としての尊厳及び権利を尊重する。
2	看護者は，国籍，人種・民族，宗教，信条，年齢，性別及び性的指向，社会的地位，経済的状態，ライフスタイル，健康問題の性質にかかわらず，対象となる人々に平等に看護を提供する。
3	看護者は，対象となる人々との間に信頼関係を築き，その信頼関係に基づいて看護を提供する。
4	看護者は，人々の知る権利及び自己決定の権利を尊重し，その権利を擁護する。
5	看護者は，守秘義務を遵守し，個人情報の保護に努めるとともに，これを他者と共有する場合は適切な判断のもとに行う。
6	看護者は，対象となる人々への看護が阻害されているときや危険にさらされているときは，人々を保護し安全を確保する。
	責任を果たすために求められる努力
7	看護者は，自己の責任と能力を的確に認識し，実施した看護について個人としての責任をもつ。
8	看護者は，常に，個人の責任として継続学習による能力の維持・開発に努める。
9	看護者は，他の看護者及び保健医療福祉関係者とともに協働して看護を提供する。
10	看護者は，より質の高い看護を行うために，看護実践，看護管理，看護教育，看護研究の望ましい基準を設定し，実施する。
11	看護者は，研究や実践を通して，専門的知識・技術の創造と開発に努め，看護学の発展に寄与する。
	土台としての個人徳性と組織としての取り組み
12	看護者は，より質の高い看護を行うために，看護者自身の心身の健康の保持増進に努める。
13	看護者は，社会の人々の信頼を得るように，個人としての品行を常に高く維持する。
14	看護者は，人々がよりよい健康を獲得していくために，環境の問題について社会と責任を共有する。
15	看護者は，専門職組織を通じて，看護の質を高めるための制度の確立に参画し，よりよい社会づくりに貢献する。

（日本看護協会：看護者の倫理綱領. 2003. https://www.nurse.or.jp/home/publication/pdf/rinri/code_of_ethics.pdf より一部改変）

に宮坂が Jonsen らの承諾を得て，わが国の臨床現場に即して改変したものを**表4**に示す。

医学的適応→患者の意向→ QOL →周囲の状況の順序で事実を整理し，考えられる問題点を列挙する。4つの項目とその相互関係について議論する際には，各枠内に【　】で示した倫理原則と症例をめぐる状況がどのように結びつき，解釈されるかを理解し，不足の情報を明ら

かにする。全体が見えたところで枠ごとの対処法を考え，何を優先するべきか最も適切な判断を行う。

2. 意思決定のための10ステップモデル

米国の Thompson らが1985年に著し，日本語版は2004年に出版された[7]。倫理的状況

表 3　小児医療に関連する規定・指針・ガイドライン

国際的な規約	・児童の権利に関する条約（国連総会 1989 年採択，日本 1994 年批准） ・病院のこども憲章〔病院のこどもヨーロッパ協会（European Association for Children in Hospital；EACH），1988 年合意〕 ・患者の権利に関するＷＭＡリスボン宣言〔世界医師会（World Medical Association；WMA）1981 年採択〕 ・ヘルスケアに対する子どもの権利に関する WMA オタワ宣言（世界医師会 1998 年採択）
一般法規	・日本国憲法（1946 年公布，1947 年施行） ・刑法（1907 年公布，1908 年施行） ・民法（1896 年制定） ・個人情報の保護に関する法律（2003 年公布，2005 年全面施行） ・児童福祉法（1947 年公布，1948 年施行） ・母子保健法（1965 年公布，1966 年施行） ・児童虐待の防止等に関する法律（2000 年公布・施行）
医療法規	・保健師助産師看護師法（1948 年制定） ・医療法（1948 年制定）
倫理綱領	・国際看護師協会（International Council of Nurses；ICN）看護師の倫理綱領（国際看護師協会，1953 年採択→ 2012 年最新改訂） ・看護者の倫理綱領（日本看護協会，2003 年　※ 1988 年看護師の倫理規定）
倫理指針	・臨床倫理委員会の設置とその活用に関する指針（日本看護協会，2006 年） ・小児看護の日常的な臨床場面での倫理的課題に関する指針（日本小児看護学会，2010 年） ・人を対象とする医学系研究に関する倫理指針（厚生労働省，2014 年） ・看護研究における倫理指針（日本看護協会，2004 年） ・子どもを対象とする看護研究に関する倫理指針（日本小児看護学会，2015 年）
ガイドライン	・医療・介護関係事業者における個人情報の適切な取扱いのためのガイドライン（厚生労働省，2017 年） ・救急医療領域における看護倫理ガイドライン（日本救急看護学会，2009 年） ・救急・集中治療における終末期医療に関するガイドライン〜3 学会からの提言〜（日本集中治療医学会・日本救急医学会・日本循環器学会，2014 年） ・医療における遺伝学的検査・診断に関するガイドライン（日本医学会，2011 年） ・人生の最終段階における医療の決定プロセスに関するガイドライン（厚生労働省，2015 年） ・重篤な疾患を持つ新生児の家族と医療スタッフの話し合いのガイドライン（日本新生児成育医学会，2004 年） ・重篤な疾患を持つ子どもの医療をめぐる話し合いのガイドライン（日本小児科学会，2012 年）

を批判的に吟味し，順序立てて推論のプロセスを踏む倫理的意思決定モデルである。意思決定のプロセスとして 10 のステップと，それぞれのステップで行う内容を**表 5** にまとめる。

3. ナラティヴ検討シート

　宮坂は，倫理的課題を「当事者である患者・

表4　Jonsen らの4分割表（改変版）

【使用方法】
• 診療記録や担当者などに確認して，項目ごとに情報を記入する。
• 不明確な点があれば，それについて確認できる人や情報源から情報を収集して記入する。
• 倫理検討会などでの話し合いの資料として用いる。

医学的適応	患者の意向
【善行と無害の原則】 1. 患者の医学的状況について 　①病歴は？ 　②診断は？ 　③予後は？ 2. 問題となっている治療・処置の目標は何か？ 3. その治療・処置を第一選択とする根拠は十分か？ 4. その治療・処置以外の選択肢はあるか？ 　（それを第一選択としない理由はあるか？） 5. 医療チーム外へのコンサルテーションは必要か？ 　（他科，他部門，他院，セカンドオピニオンなど） 6. 要約すると，この患者が医学的および看護的ケアからどのくらい利益を得られるか？　また，どのように害を避けることができるか？	【自律尊重の原則】 1. 患者には判断能力があるか？　その根拠は？ 2. 〔判断能力がある場合〕 　①患者はどんな意向をもっているか？ 　②その意向は，十分な説明を受け，十分に理解したうえでのものか？ 3. 〔判断能力がない場合〕 　①適切な代理人は誰か？ 　②その人は患者の最善の利益を代弁しているか？ 　③患者は以前に意向を示したことがあるか？ 　④それを示す文書，メモ，証言はあるか？ 4. 要約すると，患者の選択権は倫理・法律上，最大限に尊重されているか？
生活の質（QOL）	周囲の状況
【善行と無害と自律尊重の原則】 1. 苦痛について 　①問題となっている治療・処置によって，患者の苦痛は増大もしくは緩和されるか？ 　②その苦痛に対する緩和ケアは必要か？　可能か？ 2. 問題となっている治療・処置が，患者の QOL に与える影響について 　①患者の精神状態への影響は？ 　②患者の生活面（家庭，職場，学校，地域社会などでの生活）への影響は？ 　③それらの影響は，上にあげた医学的な目標と比較して十分に小さいといえるか？ 　④それらの影響が大きなものである場合，回避する手段はあるか？ 3. 要約すると，この患者が受ける医学的側面以外の影響が十分に考慮されているか？	【忠実義務と公正の原則】 1. 問題となっている治療・処置について，家族はどう考えているか？ 2. それについて家族間で十分な合意があるか？ 3. 問題となっている治療・処置について，医療者側には十分な実施能力があるか？ 4. 問題となっている治療・処置について，法律やガイドラインは遵守されているか？　法律の専門家へのコンサルテーションは必要か？ 5. そのほか，特に考慮すべき要因について 　①経済的な問題（患者側，医療者側）はあるか？ 　②臨床研究，利益相反，学生教育にかかわる問題はあるか？ 　③宗教・文化慣習などの問題はあるか？ 6. 要約すると，この患者と医療チームがおかれている環境の各種の側面が十分に検討されているか？

（宮坂道夫：医療倫理学の方法；原則・ナラティヴ・手順．第3版，医学書院，東京，2016，p63．より一部加筆）

家族・医療者それぞれの物語が併存し，不調和を生じている状況」とし，物語の違いを理解し，共に納得できる地点を見出していくアプローチ を開発した。検討シートは人ごとに，①現状の問題のとらえ，②望んでいること，③受け入れがたいこと，④背景にある事情や価値観を記述

表5　意思決定のための 10 ステップモデル

①状況を再検討する	健康問題は何か，どのような意思決定が必要か，意思決定に関する倫理的構成要素と科学的構成要素とは何か，意思決定に誰が関与し，影響を受けるのかを考える	分析
②補足的情報を収集する	さらにどのような情報が必要であり，それが得られるかを考える	
③倫理的問題を識別する	この状況での問題は何か，歴史的・哲学的・神学的重要性は何かを考え，倫理的問題のリストを作成する。倫理的問題は，原則的問題，権利の問題，義務・責務の問題，忠誠の問題，ライフサイクルに関する問題に分類できる	
④個人的価値観と専門的価値観を明確にする	ステップ 3 であげられた倫理的問題に関する個人的価値観および専門的価値観を識別・吟味・明確化する	
⑤キーパーソンの価値観を識別する	意思決定に関与する人々の倫理的問題に対する価値観を理解する	
⑥価値の対立があれば，明確にする	いつ，どこに価値の対立があるのかを知り，最善と考えることについて合意が得られない理由を見出す	
⑦誰が意思決定すべきかを決める	問題を抱えているのは誰か，意思決定者を誰が決めるのか，看護師の役割を問う	
⑧行動範囲と予測される結果を関連づける	行動の選択肢と，それぞれの選択肢から予測される結果をリストアップする	比較検討正当化
⑨行動方針を決定し，それを実行する	ステップ 8 であげた選択肢のリストから，1 つの行動を選択する	選択
⑩意思決定／行為の結果を評価／再検討する	選択した行動や決定が，予想どおりの結果をもたらしたか，ほかの行動が必要か，類似した状況が起こったときに応用できる情報が何かを考える	評価

〔Thompson JE, Thompson HO（ケイコ・イマイ・キシ，竹内博明・日本語版監修監訳，山本千紗子・監訳）：看護倫理のための意思決定 10 のステップ．日本看護協会出版会，東京，2004，p110，表 5-1 をもとに作成〕

する構成になっている。比較をとおして不一致や対立がどこにあるかを見極め，全体状況を見渡して，不調和を解消する方法と対話の計画を導き出すつくりとなっている（**資料 1**）。

---

4. 臨床倫理検討シート

　臨床倫理検討シートは，臨床倫理プロジェクトが医療現場における臨床倫理の適切な遂行を支援するツールとして開発された。2018 年 7 月に改訂された最新版であり，〔事例提示〕と〔カンファレンス用ワークシート〕，サポートツールの〔選択肢の益と害のアセスメント〕の 3 シートからなる。今後の方針の決定や起きた問題への対応を検討する「前向きの検討」と，すでに起こったことを見直して今後につなげる「振り返る検討」の両方が想定されている。また，資料 1 のナラティヴ検討シートと同様に，患者本人と家族の意向は完全に欄が分けられている。

　事例提示（**資料 2**）には，患者プロフィール，経過，分岐点を記載した後，カンファレンス用

資料1　宮坂のナラティヴ検討シート

【使用方法】
1. 患者，家族（キーパーソン），医療従事者のうち，検討対象とすべき当事者を選択する
2. 以下の各点についてのナラティヴを記述する（本人ではない立場で表現することの限界をふまえながら，当事者との対話や注意深い観察に基づいて記述する。記入する順序は問わない）
　①現状の問題をどうとらえているか
　②望んでいること。その実現方法があれば，具体的に記入する
　③受け入れがたいこと。その回避方法があれば，具体的に記入する
　④背景にある事情や価値観を記入する
3. それぞれのナラティヴを比較して，不調和（不一致や対立）がどこにあるかをみきわめる
4. 全体を見渡して，ナラティヴの不調和を解消する方法，対話の計画を記入する

	①現状の問題をどうとらえているか	②望んでいること，その実現方法	③受け入れがたいこと，その回避方法	④背景にある事情や価値観
患者				
家族1				
家族2				
主治医				
スタッフ1				
スタッフ2				
ナラティヴの不調和を解消する方法，対話の計画				

（宮坂道夫：医療倫理学の方法；原則・ナラティヴ・手順．第3版，医学書院，東京，2016，p67．より転載）

ワークシート（資料3）を用いて検討のポイントを洗い出し，今後の対応について考える。事例の《A1 医学的・標準的な最善の判断》と，これまでの《A2 医療側の対応》《B1 本人の思い》と《B2 家族の思い》を明らかにし，検討を深める。そのうえで，AとBを総合して《E1 本人の人生にとっての最善》を検討し，必要に応じてその最善を実現するために《E2 家族への配慮》を考え，そこから《E3 今後の対応の方針》をまとめる。

〔選択肢の益と害のアセスメント〕は，〔カンファレンス用ワークシート〕のA1やE1の検討時に複数の選択肢がある場合，それらが誰にとっての益や害であるかを公平に比較検討するためのツールとして用いる。

資料 2　臨床倫理検討シート（事例提示）

＊検討内容：前向きの検討：方針の決定／医療・介護中に起きた問題への対応
振り返る検討：既に起こったことを見直し，今後につなげる

記録者〔　　　　〕　日付〔　　年　月～　月　　　　〕

1-1 本人プロフィール

1-2 経過

【本人の人生に関する情報】

1-3 分岐点

（臨床倫理ネットワーク日本 臨床倫理プロジェクト：臨床倫理検討シート．http://clinicalethics.ne.jp/cleth-prj/worksheet/ より引用）

資料3　臨床倫理検討シート（カンファレンス用ワークシート）

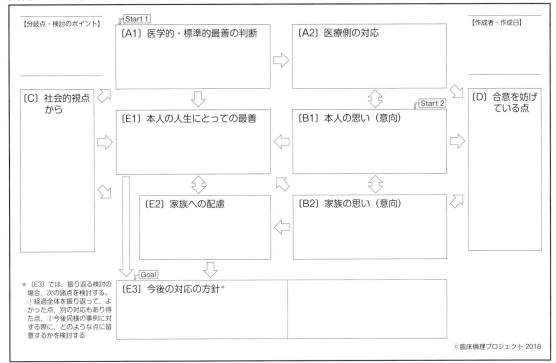

【分岐点・検討のポイント】　　Start 1　　　　　　　　　　　　　　　　　　　　　　　【作成者・作成日】

〔A1〕医学的・標準的最善の判断　→　〔A2〕医療側の対応

〔C〕社会的視点から　　〔E1〕本人の人生にとっての最善　←→　〔B1〕本人の思い（意向）　Start 2　　〔D〕合意を妨げている点

〔E2〕家族への配慮　←　〔B2〕家族の思い（意向）

* 〔E3〕では，振り返る検討の場合，次の諸点を検討する。
①経過全体を振り返って，よかった点，別の対応もあり得た点，②今後同様の事例に対する際に，どのような点に留意するかを検討する

Goal　〔E3〕今後の対応の方針*

©臨床倫理プロジェクト 2018

（臨床倫理ネットワーク日本 臨床倫理プロジェクト：臨床倫理検討シート．http://clinicalethics.ne.jp/cleth-prj/worksheet/ より引用）

おわりに

　日々の慌ただしく流れる時間のなかにあっても，人や物事のなかに覚えた違和感から，まずは自分の感情や価値観に向き合い，問い続けることが重要である。関係する人々と誠実に対話し，他者の考えや価値観に触れ，尊重し合いな

がら，倫理的課題に向き合うプロセスを共有し，積み重ねる経験が必要である。その際に，状況に合わせて，本稿で紹介したツールを上手に活用することも1つである。

■文献
1）清水哲郎，臨床倫理プロジェクト・著：臨床倫理エッセンシャルズ（改訂第5版）2016年春版．臨床倫理プロジェクト，東京，2016，p1.
2）Fry ST, Johnstone MJ・著（片田範子，山本あい子・訳）：看護実践の倫理；倫理的意思決定のためのガイド．第3版，日本看護協会出版会，東京，2010，p270.
3）青柳優子：医療従事者の倫理的感受性の概念分析．日本看護科学会誌 36：27-33, 2016.
4）Beauchamp TL, Childress JF（立木教夫，足立智孝・監訳）：生命医学倫理．第5版，麗澤大学出版会，千

葉，2009.
5）前掲2，pp28-33.
6）Jonsen AR, Siegler M, Winslade WJ（赤林朗，蔵田伸雄，児玉聡・監訳）：臨床倫理学；臨床医学における倫理的決定のための実践的なアプローチ．第5版，新興医学出版社，東京，2006.
7）Thompson JE, Thompson HO（ケイコ・イマイ・キシ，竹内博明・日本語版監修監訳，山本千紗子・監訳）：看護倫理のための意思決定10のステップ．日本看護協会出版会，東京，2004.

（古橋知子）

小児医療の臨床倫理アプローチ
話し合いを始めるときに共有したいこと

はじめに

　「医療倫理を考える」とはすなわち,「よりよい医療とは何か」を考えることにほかならない[1]。そして臨床倫理とは,「医療の質」向上をめざし,患者にとって「安全」かつ「最善」の医療を提供しようとする各病棟レベルでの医師や看護師などの病棟スタッフの医療実践そのもの,である[2]。医学・生命科学の正しさは事実にかかわるものであり,実験や計算で証明されうるのに比し,倫理的な正しさは価値にかかわるものであり,実体として存在しているものを発見するのではなく,議論をとおしてつくり出されるものである[3]。だからこそ,その正しさを求める過程とその先の医療・看護やケアの実践において,わたしたちは医療者として,また一人の人間として,さまざまな困難さや葛藤と向き合うことになる。特に小児医療現場では,医療者としていかに子どもを主眼に,子どもの代弁者として意思決定するか,家族と協働するかについて多層的な悩みを抱えながら,実践に臨まざるを得ない。

　本稿では,小児医療の現場における臨床倫理のアプローチについて共有しておきたいポイントを整理しながら,現場の医師と看護師がいかに協働しうるかを考える。よりよい医療・ケアを子どもに届けるために,医療者同士で一歩踏み込んだ議論を展開させる端緒となれば幸いである。

アプローチ：その目的

　前述したように,臨床倫理の目的は,質の高い医療やケアを患者に届けることである。臨床倫理のアプローチとは,いかに患者にとってよりよい医療やケアを届けることができるかについて真摯に考え,実践に至る過程である。その際,原理・原則・ガイドラインなどの意義・役割や限界を認識し,それぞれが何に依拠し,何を支えているのか理解することは大切である。図1に示すようなステップの全体像を共有すると取り組みやすい。

　例えば,医療・看護倫理原則を常に遵守する

ことは大切であるが,それは医療や看護の実践に向けての礎になるのものであり,目的ではない。ほかにも,ガイドラインは事前のコンセンサスであるが,思考停止に陥らないよう意識することも重要である。昨今,実践の場で推進されている臨床倫理コンサルテーションとは,臨床倫理の営みがスムーズに運ぶよう助ける有用な1つの枠組である。4分割表などの臨床倫理シートへの書き込みも,個別事例の問題を整理するための1つのツールであることがわかる。これらが問題のすべての解決を担ったり,営み

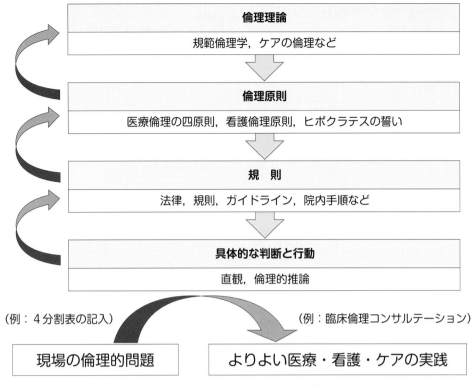

図1　臨床倫理アプローチの全体像
（宮坂道夫：医療倫理学の方法；原則・ナラティヴ・手順. 第3版, 医学書院, 東京, 2016, p46. をもとに作成）

の目的となったり，あるいは下した判断を評価したりするものではない。このように認識することにより，システムの形骸化を避けられ，こ

れら一つひとつのステップの真の意義や役割への不要な不信を払拭することができる。

具体的な実践

臨床倫理のアプローチの具体的な実践において，医師と看護師が共有しておきたいことは，実際にはさまざまにあげられるだろう。今回はそのうち，取り組みを通じての議論の基盤となる考え方についていくつか整理する。

1. 直　観

人には自ずから倫理的判断をする能力が備わっている。それが直観である。普遍的な原理

はしばしば自明な事柄であり，直観で把握されうる[4]。小児科医師は患者の生命維持治療の適応について，個人の経験や価値観を基盤にケースごとに判断しているといわれる[5]。これは医師に限らない。私たち医療者は，現場での判断場面において採用している自身の価値観や直観を自覚する必要がある。直観は倫理的判断に際して大きな力になりうるからこそ，常に多様かつ柔軟な視点をもち，自己の直観を磨く努力が大切である。しかし，直観だけでは現場の倫理

表1　看護師が捉える倫理問題

倫理的不確かさ （moral uncertainty）	当該の倫理上の問題，および，どのような倫理的価値や原則がかかわっているのかについて確信がもてない状況
倫理的ジレンマ （moral dilemma）	複数の倫理原則が互いに衝突しており，判断に迷う状況
倫理的悩み （moral distress）	問題となっている倫理的価値や原則に基づき，正しい行為を選択しているが，最終の決定権限をもたないために，それを実践できない状況

（水野俊誠：看護の倫理問題. 医療・看護倫理の要点，東信堂，東京，2014，p26. より引用）

的課題は解決しない。直観同士が衝突したら理論的解決は難しい。また，時に保守的に偏りすぎることも，そしてその変容性にも意識する必要がある。

2. 倫理的感受性

　現場において，まずはそこに倫理的課題が生じていることを感じ，倫理的問題として認識する倫理的感受性，そしてそれを説明する倫理的推論が必要である。臨床看護師の倫理的感受性は，個人の資質やそれまでに社会のなかで培われた価値観，そして直観を基盤としつつ，その構成概念として，看護師としての忠誠・知識・責務・共感性があげられている[6]。教育に託された期待も大きいことは，医師も同様である。

3. 葛　藤

　看護上の倫理問題はその性質の観点から，倫理的不確かさ・倫理的ジレンマ・倫理的悩みという3つのタイプ（**表1**）のいずれかとして捉えられている。一方，小児科医師は，命にかかわる治療方針の決定に際し，専門分野にかかわらず互いに共通する，多様な葛藤を抱えている。葛藤は5つの因子（小児科医師の信念，子どもの最善の利益を求める，両親との対峙，医学

的妥当性を求める，社会および環境因子）とそれぞれの因子同士の衝突によって生じており，意思決定においては特に「小児科医師の信念」が大きく作用していることが明らかになっている[7]。これらのように，私たち医療者が倫理問題と対峙する際の思考の構図を知ることにより，医師あるいは看護師として「何かもやもやする」と心で感じる[8]ものの正体を把握し，解決の糸口を見出しうる。さらに，共に同じ土俵で目の前の子どもについて議論する際に，互いの立場や葛藤を理解するための重要な視点ともなる。

　現場における多職種との議論と事例の振り返りを繰り返すことによって，潜在的な問題の発見や新たな視点の探索が可能となり，個々の感受性は高められる。自身の捉えた問題意識を言語化し，他者と議論することを躊躇しないことが重要である。これは，前述した看護師の倫理的悩みや，医師がコンセンサスを得たいと希求する思いの解決にもつながる。慣習的に前例に倣う，他者に倣うことでは，倫理的な正当性は担保されない。対立を避けたい心理や閉鎖的な体質が排除された，風通しのよい議論のできる職場の土壌づくりは，共に取り組むべき課題である。

4. 共感の意義

　共感性は倫理的感受性を構成する概念でもあり，共感的態度は患者・家族との対話において信頼関係を生み，また，医療者として目の前の患者によりよい医療を届けたいという動機づけにもなる重要な心理姿勢である。医療・看護実践やケアにおいて，思いやりや，相手を理解しようと心を傾ける態度が重要であることはいうまでもない。しかし，情緒的な共感は，道徳性あるいは倫理性の唯一の指針としてはふさわしくない[9]。

　共感は，その対象になる人について自分がどう思っているか，期待しているか，そしてその人が置かれている状況に関する自分の判断や自身の信念の影響を受ける[9]。また，今目の前にいる特定の人に焦点を絞るので，自分の共感の対象にならない人，共感できない人に対しては盲目となり，長期的な展望や個が所属する集団全体には無関心になるという限界がある。倫理的・道徳的判断において，過度に共感に依存せず，共感を超えた，普遍的な原理を理解する知性（理論理性）と，その原理をもとに個別の事例について最善の行為を選択する意思（実践理性）をもち合わせなければならない[4]。

　そもそも，子どもにあまねくよい医療が届けられるために共有すべき普遍的な原理とは何かについて，ここで明示することは難しいが，今後，子どもにかかわる専門職として双方に広く議論されることを望みたい。個々の場面で患者・家族へ共感的態度で臨んだその先に見出したものを言語化・概念化して共有し，真にあるべき倫理的な医療実践・看護実践につなげられたら理想である。

5. 事実と価値とその先

　「医の倫理」[10]に「其術を行ふに当ては病者を以って正鵠とすべし。決して弓矢となすことなかれ」と謳われるとおり，小児医療は子どもを主眼（正鵠＝的）に置き，その子どもの最善の利益を第一義として[11]，適切な治療方針が検討されることが重要である。しかし，「子どもの最善の利益とは何か」という問いの唯一絶対の答えを手にすることは事実上不可能である[12]。子どもの最善の利益とは本人にしかわかり得ない主観的な価値であるのか，客観的にも見出されるものであるかについても議論は終結していない[13]。そのなかにあって，それでもなお私たちは真摯に子どもの最善をさまざまな角度から推し量り，追求していかなければならない。

　この曖昧な価値的な議論において，まずは正確な医学的・客観的事実の認識のうえに価値的判断を下すことが重要である。裏返せば，誤った，あるいは不十分な事実認識のうえに下された価値判断は妥当といえない[14]。

　以下，事実と価値の区別について，具体的な事例をとおして考えてみたい。

事例 1

　残された時間が限られているがん末期の思春期の患者。がんであること，再発していることは説明されているが，残された時間がわずかであることは告げられていない。担当看護師として，患者の希望を叶えるようなケアをしたいので，残された時間を有意義に過ごせるようにと外出を提案したが，「将来，学校の先生になるのが夢だから今の治療をがんばりたい。だから今はいい」といわれた。

　ここでは，2人（患者と看護師）の価値判断

の違いは，事実判断の違いに基づいている，と捉えられる。予後の厳しい病気の告知の是非が議論される同様のケースには少なからず遭遇する。このとき，このような場に居合わせた看護師として何ができるだろうか。正しい事実認識のうえでの価値判断が重要であるのだから，即刻，予後についても告知をするだろうか。あるいは，告知をしてくれるように担当医師にもう一度伝えるだろうか。もちろん，正確な告知がなされ，本人がそれを受けとめ，希望を表明してくれることは理想であるが，必ずしもそうはいかない場面は少なくない。できれば，この場で本人がどのように現状（事実）を認識しているのか尋ねてみてほしい。その場に居合わせた看護師にしかできない対話である。

事例1（つづき）

看護師「そっか，がんばってるね。今の体調はどう？ 今の治療についてどんなふうに感じている？ どれくらいで，学校に行けるくらい元気になりそう？」

患　者「今，体調は悪くない。でも，前の治療みたいに効果はないみたい。先生もお母さんも必死なのはわかるけど，たぶんもう治らない気がする。それでも，残された時間はやっぱり自分の夢に向かって最後までがんばりたい」

こうなると，事実判断は患者も看護師も双方一致しながら，それをもとに下した価値判断（残された時間の使い方の意向）が異なっていたということになる。この場合，この患者への支援のあり方はその前とは異なってくる。患者や家族がどのように事実や状況を把握しているか，なぜそのような気持ちや価値判断を示したのか，を探索する作業は非常に重要である。その場の判断と覚悟ある対話が，真実を捉えうることを胸にとどめておきたい。

事例2

重篤な心臓病のため入院してきた1カ月の乳児。若い母親が付き添っている。医師から手術の必要性を説明されたが，両親は躊躇している。看護師がいつ訪室しても，母親はいつもベッドで寝そべり携帯電話を眺めている。

倫理カンファレンスにて担当医師より「今ここで手術をすれば将来的に救命率は60％もあるのに，両親は治療を拒否している」，看護師より「お母さんはいつもベッドで寝ていて，子育てに関心がないし，愛情がない」と報告された。

私たちは時に，無意識に，事実と価値とを混在して議論していることがある。発する言葉のなかに，しばしば「事実」と称されるものに価値観が潜んでいる場合がある[14]。ここで，「60％も」という表現には価値観が含まれている。事実は「救命率が60％」である。また，母親の様子に関する報告内容において「お母さんはいつもベッドで寝ている」という点だけが事実である。子育てへの関心や愛情については，これから慎重に判断していく必要がある。ただ，わが子から離れずそばにいることが，その母親の精一杯の深い愛情であることもある。私たち医療者は，このようにあってほしいという患者像・家族像をもっている。時に患者・家族にその理想像を当てはめ，手技習得や病態の受容，親としてのあり方について大きな期待を寄せてしまう。この像との比較からの発言は，無意識的に価値判断になりやすい。容易ではないが，倫理的議論を始めるに際し，まずはいったん事実のみを共有をするよう心がけたい。

ここまで，倫理的判断を行う際の事実と価値判断を分離する必要性を述べてきた。しかし実際には，事実とは価値中立的であるはずだという思い込みのあまり，捉え損ねる豊かな事実も

あるのではないか，とも指摘される[15]。これは重要な視座である。看護およびケアとは，そもそも人がいかによく生きることができるかというところに基本的な関心をもっており，そのこと自体，価値を抜きに考えることはできない[16]。脳死の子どもの身体がビクッと動くことがある。それを見た母親は「○○ちゃん，今日はご機嫌がいいのね」と喜ぶ。それに対し，私たちは医学的事実として「それは脊髄反射です」と言って突き放すだろうか。母親が捉え，示したものを，私たちなりに尊び，理性的に理解する努力をするはずである。これは前述したように直観や情緒的な共感とは異なる。倫理的な問題について，科学的あるいは技術的医療・実戦的看護・全人的ケア，そして親からの視点などさまざまな立場から主観的に見出した事実を照らし合わせる作業と対話は，子どもにとっての最善の正体を捉える鍵となる可能性を秘めている。

医プロフェッショナルとして：踏みとどまる

　私たちは，この社会を生きたことによって自己の価値観を培う。そして，この価値観をもとに下された「自己決定」に駆動されて社会に，ある一定方向に風が吹く。大人が下した，ひとりの子どもの生死にかかわる判断は，その後の個にかかわる社会福祉のあり方をも形づくっていく[17]。風のなかで子どもは置き去りにされていないか，時に踏みとどまって考える必要がある。

　今までも，例えば，採血などの処置時の子どもの苦痛あるいは抑制について，看護実践の立場からの発信により，社会の考え方，医療現場の根強い文化が変わってきた歴史もある。このように「患者としての子どもの権利」は，親あるいは周囲の大人の良心や誠意，義務感によって成り立つ「権利」といえる[18]。これは子どもの医療における限界ではなく，子どもを主眼に置き，子どもにとって最も大切なものを見出す

ための可能性と考えたい。「子どもの最善の利益」を追い求めるあまり，価値的議論に終始し，周囲の大人の価値観が反映され，最低限守らなければならない子どもの権利やいのちの尊さから目を逸らさないよう心にとめる必要がある。私たち小児医療に携わる医師・看護師は，子どもたちの代弁者として，社会に吹く価値観の風向きを見守り，時には風のなかで踏みとどまり，その向きを正しいほうへ変える責任がある。個別の事例を通じて，徳の高い[19]プロフェッショナルとしてのアイデンティティー形成[20]をめざすことが求められるゆえんでもある。医療先進国の高度医療の行方を探ることは，社会の行方を探る作業と並行する。人はどのように生きていきたいのか，医療は何を成しうるのか，多様な立場の者同士での対話が重要となる。その始まりの場としての臨床倫理アプローチとなれば，意義が高い。

おわりに

　本稿においては，臨床倫理における議論の入口に立つ際に医療者として共有しておきたい視点に着目して整理した。臨床倫理のアプローチを丁寧に辿る一つひとつの過程こそが，風のなかで踏みとどまる行為である。この積み重ねが，子どものいのち・暮らし・尊厳が尊重される社会を形成していくことにつながると信じている。

■文献

1 ）赤林朗：はじめに．赤林朗編，入門・医療倫理Ⅰ，改訂版，勁草書房，東京，2017，p4．

2 ）板井孝壱郎：病院機能評価 Ver.6 で求められる臨床倫理の組織的取り組みのあり方とは？．公益社団法人宮崎市郡医師会会報 No.945．

3 ）浅井篤：臨床倫理；基礎と実践（シリーズ生命倫理学第 13 巻「臨床倫理」）．浅井篤，高橋隆雄編，丸善出版，東京，2012，p6．

4 ）秋葉悦子：生命倫理学の 2 つの潮流，臨床倫理と救急医療．救急医学 41(9):1002-1008，2017．

5 ）Lotz JD, Jox RJ, Meurer C, et al：Medical indication regarding life-sustaining treatment for children：Focus groups with clinicians. Palliative Medicine 30(10)：960-970, 2016.

6 ）角智美，森千鶴：臨床看護師の倫理的感受性尺度の開発と信頼性・妥当性の検討．日本看護倫理学会誌 10(1)：36-44，2018．

7 ）Sasazuki M, Sakai Y, Kira R, et al：Decision-making dilemmas of paediatricians：a qualitative study in Japan. BMJ Open 9(8)：e026579, 2019.

8 ）Jameton A：What Moral Distress in Nursing History Could Suggest about the Future of Health Care. AMA J Ethics 19(6)：617-628, 2017.

9 ）ポール・ブルーム・著（高橋洋・訳）：反共感論；社会はいかに判断を誤るか．白揚社，東京，2018，pp58-88．

10）フーフェランド（Hufeland CW）：「医の倫理」抄訳（緒方洪庵「扶氏医戒之略」）．

11）ヘルスケアに対する子どもの権利に関する WMA オタワ宣言（WMA 総会，1998 年）

12）Lynn Gillam：The zone of parental discretion：An ethical tool for dealing with disagreement between parents and doctors about medical treatment for a child. Clinical Ethics 11(1)： 1 -8, 2016.

13）Ross LF, Swota AH：The best interest standard：Same but different roles in pediatric bioethics and child rights frameworks. Perspect Biol Med 60(2)：186-197, 2017.

14）児玉聡：事実と価値の区別．赤林朗編，入門・医療倫理Ⅰ，改訂版，勁草書房，東京，2017，pp19-23．

15）堂囿俊彦：子の福祉と医療．文化と哲学 33：73-95，2016．

16）池川清子：実践知としてのケアの倫理．川本隆史編，ケアの社会倫理学；医療・看護・介護・教育をつなぐ（有斐閣選書），有斐閣，東京，2005，p148，154．

17）Navne LE, Svendsen MN：A Clinical Careography：Steering Life-and-death Decisions Through Care. Pediatrics 142（Suppl 1）：S558-566，2018．

18）石橋涼子：子ども・医療・ケア．川本隆史編　ケアの社会倫理学；医療・看護・介護・教育をつなぐ（有斐閣選書），有斐閣，東京，2005，p53．

19）Armstrong AE：Towards a strong virtue ethics for nursing practice. Nurs Philos 7(3)：110-124，2006．

20）Cruess RL, Cruess SR, Boudreau JD, et al：A schematic representation of the professional identity formation and socialization of medical students and residents：a guide for medical educators. Acad Med 90(6)：718-725，2015．

（笹月桃子）

4 倫理的課題を調整するうえでの看護師の役割

はじめに

　私たち看護師は子どもの身近にいる存在であり，その立場において，子どもやその家族にとってよいことがもたらされるように，よりよい看護の提供をめざしてケアに携わっている。看護師はどのような状況においても相手を尊重しながら，法律やガイドラインなどのルールに則って，正しいこと・よいことをするという判断のもとに看護行為を行おうとしている。しかし，現実には，正しいと判断したとおりにいかなかったり，よいと思って行った行為が，他者からはよいと評価されなかったりすることもある。これらが，道徳的な不確かさや倫理的ジレンマ，倫理的な悩みの経験となる。

　高度医療の提供や入院期間の短縮化に加え，子どもを取り巻く環境の変化や，組織や現場に求められるさまざまな価値観の変化がある。また，多職種チームアプローチのなかで子どもの医療や生活に携わる多くの専門職や支援者が存在し，多種多様な価値観があるかもしれない。このような状況では，何がよいことなのか，大切にしなければならないことは何なのかがわからなくなったり，わかっていても思うようにいかないことがありうる。

　しかし，子どもや家族は常に尊重され，そして子どもが最善の利益を得ることができるようにケアが提供されなければならない。責務をもったひとりの看護師として，日常のケアにおいて，またチーム・組織の一員として，臨床現場で感じる倫理的課題をどのように捉えて調整することが求められるのかについて述べる。

倫理的課題に関する看護チームの一員としての看護師の役割

　日々の実践で子どもや家族をケアしながら，「何かおかしい」と感じたり，「このままでいいのかな」と思ったときに，どのような行動をとっているであろうか。

　例えば，看護師Aが担当のBちゃんの清潔ケアを行おうとベッドサイドに行くと，Bちゃんは「昨日眠れなかったから眠い，今はお風呂に入りたくない」と答えたため，「Bちゃんの順番だし，入ろう」と声をかけた。誰のためにこの行為をとるのか，という視点でみると，Bちゃんのニーズに応えているのだろうか。「お風呂に入ってからぐっすり眠ってもらおう，それに今お風呂に入らなければ自分の今日の業務に支障がある」という自分の都合を優先しての行為だったかもしれない。ここで，同じチームの先輩看護師CがBちゃんの様子に気づいて，看護師Aに今お風呂に入れる意味を尋ねたとしよう。そしてBちゃんのその日のスケジュール

を一緒に考えたり，看護師Aの計画にアドバイスをしたりすることができるかもしれない。また，後輩看護師Dはこの場面を見て，「Bちゃん，昨日熱があって眠れなくて，さっき今は眠れそうってお話ししていたのに」と思ったとしても，先輩であるA看護師には言いにくいな，とそのまま何か行動をとることなく過ぎてしまうかもしれない。

1. 子どもの擁護者（アドボケーター）としての看護師の役割

　このように日常生活支援を行う看護場面には，さまざまな判断や調整が伴っている。ICN（International Council of Nurses，国際看護師協会）看護師の倫理綱領[1]で「看護師の専門的な第一義的な責任は，看護ケアを必要とする人々に対して存在する」とあげられているように，看護師は患者の権利が損なわれないように，擁護者の役割を担わなければならない。これは，日々の看護実践のなかで，患者をひとりの人間として尊重し，その尊厳や選択を支持し守ることであるが，ルーチンや慣れにより行っている行為があるかもしれない。「本当はこうしたほうがよい」と思っていても，状況から「これくらいはよいだろう」と思ったり「気にはなるけど仕方ない」と思いながらその場が過ぎてしまうことの子どもへの影響を考えなくてはならない。

2. 看護チームの一員としての責任を果たす

　「これくらい大丈夫だろう」と思ったことが，結果として大きな出来事にならないこともあるが，先輩看護師Cが看護師Aに声をかけることによって看護師Aは立ち止まり，また前日体調が悪くて眠れなかったBちゃんの疲労を増強させないよい結果をもたらした。看護師は個人ではなくチームで子どもや家族にかかわるが，チームを構成する個々の看護師の価値観や経験年数は多様である。経験の少なさから倫理的な課題に気づきにくかったり，何かおかしいと思っても後輩から先輩には言いにくいことがあるかもしれない。しかし，何か気になるとき，それが話題として顕在化され取り上げられる風土が大切である。小児看護の看護師が入院中のベッドサイドケアで直面する倫理的困難に関する研究[2]では，「業務を遂行することが中心で倫理的に鈍感になること」「権力のある風土のなかで自分の意見を表現することの難しさ」が述べられている。子どもを取り巻く医療や病棟環境などさまざまな背景が存在するが，まずは子どものそばにいる看護師が倫理的感受性を高めそれを発信すること，カンファレンスなどでチーム員の背景にかかわらず皆が発信してよいと感じられる風土づくりに努めることが，質の高い子どもへのケア提供につながる。なぜなら，その子どものケアに携わるチーム員である一看護師には，それぞれの立場でそのチームに参加し行動する責任があるからである。

医療チーム内で倫理的課題を調整するうえでの看護師の役割

　看護師は子どもや家族の一番近くにいて，子どもの権利の擁護者であることから，子どもの治療を取り巻く状況において，倫理的ジレンマを感じやすいかもしれない。特に「子どもの最善の利益」とは何かについて議論するとき，その答えを導き出すことは非常に難しい。

1. 小児の医療現場で起こりうる倫理的課題

　筆者の勤務する施設では，2015年12月に倫理コンサルテーションチームが発足した。チーム活動の開始に伴い，各診療科や病棟から，過去に体験した倫理的ジレンマについて聞き取りをしたところ，「治療方針について，患者（子ども）の意見が反映されていないこと」や「家族背景や状況の複雑さから対応に苦慮すること」を体験していた割合が高く，「治療の差し控えの決定」や「困難な状況における積極的医療」など治療方針についての疑問を感じていることがわかった。小児領域における倫理的課題では，生命が脅かされる状況における治療の限界や治療に関する意見の対立，そしてそこに子どもの最善の利益が考慮されているのだろうかという倫理的ジレンマがあげられることが多い[3)-6)]。そこには，患者である子どもの最善の利益に対して，家族をはじめさまざまな立場でかかわりのある医療者など多くの価値観が存在すること，そこで生じる子どもと家族，医療者と家族，また医療者間の意見の違いが存在しうることが関連する。

2. 患者・家族・医療チームとの話し合いの場　における看護師の役割

　さまざまな意見や価値感が存在するなかで看護師は，子どもの権利を守る擁護者として存在することが何より大切である。医療の場では，医療を受ける子どもの権利を尊重しながらケアするが，その子ども自身のニーズや関心がどこにあり，どのようにしたいかを捉えなければならない。しかし，倫理的な課題がある場合には，おそらく子どもの権利を主張するだけではその課題の解決にはならない状況が多いと思われ

る。また，子どもの発達年齢や成熟度，病気の特徴から子どもの意思の把握が難しいこともある。そこで，子どもにかかわるチーム員でのカンファレンスが行われることも多い。子ども・父母（保護者）と医療スタッフが，子どもの権利を擁護し，納得した話し合いを行えるように，日本小児科学会が2012年に示した「重篤な疾患を持つ子どもの医療をめぐる話し合いのガイドライン」[7)] に基づいて話し合いを行っている施設もあるだろう。また，近年は「アドバンス・ケア・プランニング」もよく耳にするようになってきた。いずれにしても，この話し合いがただ形式的に行われるのでは意味がなく，話し合いのプロセスのなかで，子どもや家族の価値観や意向・希望，また気がかりなどが他者と共有されているか，またその前提として，予測される状況について子どもや家族が理解し想像できるように情報提供がなされているかをきちんとアセスメントしておく必要がある。

　チーム内や子ども・家族との話し合いの場において，看護師は話し合うことの意味を理解し，目的を達成できるよう，子どもや家族が思いや意向を表出できるように場を整えたり，擁護したり，支持したりする役割を果たさなければならない。実際に筆者は，終末期の子どもの家族に今後の過ごし方について話し合う場を設けたときに，結果として今後の計画を導くためだけの話し合いになっているのではないかと感じた経験がある。ケアの主体である子どもや家族のことを中心に，その意向が尊重されながら話し合いが行われることが大切である。また，このような話し合いは1回で終結することはないため，状況の変化に合わせてタイムリーに繰り返し共有される必要がある。看護師は，必要なときに子どもや家族の代弁者として身近にいる存在として，日頃から一番の理解者であるよう努めなければならない。

3. 子どもの言動を捉え理解すること

　子どもの推定意思*の位置づけは容易ではない。「○○ちゃんはきっとこう思っていると思う」けれど「それが○○ちゃんにとって一番よいことかどうかはわからない」ためにジレンマを抱えることは多い。ここで看護師にできることは，子どもの言動，起こっている現象そのものを多職種と共有することである。子どもにはその発達課題のニーズによって多くの職種がかかわることが多い。子どもを理解するために，それぞれの立場がもっている子どもに関するエピソードをできるだけ多く共有し，多角的な視点から子どもの意向や希望を尊重できるとよい。そこから子どもの価値観を推測することができる場合もあるだろう。そのためには，日頃から子どもの言動を丁寧に捉え，そこに意味があることを理解しながらかかわる必要がある。また，日々の看護記録への記載内容にもこれらが反映されることが望ましい。

4. 家族の意向や希望の尊重

　子どもの最善の利益を議論するときに，そこに対立する要素として「家族の意向」が話題となることが多い。「子どもは本当は知りたいと思っているのに，家族が話さないでほしいと言っている」「家族はまだ状況を受け入れられていないから，さらなる治療を望んでいる」などがその例である。それらに対して，「子どもにも知る権利がある」「このまま家族の意向に沿うことでよいのか」というように，家族の意

向をネガティブな事実としてチーム内で話し合いが行われることも少なくない。チーム内の共有の前に，家族の思いや考えに尊厳をもって，その希望を捉えられているかについて考える必要がある。親は病気の子どもの状況にかかわらず何らかの希望を抱いていることは多く報告されている[8]-[10]。生命にかかわるなど困難な場面において，親は子どもの状況を理解しながらも，治療への期待を抱いたり，子どもの苦痛は和らげたいと願い，どのようにするのがわが子にとってよいことなのかなど，常に悩みながら向き合っている[10][11]。わが子に対する親の思いや希望が表出されるように，看護師はその場の環境を整え，その思いをきちんと受けとめることが必要である。

5. 子どもと家族にかかわるチームメンバー間の意見の調整

　倫理的課題が存在するとき，いつにもましてかかわるチームメンバー間でコミュニケーションをとる機会が多くなるかもしれない。それはカンファレンスの場であったり，それぞれの職種間でのやりとりであったりする。課題の内容によっては，急ぐ必要があったり，かかわるメンバーで同時に共有することが難しかったりするかもしれないが，このようなメンバー間での調整を行う際には，チームアプローチに必要な要素（**表1**）を効果的に機能させることを基本とする。特に，倫理的な課題が議論されるときには，各専門家が悩みながらそれぞれの立場で必死に考えている姿があり，その議論に普段よりも熱が入ることがあるかもしれない。このよ

＊推定意思：重症心身障がいのある子どものように判断能力が十分でないと考えられる場合や，発達年齢に伴いその意向を確認することが難しい場合などに，「○○ちゃんはきっとこうしたいのだと思う」など，他者が意思を推測しようとすること。

表1　多職種チームアプローチに必要な要素

オープンで効果的な コミュニケーション	積極的な傾聴と対立する問題解決に向けて，関係者で共通のものを分かち合うこと。その際，ただ共有するということにとどまらず，必ず反応を示し，そこから得られた反応や意見を患者へのサービスへフィードバックするという反応のシステムが機能することが必要である。
チームメンバーの関与	メンバーがチームに属しているという意識をもつこと。チームメンバーのさまざまな経験や立場の多様性を正しく評価することが必要である。
明確に定義された目標	目的の設定により，さまざまな活動に焦点を当てることができ，またメンバーの役割と責任が明確になる。
信　頼	それぞれの仕事の責務や範囲を知るなど多職種が相互に理解し，チームメンバーを互いに信頼すること。
チームメンバーを調整する コーディネーターの存在	患者・家族にとって有益なケアが効率的に提供できるよう，また患者・家族に不利益がもたらされないようにチームメンバーのニーズを把握しながら，必要時にはカンファレンスの開催や，また院内のほかのリソースへの働きかけなどを行いながら調整を行う。

〔Antai-Otong D：Team building in a health care setting. Am J Nurs 97（7）：48-51, 1997. より引用〕

うな場合には，もし誰かの意見に否定的な感情があったとしても，まずはそれぞれの価値観に基づく理由を共有し，そのうえで意見が述べられるとよい。専門看護師の倫理調整における行動を**表2**に示す。

---

6. 第三者の活用

　最近では，施設に倫理コンサルテーションチームが導入されているところも増えてきている[12]。そのチームは，目の前の患者にとってよい治療やケアとは何かという価値問題に関して，患者や家族，医療者などに生じている不安や対立を助けることが期待されている。特に，これらの問題をめぐって関係者の意見の衝突が多い領域として，終末期と小児があげられる[13]。例えば，小児の場合，関係者それぞれの立場で子どもと家族の擁護をしているつもりが，自分たちの価値観で話を進めてしまっていることがあるかもしれない。看護師がその調整

表2　倫理的問題が生じた際の倫理的調整の 行動

①互いの主張をできる限り生かす「交渉」
②対立している双方向，また全体に働きかけること
③建設的・批判的に考えることで両者が納得できる改善策を探すこと
④選択した行動の意味づけを尊重すること

〔北村愛子：看護師の倫理調整の役割と実践．日本クリティカルケア看護学会誌 4（2）：7-10, 2008. より引用〕

役を担ううえでは，特に治療に関しては医師に対する疑問などを表出しにくいこともある。そのため，施設の倫理コンサルテーションチームなど，倫理調整を担うための教育を受けているリソースを活用して，客観的な意見を求めることも必要である。そのほかに，専門看護師や緩和医療専門医師らがその役割を期待されている。筆者の施設で実際に倫理コンサルテーションチームとして相談を受けた際には，Jonsen

の４分割表[14] をもとに，状況にまつわる情報を得るためにカルテの利用や関係者からの聞き取りなど客観的に収集しているが，多くの事実が不明確であったり，関係職種のコミュニケーションが十分に図れていないことによる課題が明らかになることもある。

このように第三者に相談することにより，倫理的課題を検討するうえで見逃されていることに気づけるかもしれない。ただし，この第三者は倫理的課題を解決するわけではない。支援者として存在するのであり，あくまでも第三者の意見をも受けとめることが必要となる。

おわりに

「気にはなっているけれど，それを全部やろうと思ったら,とてもじゃないけど時間がない」とあるベテランスタッフの話である。「気になっている」というこの気づきをその場でやり過ごしていると，その積み重ねによる重大な見逃しから患者の不利益につながることになりかねない。看護師は日頃から倫理的感受性を高め，倫理的ジレンマやもやもやした気持ちを他者と共有し，子どもや家族の近くにいる存在として，彼らの擁護者でなければならない。基本的なルールや倫理原則などを押えたうえで，常に彼らの思いや希望を受けとめ，理解し，多職種とよい関係を築きながらチームアプローチを行うことが倫理的課題調整の手がかりとなる。

■文献
1）国際看護師協会（日本看護協会 訳）：日本語版 看護師の倫理綱領（2012年版）.
2）Choe K, Kim Y, Yana Y：Pediatric nurses' ethical difficulties in the bed side care of children. Nurs Ethics 26(2)：541-552, 2019.
3）Johnson LM, Church CL, Metzger M, et al：Ethics Consultation in Pediatrics：Long-Term Experience from a Pediatric Oncology Center. Am J Bioeth 15(5)：3-17, 2016.
4）Prentice T, Janvier A, Gillam L, et al：Moral distress within neonatal and paediatric intensive care units：systematic review. Arch Dis Child 101：701-707, 2016.
5）Ferudtner C, Nathanson PG：Pediatric Palliative Care and Pediatric Medical Ethics：Opportunities and Challenges. Pediatrics 133(1)：doi：10.1542/peds.2013-3608B, 2014.
6）Bagnasco A, Cadorin L, Barisone M, et al：Ethical dimensions of paediatric nursing：A rapid evidence assessment. Nurse Ethics 25(1)：111-122, 2018.
7）日本小児科学会：重篤な疾患を持つ子どもの医療をめぐる話し合いのガイドライン. 2012.
8）Feudtner C, Schall T, Hill D：Parental personal sense of duty as a foundation of pediatric medical decision-making. Pediatrics 142(3)：e20180516C, 2018.
9）Matsuoka M, Narama M：Parents' thoughts and perceptions on hearing that their child has incurable cancer. J Palliat Med 15(3)：340-346, 2012.
10）Hill DL, Nathanson PG, Carroll KW, et al：Changes in Parental Hopes for Seriously Ill Children. Pediatrics 141(4)：e20173549, 2018.
11）van der Geest IM, van den Heuvel-Eibrink MM, Falkenburg N, et al：Parents' faith and hope during the pediatric palliative phase and the association with long-term parental adjustment. J Palliat Med 18(5)：402-407, 2015.
12）長尾式子：倫理的問題の解決を支援する臨床倫理コンサルテーションの役割と意義. 週刊医学界新聞 第3335号, 2019年8月26日.
13）奈良雅俊：書評(病院倫理委員会と倫理コンサルテーション). KEIO SFC Journal 9(2)：154, 2009.
14）Jonsen AR, Siegler M, Winslade WJ（赤林朗，蔵田伸雄，児玉聡・監訳）：臨床倫理学；臨床医学における倫理的決定のための実践的なアプローチ. 第5版, 新興医学出版社, 東京, 2006.

（竹之内直子）

5 倫理的感受性を高める看護師教育

はじめに

　子どもを対象とする小児医療の現場においては，日常のさまざまな診療・ケア場面で，子どもの権利が守られているか，子どもが大切にされているかと気になることが多い。子どもは成長・発達の途上にあり，認知や言語能力が未熟であるため，その子どもなりに理解し納得して治療やケアに取り組めるように，医療者は適した支援を行う必要がある。

　また，実際に治療や処置を受けるのは子ども自身であるが，代理で意思決定し責任を負うのは親であり，その意思決定のプロセスでは思いや考えのずれが生じやすい。子どもにとっての最善を考えるには，子ども本人だけではなく，子どもにかかわっている人々によるサポートが必要となる。看護師は業務に追われ，立ち止まって考える余裕がないときもあるが，ちょっとした気づきと思いやりによって，子どもに不快な思いをさせることを避けられる。どうすれば倫理的課題に気づくことができるのか，どうすれば気づいた後に行動化できるのかについて検討し，倫理教育の企画立案と教育体制の整備を行う必要がある。

　本稿では，倫理的感受性を育成することの重要性と，臨床での継続的な倫理教育についての実際とポイントについて述べる。

倫理的感受性の育成

　倫理的感受性は何が倫理的問題であるかに気づく力であり，「価値や価値の対立を認識する能力」[1] である。石川[2] は，倫理的感受性は「自分自身の価値観から事象を認識するのではなく，何が倫理的問題として起こっているかを客観的に認識し，幅広い社会のなかで，自分自身がそのルールに従いどのように行動すればよいかを考えること」であり，「自己を自覚して初めて倫理的感受性が芽生えることになる」と述べている。

　また，神徳ら[3] は，倫理的感受性を育成するために必要なこととして，「何が倫理的課題か

に気づけるために必要な知識と，それを他者と冷静に対話でき，対話した内容を客観的に分析できる能力」をあげている。

　Rest の倫理的行動の4つの要素[4] として，①倫理的感受性：倫理的問題がそこに生じていることに気づく力，②道徳的推論：どうしてそれが倫理的に問題なのか説明できる力，③態度決定／表明：いろいろな障害を乗り越えて倫理的に行為しようとする力，④実施：状況のなかで倫理的行為を遂行することのできる知恵，があげられる。

　これらを踏まえ，対象となる看護師の特性も

考慮したうえで，倫理的感受性や分析力，倫理的行動につなげる力を育成できるように倫理教育の具体的な目標や内容・方法などを検討する必要がある。

看護師に対する倫理教育の実際

当院看護部は，長年にわたって看護倫理の教育に取り組んでいるが，定着には至らない難しさがある。看護倫理を考えるにあたっては，個人や社会の考えや価値観，慣習や規則などが重要となるため，対象とする看護師や社会の変化に合わせて，教育内容や方法を変えていかなければならない。また，正解がない課題に取り組み，はっきりしない状況に身を置くことを不得意とする看護師が少なくない。子どもにとっての最善を考えたいが，時間がとれないと感じる現状もある。しかし，よりよいことを考える機会が減ると，子どもと家族を理解し心を寄せることができなくなる。さまざまな機会を設定し，少しの時間であっても定期的に倫理的課題について考える時間をもつ必要がある。

看護師に倫理教育をする主な目的は，「倫理的意思決定の技術を有し道徳的責務を果たせる臨床家を生み出すこと」[5] である。

臨床における看護師の倫理教育の実際について以下に示す。

1. 院内倫理研修企画・運営

全職員が倫理研修を受講できるように企画しているが，対象者の設定は難しく，年ごとに評価し修正を行っている。対象者を経験年数別・ラダー別に区切って研修を行うと，意見を言いやすいなどのメリットがある一方で，経験が少なければ分析を深めることが難しく，実際の現場でのケアに生かされにくいということが起こる。経験の少ない1〜3年目の看護師は経年別とし，4年目以上の看護師はラダー別として，研修目標と内容を段階的に進めていくかたちとし，OJTとして事後課題で次のステップへとつなぐようにしている。

1）1年目看護師

1年目看護師には，子どもの権利や看護倫理に関する基礎知識の習得と，自身が子どもの擁護者となる自覚をもつことをねらいとして研修を企画している。

「最近，自分が実践したケアを思い出し，子どもを大事にできたなと思う場面，大事にできなかった場面を話してください」といったかたちで問題提起し，ディスカッションを促している。また，1年目看護師は家族に対して苦手意識があってか，かかわる機会をもてず，家族の思いが想像できないことが起こっている。そこで，自分の家族が病気になった場合・入院した場合にどう思うか，看護師にはどのように接してほしいかについて考える事前課題を出している。研修では，子どもや家族と看護師がかかわる場面を先輩看護師が演じ，自分がその子どもや家族であったらどのように思うか，どのように対応してほしいかについてディスカッションを行う。そのなかで，相手の立場に立って考えることができるようになっていく。

研修のなかで，「子どもが大切にしていること，意味のあることはなんだろうと考えてみよう」「子どもとかかわるとき，こんなふうに行動しよう，これに気をつけようなど，いくつか決めてみよう」「何かおかしいと感じたら，先輩に相談しよう」などの投げかけを行っている。これにより，研修生が倫理的問題を他人事では

資料1　2年目看護師対象研修（場面設定例）

【場面1】
　3歳6カ月のAくん（男児）。造影MRI検査などのために3日間入院している。
　検査のため点滴を確保する必要があり，Aくんに声をかけると，「いやだ」「ママが来てから」と言って処置室に行こうとしなかった。検査時間が迫っており，母親の面会時間は間に合わない状況だった。そのことをAくんに説明したが，「いや」「ママ」を繰り返し，泣き出した。点滴を確保しなければ造影MRI検査が実施できないこと，検査時間が迫っていることから，看護師に焦りがあり，Aくんをなだめながら処置室に連れていき，点滴を確保した。Aくんはずっと泣いていた。看護師はこんなやり方になったことを申し訳ないと思った。

①子ども（または家族）の思い	
②看護師の思い	
③子ども（または家族）と看護師の思いや価値観の違い	
④どうかかわればよいか	

なく自分自身のこととして捉え，より具体的に考える機会となっている。

2）2年目看護師

　2年目看護師に対する研修では，ある場面において，子どもの立場または家族の立場に立って考え，支援を受けながら子どもを主体としてケアを実践できることをめざしている。

　子どもと看護師，家族と看護師の二者関係において，それぞれの立場でどう思うか，どうしてそういった行動をとるかについて，場面（事例）を設定して考え，立場によって大切にしていること・考えていることが違うこと，相手の思いを大切にすることを学んでいる（**資料1**）。

3）3年目看護師

　3年目看護師の研修では，ある事例をとおして，子ども・家族・医療者それぞれの立場による思いや価値観の違いを理解し，支援を受けながら子どもを主体としてケアを実践できることをめざしている。

　三者以上の関係のなかで，ひとりの子どもにかかわる複数の人たちの思いや価値観を理解し，複雑な状況のなかでそれぞれの思いや考えを尊重しながら，価値の対立を分析し，解決策を検討する（**資料2**）。

　倫理的課題に取り組むにあたって，倫理的意思決定モデル（状況を分析し，倫理にかなった判断を行い，それに基づいて行動するというプロセスを導き出すもの）を活用しているが，現状に適したツールを選択することが難しい。モデルには，Jonsenの4分割表[6]，倫理的問題を含む事例検討の進め方（白浜），Thompsonの10ステップモデル[7]などがある。どのモデ

資料2　3年目看護師対象研修（企画書例）

研修日時：〇年〇月〇日　〇時〇分～〇時〇分
研修場所：講堂
研修対象者：3年目看護師　〇名

【研修のねらい】
1. 子ども，家族，医療者の立場による思いや価値観の違いを理解し，支援を受けながら子どもを主体としたケアを実践できる

【研修目標】
1. 倫理原則と看護者の倫理綱領を理解する
2. 演習をとおして，子どもと子どもにかかわる人たちの立場による思いや価値観の違いを知る
3. 演習をとおして，倫理的ジレンマを理解し，解決策を検討する

【タイムスケジュール（一部抜粋）】

時間	内容	ねらい
〇：〇～	講義 「倫理原則と倫理綱領」	• 倫理の基礎知識を習得する
〇：〇～	講義 「事例検討のすすめ方」	• 倫理原則や倫理綱領を活用し，情報整理や分析，解決策の検討を進めることを理解する • 事例展開シートの使用方法がわかる
〇：〇～	グループワーク：事例検討 「情報整理」	• 倫理原則に基づき情報を整理し，子どもや子どもにかかわる人たちのそれぞれの立場での思いや価値観を知る
〇：〇～	グループワーク：事例検討 「倫理的問題の分析（価値の対立），解決策の検討」	• 倫理的問題を分析し，価値の対立を明らかにする • 倫理的ジレンマを理解し，倫理綱領などを活用して解決策を検討する
〇：〇～	グループごとの発表	• 情報共有する
〇：〇～	個人での振り返り 「自分の事例の振り返り」 「明日からできること」	• 実践で生かせるよう，講義やグループワークをとおして気づいたこと，明日からできることを考え整理する
〇：〇～	発表	• 情報共有する

（平成30年度兵庫県立こども病院教育委員会が作成したものを修正）

ルにおいても，倫理的問題を考えるプロセスは同様であり，以下の4つのステップがあげられている[8]。
　①事実の確認（何が起こっているか，誰がかかわっているか）
　②倫理的問題の同定（倫理的な問題であるかどうか，かかわっている人の価値の対立があるか）
　③問題の分析・判断（優先させるものの決定）
　④解決策の決定（考えられる選択肢と予測される結果，誰が決定すべきか，最良の選択肢，選択の合意）
　この4つのステップをスムーズに進めるとよいが，倫理的問題の同定を省略し，すぐに具

体的対策に進んでしまう傾向がある。一番大事に検討してほしいところが倫理的課題の同定であり，倫理原則や倫理綱領などを参考にして考えを深められるように工夫している。また，価値の対立にこだわるのではなく，それぞれの立場にある人の価値観を理解し，その違いを受け入れ，皆で検討していくことが重要であると伝えている。

2. 看護倫理に取り組む委員会の設置・運営

　病院には多職種で組織する倫理委員会が設置されており，治験や研究，治療方針の適切性などを検討しているが，現場において倫理が根づくことは難しい。研修は個人の知識習得で終わってしまう傾向がある。看護部として看護倫理に取り組む委員会を設置し，各部署から委員を選出し，月1回の会議を行っている。各部署の現状が把握でき，倫理カンファレンスの推進，倫理ファイルやガイドラインの整備など，システム化が進んでいる。

　倫理的感受性が高くても倫理的行動に移せない要因の1つとして組織文化の影響がある。同僚の判断やケアが適切ではないと感じても指摘できなかったり，同僚の反応を気にして意見が言えなかったりする。何かおかしいと感じたとき，倫理的課題に気づいたときに，率直にその思いを表現できる風土づくりが重要である。委員が看護倫理を学習し，部署で啓蒙を行ってスタッフが倫理について考える機会をつくっており，これらが組織文化や風土を変えていくことにつながっている。

　また，看護研究に関する倫理的問題については，看護部研究支援委員会を設置しており，専門看護師が研究プロセスに沿って継続的に支援を行っている。

3. 各部署でのカンファレンス，事例検討，勉強会

1) カンファレンス

　日々のカンファレンスにおいて，個々の子どものケアについて検討するなかで，倫理的視点を意識して投げかけることで，よりよいケアの実践につながる。また，研修の事後課題として，自部署で倫理的課題を取り上げてカンファレンスで検討すること，そのカンファレンスに専門看護師を導入することをあげている。前述の各委員が中心となって，倫理カンファレンスを定期的に開催しており，委員会の会議で各部署の問題点を抽出し，全部署での取り組みを検討している。さらに，看護師だけではなく，多職種を交えてディスカッションを行うことで，さまざまな思いや価値観があることを知り，子どもにとってのよりよい治療やケアの選択が可能になる。医療者間での調整を行いながら，子どもや家族との話し合いを進めている。

2) 事例検討（資料3）

　事例検討は，30分以上のまとまった時間を設定し，多職種も参加し，皆で情報整理と分析を行うことで，子どもの最善を考え解決策を検討する機会になる。倫理教育において，事例に基づく手法が非常に効果的なことは広く認められている[9]。

　また，事例検討においてファシリテーターの役割は重要である。意見が出にくかったり，スタッフの感情の揺れが大きく，冷静な話し合いが困難になる場面もある。自由に発言できる雰囲気づくり，事実と憶測は分けて考えること，倫理問題を丁寧に分析することなどに留意しながら，適切に参加者の支援ができるようなファシリテーターの養成に努めている。

【事　例】

　血液腫瘍疾患をもつ5歳のBちゃん（女児）。

　入院2日目に診断が確定し，翌日手術を受けることになった。

　母親から，「Bは神経質なので，手術のことは言わないでください」「寝ている間に終わる検査だと言ってください」と申し出があった。看護師は母親の思いを聞きながら，Bちゃんが驚かないように，手術前の〇時から食事がとれないことや手術室に行くこと，手術後にモニターや点滴がつくこと等は説明をしたほうがよいと思うこと，嘘はつけないことなどを伝えた。しかし，母親は「この子のことは私が一番よく知っている。いろいろ説明したらパニックになって，手術を受けないと言うと思う」と言い，意見を変えなかった。母親は動揺が激しく，医師からの説明時には涙を流していた。また，病室ではBちゃんと言い争いをして怒り，落ち着かない様子であった。父親は「わかりました。お願いします」と医師に言った後は，ほとんど話をせず，子どもから少し離れたところに座っていた。

　Bちゃんは，両親がいないときに看護師に「今から何するの？」「痛いことする？」「パパとママはどこ？」などと不安げに尋ねていた。

　主治医に相談したが，「親がそう言うならそれでいい」という返答だった。

①事実の確認

　（何が起こっているか，誰がかかわっているか，不足している情報は何か）

②倫理的問題の同定

　（関係する人々の思いや価値の明確化，倫理的問題であるかどうか）

関係する人々	子どもの善行・無害	子どもの自律	子どもの正義	子どもの誠実・忠誠
Bちゃん				
母親				
父親				
看護師				
主治医				

　（関係する人たちの価値の対立があるか）

③問題の分析・判断

　（優先させるものの決定）

④解決策の決定

　（考えられる選択肢と予測される結果，誰が決定すべきか，最良の選択肢，選択の合意）

〔平成30年度兵庫県立こども病院教育委員会が作成したものを修正／［参考文献］古庄冨美子，小島恭子：看護管理その2：看護管理の実際（看護管理シリーズ5）．第2版，日本看護協会出版会，東京，1999，p124.〕

3) 勉強会

子どもの権利や看護倫理，事例検討の進め方など，基礎知識や分析を行う手法が学べる機会を設定する。

4. 子どもと家族のメッセージからの学び

日常のかかわりのなかで，子どもや家族から発信されるメッセージや，患者満足度アンケートや患者意見箱に書かれたメッセージは大変貴重である。看護師のかかわる態度，療養環境に関する問題点，日頃の疑問点など内容は多様である。これらのメッセージをもとに病棟スタッフでカンファレンスや部署会などで検討し，事実の確認と問題の抽出，今後の対策について話し合う。自分たちが責められていると捉えるのではなく，子どもの最善を考慮しケアを提供できているのかという視点で考え，自分たちの行動を振り返るよい機会となるよう努めている。

5. 他施設との連携

小児専門病院だけではなく，ほかの成人医療機関のスタッフと共に参加できる倫理研修がある。さまざまな状況にある患者や家族，かかわる医療者の思いや価値観などを理解し，学びの多い機会の1つとなっている。

効果の評価

研修やカンファレンスなどを実施した際，そのときの参加者のリアクションは把握できるが，その後，現場においてどの程度活用しているか・役に立っているか，倫理的感受性が育成されたのかを把握することが難しい。当院ではPNS®（パートナーシップ・ナーシング・システム®）*を導入しており，日頃のケアにおいて倫理的課題に気づけているか，子どもを大切にできているかなど，ペア間またはリーダーと共に振り返り，フィードバックを行っている。また，年間パートナーが互いに教育的な支援をし合うことになっている。加えて，教育担当者や教育委員，看護師長補佐がチーム内の看護師の育成を考え，プランを修正・実施している。

このように，日常的に継続してさまざまなスタッフが意見を交換し，その思いや価値観の違いに気づくことで，倫理的感受性の育成と，子どもへのよりよいケアの提供につながる。

おわりに

看護師の倫理教育では，自身の価値観・信念・態度の自覚を促し，権利や倫理に関する知識の習得と，倫理的感受性を高めることが重要である。現場では悩むことが多いが，ひとりで抱え込まず，多職種を含めて皆で話し合い検討することで効果が上がる。話し合いの際は，「子ど

＊PNS®（パートナーシップ・ナーシング・システム®）：2人の看護師が安全で質の高い看護を共に提供することを目的に，よきパートナーとして対等な立場で互いの特性を生かし，相互に補完し協力し合って，毎日の看護ケアをはじめ，委員会活動・病棟内の係の仕事に至るまで1年を通じて活動し，その成果と責任を共有する看護体制のこと。
〔福井大学医学部附属病院看護部HP（https://www.hosp.u-fukui.ac.jp/kango/pns/）より引用〕

もにとっての最善のケアとは何か」という目標を見失わないこと，方向性がぶれないことが大切である。正解がない状況は苦しいが，一緒に取り組む仲間がいると心強い。個人や社会の変化に合わせながら，子どもを人として大事にし，子どもにとって最善のケアを提供できるように多職種で協力し合って取り組みを続けていくことが重要である。

■文献

1）Fry ST, Johnstone MJ（片田範子，山本あい子・訳）：看護実践の倫理；倫理的意思決定のためのガイド．第3版，日本看護協会出版会，東京，2010, p272.

2）石川洋子：倫理的感受性の意味と解釈；ヘーゲル「良心論」をもとにして．生命倫理21(1)：76－84，2011.

3）神徳和子，池田清子：看護倫理学における道徳的感受性と倫理的感受性の意味．日本看護倫理学会誌9(1)：55，2017.

4）高田早苗：看護倫理をめぐる議論．日本看護協会編，平成15年度版看護白書，日本看護協会出版会，東京，2003, p15.

5）前掲1，p246.

6）Jonsen AR, Siegler M, Winslade WJ（赤林朗，蔵田伸雄，児玉聡・監訳）：臨床倫理学；臨床医学における倫理的決定のための実践的なアプローチ．第5版，新興医学出版社，東京，2006.

7）Thompson JE, Thompson HO（ケイコ・イマイ・キシ，竹内博明・日本語版監修監訳，山本千紗子・監訳）：看護倫理のための意思決定10のステップ．日本看護協会出版会，東京，2004.

8）古庄冨美子，小島恭子：看護管理その2；看護管理の実際（看護管理シリーズ5）．第2版，日本看護協会出版会，東京，1999, pp.124.

9）Drought T：看護実践・管理への倫理的原則の適用；看護教育への意義．Davis AJ, Tschudin V, de Raeve L, ed（小西恵美子監訳），看護倫理を教える・学ぶ；倫理教育の視点と方法，日本看護協会出版会，東京，2008, p82.

（濱田米紀）

子どもを取り巻く研究に関する倫理

はじめに

　看護師がよりよい看護を提供するためには，研究成果により看護の専門的知識や技術を開発し，実践につなげていくことが求められる[1]。看護研究に取り組む際には，「人を対象とする医学系研究に関する倫理指針」[2]「看護研究のための倫理指針」[3]「看護研究における倫理指針」[4] などをもとに，倫理的問題が生じていないかに着目し，倫理的配慮に必要な具体的方法を検討する。これらの研究倫理は，人々のもつ基本となる権利や倫理原則を土台としながら，継続的に追記・変更されており，看護師は常に研究倫理に関して教育を受けるなどの自己研鑽を継続する必要がある。

　子どもを対象とした研究は，成人を対象とする場合に必要となるすべての倫理的配慮に加え，子どもの特性や多様性を熟知し，注意を要するため[5]，研究方法に苦慮しやすい。研究に取り組む際には前述した指針のほか，「子どもを対象とする看護研究に関する倫理指針」[6]，「COMS 生物医学研究指針」[7] などが活用できる。

　本稿では，子どもに関連する研究に取り組む際の倫理的配慮について，子どもの権利の保障と看護師（本稿では，研究に取り組むすべての看護職を示す）の責務を中心に述べる。

子どもを対象とした看護研究に関する倫理的配慮

　看護師が子どもを対象とした看護研究を行う際には，①子どもの発達段階や理解度に合わせた配慮，②子どもの特性に応じた倫理原則の遵守を行うとともに，③子どもを対象とした看護研究に精通している専門職からの支援を得る必要がある。

1. 子どもの発達段階や理解度に合わせる

　看護師は，①子どもが研究方法および内容についてわかるように説明する（インフォームドコンセントとインフォームドアセント），②子

どもの状況に応じた研究方法を選択する際に，子どもの発達段階および理解度に合わせることが重要となる。

1) インフォームドコンセント

　インフォームドコンセントは，研究の対象となる人が研究に関して適切な情報を得て，その情報を理解することができ，自由に選択する力をもち，研究への参加を自由意思で同意，または拒否できることである[8]。これらは，研究の対象となる人の「真実を知る権利」「説明を受ける権利」「自由意思による選択の権利」「自己

49

決定権」を保障することにつながり，法的にも認められるものである。

2）インフォームドアセント

インフォームドアセントは，研究の対象となる子どもが思考・理解力が発達過程にあるため，研究に関して発達段階や理解度に応じて情報を得ることで納得し，自由意思で同意，または拒否できることといえる。インフォームドコンセントとの違いは，倫理的・法的な意思決定の有効性がないことと理解度に合わせた説明の必要性にある。

①インフォームドアセントの対象

インフォームドアセントはどの発達段階においても必要である。人を対象とする医学系研究に関する倫理指針では，インフォームドアセントの対象を，中学校等の課程を未修了であり，且つ16歳未満の未成年者としている[2]。また，7歳以上であれば自分自身で研究に参加するかどうか同意することは十分にでき[9]，12歳以上になれば，子どもの同意能力をケースごとに評価し，子どもから直接，同意を得ることもできると述べているものもある[10]。

②インフォームドアセントの内容

インフォームドアセントの内容は，看護師の立場，研究の目的，具体的内容，手順や時間，予測される利益とリスク，任意性の保障，研究協力の撤回，連絡方法などである[6]。子どもの発達段階や理解度に合わせてわかる言葉や用語，絵などを用いて説明し，識字能力のある子どもには書面で知らせる[7]。インフォームドアセントの過程では，子どもの年齢だけでなく，個々の状況，人生の経験，感情的および心理的な成熟，知的能力および子どもの家族の状況も考慮する[7]。

③研究に取り組む際の手続き

研究内容について，子どもが納得したうえで

研究協力の是非について意思決定できるよう子どもからのインフォームドアセントと，親または保護者によるインフォームドコンセントという2つの同意を得る二重手続きが必要となる。子どもが研究参加を拒否する場合は，親が許可したとしても子どもの意思が尊重されなければならない[7]。乳児や心身に重度の障がいのある子どもの同意または拒否の反応については，保護者をはじめ子どものことをよく知っている人と共に，子どもの様子や表情，身体の動きの変化から読み取ることが大切である。

3）研究方法の選択と対応

研究方法は，乳幼児期から学童前期までは介入研究法や参加観察法が選択され，学童期・思春期では面接法や質問紙調査法も用いられるようになる。どの研究方法であっても，子どもへの負担は少なからず生じることに留意し，子どもの健康状態をはじめ，身体的・精神的影響には十分に配慮する。そして，発達段階や理解度に合わせて，子どもが知りたいことやわからないことを確認する，子どもの意見や願いを聞く，約束を守ることが大切である。

2．倫理原則に基づいて研究に取り組む

倫理原則に基づいた研究倫理には，①子どもを対象とした研究内容に倫理的妥当性があることと，②子どもからインフォームドコンセントおよびアセントを得ること，子どもが③不快や苦痛を受けない，④公正な取り扱いを受ける，⑤プライバシーが守られること，がある。

1）子どもを対象とした研究内容に倫理的妥当性があること

「無害」の原則に基づき，研究の意義を明確にし，子どもの負担にならない研究方法を検討

する。研究準備段階において，研究内容が「子どもの発達および健康と生活の質を守るうえで役に立つものか」研究の妥当性を見極める。そして，研究計画作成時に子どもへの負担軽減を十分に検討することが倫理的配慮につながる。

　子どもを対象とする研究は，かつて複数のプレパレーションの実施の有用性が報告されたように，すでに効果が明らかにされている事象について，それぞれの病院施設で実践研究が行われることがある。すでに知見が得られており新たな発見などがない研究は倫理的妥当性に欠けるともいわれているが[11]，多くの研究報告による効果が実証されることにより，実践につなげる施設が増え，すべての子どもに共通したケアが行われることが期待できる。そのため，これまでの研究報告に関する文献検討を適切かつ丁寧に行い，課題を明確にしたうえで[4][6]，「何を明らかにしたいのか」研究の必要性の検討を重ねることが大切である。このことにより，新たな問題提起や，よりよい方法の提案につなげることができる。

　また，子どもへの研究に伴うリスクからの保護を重視するあまり，看護師が子どもを対象者とすることを躊躇したり，倫理委員会で承認されないという状況が生じることもある。小児医療のなかで「家族の意思が子どもよりも優先されやすい」という課題に対して，研究によって子どもの状況に配慮したケアが実証され，子どもにとってよりよい支援の方向性が明らかにされる必要がある。このように，研究の必要性・意義については十分に検討したうえで，「子どものケアにつなげていくこと」を目標として研究を行うことが大切である。

2) 子どもからインフォームドコンセントとアセントを得ること

　「自律」の原則に基づき，子どもの知る権利および自己決定の権利を保障する。研究協力は自由意思であり，「人間としての尊厳」の原則が保障されるべきである。

　研究計画書作成時には，子どもからインフォームドコンセントまたはアセントを得られるよう，子どもへの説明の方法を十分に検討する。さらに，看護師はデータ収集のたびに，子どもに実施の是非を確認したり，疑問や質問に答える。

　子どもの発達段階に応じた説明の方法は複雑で難しさもある。幼児期から学童期の子どもにわかる言葉や用語，説明文書を用いるといっても，十分に理解できていないことがある。研究に協力をすることのメリット，研究の必要性について納得を得ることにも難しさがある。子どもの希望や状況に応じて，親らの同席も考慮する。親たちは，子どもがより理解できる表現を用いて説明するための助けとなることもある。また，研究プロセスをとおして，子どもがわからないことや気になることは説明を重ね，子どもが納得・安心できるようかかわる。

3) 子どもが不快や苦痛などの害を受けないこと

　「無害」の原則に基づき，子どもに害を与えず，子どもおよび社会に対して"よいこと"を行う。しかし，前述のとおり，研究は子どもには少なからず負担をかける。そのため，子どもにとっての利得の全体がリスクを上回ることを確認し，リスクを最小限にとどめる対策を立てなければならない[2]。子どもの場合は対象となる集団が小さいために，何度も研究対象となり，負担が生じやすいことも考慮すべきである。

　研究計画書を作成する段階では，研究の意義について倫理的妥当性を明確にしたうえで，子どもの安全を最優先することに十分に配慮する。そして，子どもへの身体的・精神的両面の負担や予測されるリスクと利益を総合的に評価

表1　子どもから研究の協力を得るために必要な倫理的配慮

①対象者への負担と研究の中止・中断のタイミング
  - 時間がかかること（具体的に時計を見せて，どこからどこまでの時間かを説明する）
  - 断ってもよいこと
  - 「疲れた」「いやだな」と思うときは教えてほしいこと
②個人情報の保護

表2　研究の中止・中断のタイミング

子どもを対象とする研究	・疲労や不安そうな表情や行動がみられる ・親や子どものことをよく知っている医療者・職員たちから「負担になっている」との申し出や報告があった ・親がそばにいない（主に幼児期，学童期前半） ・親が同席していることに，子どもが不快感を示す（主に思春期） ・子どもは集中できていないが，親がそのまま続けてよいと言った ・子ども自身から負担を感じている内容の言動がある
親を対象とする研究	・親を対象とした面接法で子どもが長時間待っている／子どもに対応できる家族やスタッフがいない

し，子どもが興味や関心をもったり，楽しく研究に参加できるような方法について検討する。そのため研究計画書では，予測されるリスクの内容と対処方法が具体的に示されていることが必要である。**表1**に，倫理的配慮として記載すべき内容を示す。

　データ収集の段階では，子どもに負担が生じていないか確認しながら取り組み，必要に応じてデータ収集の中止・中断を検討する（**表2**）。子どもと看護師との関係性にも配慮を要する。例えば，子どもは看護師と初対面であると緊張するため，初めは「一緒に遊びましょう」「お話ししましょう」といった関係づくりをとおして，子どもの状況を知ることから進める。また，子どもと関係性ができているほかの看護師と同席するなどの環境を準備し，子どもが自分でどうしたらよいかを決めて協力できるようにする。

4）子どもが公正な取り扱いを受けること

　「公正」の原則に基づき，子どもが自分で選択し，研究への協力の是非に関する決定をしたり，研究による利益を得ることなどにおいて，子どもの特性（発達段階や家族の状況，社会的背景など）に関係なく公平性に配慮する。研究に参加する場合には，研究の実施前・中・後をとおして，すべての対象者が平等かつそのときの心身の状態に応じて公正な対応を得る。研究に不参加であっても，今までと同様のケアが受けられることも保障される。また，研究手法に介入法を用いて介入群と対照群を分けるような場合は，介入を受けない対照群に不利益や不平等が生じないようにする必要がある[6]。

5）子どものプライバシー（匿名性と守秘義務）が守られること

　「誠実」「無害」の原則に基づき，研究を行ううえで得られる個人データの保管および取り扱いには十分に注意する。個人データには，主に

個人名，年齢や発達段階，性別，疾患名や病態・病状経過，家族構成，利用施設名などがある。看護師は，研究期間中に得られた情報を研究実施者以外に決して公言せず（守秘義務），データの内容から他者に対象が特定されることを避ける（匿名性）ために対象者となる子どもと個人データが結びつかないようにする[6]。多機関で共同研究を行う際には，個人や対象施設が特定されないようコード化したうえでデータを共有するようにする[6]。子どもと親に研究結果を公表する際には，個人情報が特定されないこと，結果に関係しない個人情報はすべて省くことを約束し，同意を得ておく。

　一方で，事例研究や実践報告は，看護実践の意味や意図を詳細に考えるために看護実践の経過を詳細に提示する必要があり，匿名性を保障することは困難である[12]。事例の理解に影響のない情報は提示しないようにし[12]，提示を要する場合は記載内容を子どもおよび家族に確認してもらい了解を得る，あるいは研究の本質や内容が変わらない程度に背景や身体状況，そのほかの一部の個人情報を変更して示すことも推奨される[2)12)13]。

3. 子どもを対象とした研究に精通している専門職からの支援を得る

　子どもを対象とした研究に取り組む際には，子どもから得た情報を読み取り，分析する技術が必要とされる。子どもが研究に協力したことによる不利益が生じないよう，また，小児看護ケアの質の向上においても有意義となるようにデータ収集およびデータ分析の方法は十分に検討する必要がある。そのため，研究計画書を作成する段階から，子どものことをよくわかっている専門家や子どもを対象とした研究に取り組んだ経験のある看護師および，子どもを対象とする研究に関する知識と経験をもつ者から助言を得ながら研究に取り組めるとよい。

　研究を行う際には，研究倫理委員会の承認を得る必要があるが，病院（施設）内に研究を対象とする倫理委員会の指針には，子どもを対象とした研究を行う際の倫理的配慮が含まれていないこともある。「指針に書いてないからよい」「施設の倫理委員会が不要と言ったからよい」のではなく[12]，上記に述べたような倫理原則に基づいた配慮を必ず行う。訪問看護ステーションや学校・保育園，養護施設などで所属施設に倫理委員会がない場合は，各都道府県の看護協会や学会などの倫理委員会を利用するとよい。

　また，子どもの力を過小評価したり，子どもへの負担を危惧し，研究が許可されない場合もある。子どもを取り巻く研究が行われないことは，子どもにとってよりよいケアが明確にならず，子どもの不利益につながる。研究計画作成の段階から文献検討を十分に行い，「どうしてこの研究が必要なのか」研究の意義を明確にするとともに，子どもへの負担軽減とリスクへの対応策を十分に検討し，具体的な方法を明記しておくことが大切である。

子どもの家族や子どものケアに携わる看護師を対象とする研究における倫理的配慮

　子どもを取り巻く研究の多くは，家族（主に親）や看護師らを対象としている。対象者は子どもの家族として，子どものケア提供者として，それぞれのおかれた状況のなかで悲嘆や苦悩を抱えやすい状況にある。看護師が勤務する病院内で研究を行う際，家族はわが子の支援を得て

いるという状況から研究協力をしなければならないという思いにとらわれやすい。また，看護師は同じ職業人として，研究協力への強制力がより生じやすい。研究を行う際には，家族や看護者のおかれた状況に十分に配慮するとともに，対象者と直接関係しない者が研究依頼を行う，アンケート調査は記載するよう言わないなど，研究内容に応じて可能な限り強制力が働かないような方法で実施する。

また，データ収集の段階において，幼少期に

ある子どもが同伴している場合は，子どもの面倒を誰がみるかという点にも留意して対応できるように準備する。子どもに関する情報について，研究結果に直接関係のない内容はデータ収集しない。面接調査では，あらかじめ対象者には研究目的と異なる情報については話さなくてもよいことを伝え，情報を得たとしても個人的な情報は分析データとしないなどの配慮が必要となる。

おわりに

子どもを取り巻く研究は，看護師をはじめ子どもをケアする専門家にとって，子どもと子どもを取り巻く人々の健康と生活を守るための貴重な資料となる。しかし，研究に関する倫理的配慮の意識の高まりに伴い，意思決定が難しく社会的に弱い立場にあるとされる子どもを研究対象とすることを躊躇する現状もある。また，臨床の場で研究が義務として課せられると，看護師には余分なものとして負担に感じることもある。看護実践を通じて実証されていない現象に直面したとき，「現象を明らかにしたい」と自然に研究につなげていけるよう，看護研究を「しなければならない」ものではなく，「看護実践の質の向上」のためには必要不可欠なもの[9]として，目的を明確にして取り組んでいくことが大切である。

研究手法は多様化しており，アクションリサーチなど看護実践そのものを検証し可視化できる方法，事例研究といった一人ひとりの個別性の高い現象を丁寧に捉えるような手法も増えている。子どもの人権を守りながら，元来の手法にとらわれず，子どもが主体的に研究に参加・協力できる方法を見出していくこと，一人ひとりの個別性を大切にできる研究データが得られることが重要である。そのためには，研究倫理に関する継続的な教育の実施および研究倫理に関する支援や相談窓口の設置により気軽に相談できる体制が整うとよい[8]。そして何より，子どもと家族のために，研究結果として明らかにされたことを看護の場につなげ，実際に活用していくことが求められる。

■文献
1）栗原千絵子，齊藤武郎：CIOMS 生物医学研究指針の改訂；グローバル・ヘルスと研究の価値．臨床評価 43(2)：613-628，2016.
2）文部科学省，厚生労働省：人を対象とする医学系研究に関する倫理指針．2014.（2017 一部改訂）
3）国際看護師協会，日本看護協会・訳：看護研究のための倫理指針．2003.
4）日本看護協会：看護研究における倫理指針．2004.
5）松井健志：小児臨床研究を実施するうえでの倫理的配慮について（第 17 回 CRC と臨床試験のあり方を考える会議 2017 in 名古屋，シンポジウム 5 小児臨床開発の現状と課題，推進に向けた取り組み；未来を担う子どもたちのために）．薬理と治療 46(7)：1097-1100，2018.
6）日本小児看護学会：子どもを対象とする看護研究に関する倫理指針．2015.

7 ） WHO：International Ethical Guidelines for Health-related Research Involving Humans, Guideline17 Research involving children and adolescents, 2016, pp 65-68.〔COMS 生物医学研究指針（2016）：子どもまたは青年を対象とする研究〕

8 ） Denise F Polit, Cheryl Tatano Beck（近藤潤子・監訳）：看護研究；原理と方法．第 2 版，医学書院，東京，2010，pp153-158.

9 ）黒田裕子：黒田裕子の看護研究 Step by Step．第 5 版，医学書院，東京，2017，p44.

10） Hein IM, De Vries MC, Troost PW, et al：Informed consent instead of assent is appropriate in children from the age of twelve：Policy implications of new findings on children's competence to consent to clinical research．BMC Medical Ethics 16⑴：76, 2015.

11） 有江文栄，桂川純子，佐伯恭子，他：看護研究倫理の課題；研究倫理教育に焦点を当てて．日本看護倫理学会誌 9⑴：45-52，2017.

12） 山花令子，斎藤凡：事例研究において考えるべき倫理的配慮．看護研究 51⑸：447-455，2018.

13） 市原真穂：重症心身障害児（者）と家族を対象とした研究を行う際に求められる看護倫理．小児看護 42⑸：538-543，2019.

（石浦光世）

7 医療のなかでの 子どもの権利保障

法律家の立場から

はじめに

医療を受ける子どもは本来，子どもとしての権利と患者としての権利のいずれもが保障されるべきところ，治療を受けることに伴う制約や，理解力・判断能力の乏しさを理由とする制約により，いずれの権利についても十分に保障されにくい現実がある。

そもそも医療を受ける子どもはいかなる権利を有するのか，その権利の実質的な保障のためにどのような工夫が必要なのか。関東弁護士会連合会[*1]では，2016年9月に開催されたシンポジウムにおいて，「医療と子どもの権利〜子どもの成長発達と自己決定〜」をテーマに調査・報告を行った。調査としては，2016年3月から5月にかけて，900カ所超の医療機関(小児科のある病院および日本小児科医会所属医師が勤務する診療所)に対するアンケート[*2]（有効回収率24%／以下，このアンケートの結果を「本アンケート結果」という），および，医療機関・特別支援学校の視察，患者団体などからのヒアリングを行った。

本稿においては，上記調査・報告の結果をふまえ，子どもの医療における法的な見解について整理する。

医療を受ける子どもの権利

1. 子どもの権利

日本国憲法の下で，子どもも個人として尊重され，自らのことは自らで決める権利（自己決定権）を有する（憲法第13条）。また，教育を受け，成長発達する権利を有する（憲法第26条）。

さらに，わが国も批准している子どもの権利

条約では，第3条第1項で子どもの最善の利益確保の原則が定められ，第12条第1項で自らに影響を及ぼす全ての事項に対し自由に自己の意見を表明する権利が，第6条第2項で教育を受け成長発達する権利が，それぞれ定められている。

＊1　東京高等裁判所管内（東京，神奈川，埼玉，千葉，茨城，栃木，群馬，山梨，長野，新潟，静岡）の13の弁護士会（東京については3会）が連合した組織

＊2　有効回収数（率）214通（24%）〔病院65通（36%），診療所149通（21%）〕

56

2.　医療を受ける子どもの権利

　医療を受ける子どもは，個人としての尊重と最善の利益確保の原則をベースとし，①成長発達権から導かれる親など保護者やきょうだいと一緒にいる権利，②療養中であっても教育を受ける権利，③自らに対して行われる医療につき説明を受け，意見を表明する権利を有する。

　上記③のうち，意見を表明する権利は憲法第13条，子どもの権利条約第12条第1項から直ちに導かれるが，その前提として説明を受けることもまた権利であるというべきである。この点，成人の患者については以下のように解されている。憲法第13条の自己決定権は，正しい理解のもとで行使できてはじめて実質的に保障されたといえるものであり，医療に関する自己決定の場面においては，前提として患者は医療従事者から説明を受ける権利がある。また，医療従事者による説明は医療機関が契約上患者に対して負う義務であるともいえるし，医療法第1条の4・第2項においても，医療の担い手に適切な説明を行い患者の理解を得る努力義務が定められている。この考え方は，医療を受ける子どもが自ら意見表明権を行使する局面でも当然に該当するものであり，前提として説明を受けることもまた，子ども自身の権利である。

権利保障の実情

1.　「患者であること」による子どもの権利の制約

1)　保護者／きょうだいと一緒にいる権利の制約（前記①）

　本アンケート結果では，両親についてはほとんどが面会を認め，学校などの教職員や，きょうだいにも面会を認めるとした回答がこれに続いた。ただ，親の面会時間については制限を設けているとの回答が過半数を占めた。理由は，ほかの子どもの療養の妨げとの回答が最多であったものの，治療などの妨げや管理困難という医療機関側の事情による回答も多かった。きょうだいとの面会については年齢制限なく認めるとした回答が約20%にとどまり，そのほかは全く認めていないか，年齢制限を設けるとの回答であった（年齢制限としては，高校生未満には認めないとの回答が60%以上であった）。制限理由の多くは感染防止であった。

　保護者と一緒にいる権利の一環として，処置を受ける際に保護者の付き添いを受けることもまた子ども自身の権利と解すべきであるが，本アンケート結果では，採血，MRI検査，腰椎・骨髄検査，手術のいずれについても，処置／手技を行う部屋への同伴は認めないとする回答が最も多かった。もっとも，少数ではあるが親，子どもの希望があれば入ってもらうとの回答や，手術についても直前までの同伴を認めるとの回答もあった。

2)　教育を受ける権利（前記②）

　本アンケート結果では，小中高校生の半数以上が，入院中の教育について何の保障も受けていないことが明白となった。一方で，学習することの意義について，学力の低下（52%）に続いて，心理的安定（49%）と積極性・自主性・社会性の涵養（40%）が続いており，教育を受ける機会の保障の重要性は認識されている模様である。

現状では，院内学級を設置していない病院が多く，その場合の学習指導は，特別支援学校の教員が病院を訪問する，いわゆる制度上の訪問教育か，在籍する学校の教員が事実上病院を訪問するかたちで行われる。訪問教育の実施状況は，週に1回以下，1回あたり75分未満が過半数となっており（文科省実態調査），質・量ともに十分なものとはいえない。

入院していなくても，人工呼吸器を装着している場合には特別支援学校に通うことすらできないこともあり，特別支援学校の教員の訪問による学習指導，いわゆる制度上の「訪問教育」とされる例も多い。そして，このような訪問教育の機会は，院内学級よりもさらに乏しく，一般に，ひとりの子どもが訪問による学習指導を受けられるのは，在宅の場合には週に平均4.78時間となっているのが現状である。

高校生に至っては，ほとんどの病院で院内学級の高等部が設置されていない。また，長期入院・療養となった子どもは留年や退学を余儀なくされている現状がある。

また，就学前の子どもにとっては，適切な保育を受けることが教育の機会につながるところ，病棟に保育士を配置している医療機関は病院に限っても約半数にとどまる。

2.「子どもであること」による患者の権利の制約（前記③）

1) 説明の場面

本アンケート結果によると，患者が子どもである場合でも，説明を全く行わないとした病院・診療所はほとんどなく，回答があったほぼすべての病院・診療所において，子どもの年齢や理解力，疾患や処置の内容，親など保護者の意向等を考慮して説明を行っているとのことであった。

年齢としては，3歳以下の子どもでも説明は行うとの回答が多かった〔ただし，説明の結果として示された同意／アセント／拒否の意向に従うかどうかについては，年齢によって判断されている傾向がうかがわれた（次項詳細）〕。

子どもへの説明の目的としては，同意／アセントの前提として必要だからという回答とともに，不安を取り除き，治療に協力的になってもらうためとの回答も多くみられた。子どもへの説明の支障となるものとしては，親など保護者の反対が多くあげられ，それとともに，人手不足や診療報酬に反映できないこともあげられた。親など保護者の反対があった場合，意向は考慮しつつも個々のケースで判断して説明することもあるとの回答が多かったが，保護者の意向に従って説明しないとの回答もあった。

説明を行う者としては医師との回答が圧倒的に多く，次いで看護師との回答が多かった。子どもへの説明のための専門的なスタッフを置いているところは病院では1割程度あったものの，診療所ではほとんどなかった。

2) 決定の場面

検査，処置，治療をする場合に子ども自身の同意／アセントを得るかどうかについて，原則として得ないとの回答は，病院について6%未満，診療所について10%未満と高い割合ではなかった。

もっとも，子どもから同意を得た場合でも保護者からも同意を得るとの回答が病院では100%，診療所では97%を占めており，子どもが不同意でも保護者が同意している場合には原則実施する，子どもが同意していても保護者が不同意の場合は原則として実施しないとの回答が多数を占めた。

この結果からすると，子どもの患者への処置などの実施を実質的に決めているのは保護者の

意向である。

　なお，子ども自身の同意／アセント／拒否の意向に従うかどうかについて，病院では同意については 7～11 歳以上，アセントについては 4～6 歳以上，拒否については 12～14 歳以上の場合に従うとの回答が多く，診療所では同意／アセントについては 4～6 歳以上，拒否については 7～11 歳以上で従うとの回答が多かった。

3）保護者による決定の法的根拠

　前項のとおり，医療現場の実態として，子どもの患者に対する処置などの実施／不実施を実質的に決めているのは保護者の意向であった。

　保護者による決定の法的根拠としては，親権の本質や子どもの監護権を定めた民法第 820 条に求められ，子どもの保護を必要とする範囲で，親権者，未成年後見人らが子どもの身体に対する侵害に同意することができると解されている。

　諸外国においては，未成年であっても法的に有効な医療同意を行い得る年齢を定めている例があるが[3]，日本では法に同様の定めはないため，未成年[4]の間は前述の親権に服することとはなる。

実質的な権利保障のためにどうあるべきか

1．保護者／きょうだいと一緒にいる権利

　保護者やきょうだいと一緒にいることは，最善の利益確保原則のもとでの成長発達権の保障の観点で重要な子どもの権利であり，本来，子どもの最善の利益をはかること以外の理由により妨げられてはならないものである。

　保護者との制限時間なき面会や，きょうだいとの年齢制限なき面会を認める医療機関もあることからすれば，その実現が医療的観点から不可能であるということはないはずであり，各医療機関において，子どもの権利であるとの視点から対応することが望ましい。

　処置などの際の付き添いについても同様に，子ども自身の権利であるという視点から，付き添いを認めることを原則としつつ，個々のケースに応じてこれを認めた場合に子どもにとってどのような不利益が具体的に予測されるかを検討し，個別に対応することが望ましい。

2．保育・教育を受ける権利

　入院中の子どもについては，前述のとおり，院内学級の有無によって学習の機会に大きな差が生じることから，院内学級の拡充が子どもの教育を受ける権利の保障にとって重要である。もっとも，医療機関の規模に応じて院内学級の設置が困難である場合には，訪問教育の拡充が求められる。また，1～2 週間という短期入院の場合であっても，子どもにとって，学習に遅れが生じることへの不安があることから，柔軟に院内学級または訪問教育の利用が可能となるような対応をすることが望ましい。また，在宅の子どもについても，訪問教育の拡充が求められる。

＊ 3　米国のアラバマ州では 14 歳以上，オレゴン州では 15 歳以上，イギリスでは 16 歳以上など
＊ 4　2022 年 4 月以降，民法上の成年年齢は 18 歳に引き下げられる

とりわけ，学校現場での医療的ケアへの対策は進んでおらず，こうした子どもは地域の学校への入学を拒否されたり，親の付き添いが求められたりするケースが大半を占めている。しかし，学校は，子どもが親元から離れ，同世代の子どもとの交流を通じて自立や社会性を身につける大切な場である。このような場に親が常に付き添うことは，子どもの自立や社会性を損ない，健全な成長・発達を妨げることになる。そこで，看護師の配置や研修を受けた教員が医療的ケアを行うこと，人員配置を進める必要がある。特に，地域の小中学校において看護師や研修を受けた教員の配置を拡充することが求められる。

就学前の子どもに関する教育，保育等の総合的な提供の推進に関する法律第1条は，保育は，人格形成にかかわる重要なものであることを認めている。そして，それは，入院している子どもにとっても何ら変わるところはない。それどころか，保護者と分離される生活を強いられて入院している子どもにとっては，保護者と生活している子どもに比べて，より保育が重要といえる。そのため，病院においては，入院中の子どもの保育を推進するための措置を講じなければならない。保育の人格形成における重要性からすると，就学前に限定されるものではない。

3. 説明を受ける権利・自己決定権

1）説明を受ける権利

意見表明権行使の前提としての説明を受ける権利は子ども自身の権利であり，保護者の意向によって説明を実施しないということは本来あ

るべきではない。子ども自身の意向としても，小学校高学年以上の多くの子どもが，自分が病気になった際に病名などをきちんと教えてほしいと回答している調査結果がある。

もっとも，保護者の意向に反して説明を実施した結果，子どもと保護者の関係悪化を招いてしまうと，かえって子どもの利益を害することとなってしまう。そのためにまずは，子ども自身の権利であることを医療従事者が正しく認識したうえで，保護者に十分な説明を行い，その納得を得て子どもへの説明も行うことが望ましい。

また，説明を受ける権利の実質的保障の観点からは，子どもの理解力に応じた「わかる説明」を行う必要がある。この点，本アンケート結果をみてもまだその利用は低率にとどまるものではあるが，子どもの発達や心理の専門家[5]による説明を実施している医療機関もあった。専門家による説明では，人形や医療器具を模した道具，紙芝居などを使用したプレパレーションや，手術当日の流れを事前にシミュレーションする手術室ツアーを行うなどの工夫がされていた。

2）自己決定

意見表明権は子ども自身の権利であり，実質的に保護者の意向に拠っている現状は望ましいとはいえない。まずは，説明を受ける権利と同様，子ども自身の権利であることを医療従事者が認識する必要がある。2019年3月に発表された「子どもの権利委員会：総括所見」[6]においても，保健医療の現場において，すべての子どもが意味のある形でかつエンパワーされなが

＊5　チャイルド・ライフ・スペシャリスト，ホスピタル・プレイ・スペシャリスト，子ども療養支援士，保育士など

＊6　子どもの権利委員会：総括所見　https://w.atwiki.jp/childrights/pages/319.html

ら参加することを積極的に促進するよう勧告されている。意見表明権の医療現場における実質的保障は重要かつ喫緊の課題である。

とはいえ，医療同意年齢が法定されていないわが国において，保護者と子どもの双方に説明を尽くしてもなお意見の一致をみない場合に，子どもの意見を優先すべきかどうかは医療現場において悩ましい問題であろう。医療従事者として治療の必要性があると判断し，これを勧めている場面で，保護者のみが不同意であり，その意向に従うことが子どもの利益に反する場合は，親権制限や，児童相談所長らによる監護の措置として実施するなどの方法により治療を行う可能性はある。

おわりに

子どもは，最善の利益確保の原則のもと，個人として尊重され，自らに影響を及ぼすすべての事項について自分の意見を表明し，自分で決める権利，また，教育を受け成長発達する権利を有している。これは医療を受ける子どもであっても同様である。また，医療を受ける子どもは，医療に関する意見表明や自己決定の前提として，医療従事者から説明を受ける権利も有する。

医療を受ける子どもはこのように，子どもであること，患者であることの2つの側面における権利を保障されるべき立場にあるが，実際にはいずれの権利についても十分に保障されにくい現実がある。まずはこの現実について理解されることが必要である。

そのうえで，権利の実質的な保障のために何ができるかについては，子ども本人の意向を尊重しつつ，医療現場，教育現場，家庭の連携のもとで個別具体的に検討されることが望ましい。医療現場においては前述の子どもの発達や心理の専門家の積極的な活用が望ましいと考えられるし，医療的ケアを必要とする子どもへの対応のため学校現場に看護師を配置したり教員への研修を行ったりするなど，医療現場と教育現場の相互の連携もはかられる必要がある。

われわれ弁護士も，法の専門家として，子どもや保護者の意向聴取，これを踏まえた医療・教育現場における環境調整サポート，子どもの利益に反する状況がある場合の状況改善に向けた活動など，子どもの実質的な権利保障のためにできることは少なくない。

昨今の虐待事件に関する報道をみるにつけても，児童相談所などが保護者とのやりとりにおいて苦慮する様子がみてとれるが，われわれ弁護士が関係調整や場合によっては法的手段も含め対応できる場面は多いであろう。そもそもの治療方針決定の場面においても，われわれ弁護士が，例えば医療機関の倫理委員会に外部委員として出席し，医療従事者による方針決定の根拠や過程，保護者や子どもに対する説明の履行状況などを聴取したうえで，法の専門家としての意見を述べることもあり得る。

子どもの権利を守るという目的自体は当然に共有できるものであり，この目的達成に向け，多忙な医療や教育の現場においてすべてを抱えるのではなく，多方面の専門家が協働して子どもの最善の利益をはかることが重要である。

われわれ自身，積極的な協働に向け，今後とも情報発信に努めていきたいと考えている。

（伊東亜矢子，樋口裕子，河邉優子）

Ⅱ章

日常の看護場面での倫理的課題

付き添いのない個室管理中の子どもが泣き続けているのは仕方がないことなの？

家族の付き添いのない幼児が泣き続けているが，十分にかかわれない

もやもやポイント

❶ 付き添いのない泣き続ける幼児に十分にかかわれない

❷ 感染予防のため個室管理中なのでプレイルームで遊んだりできない

❸ 泣き続けることでの体力消耗が懸念されるが，仕方がないことなのか

子どものプロフィール　りなちゃん，女児，2歳

疾 患 名：ロタウイルス感染による嘔吐下痢症

家族構成：両親，りなちゃん，妹（1歳）の4人家族

場面の状況

　りなちゃんはロタウイルス感染による嘔吐下痢症で入院しており，絶飲食で末梢静脈点滴管理を受けている。入院初日は倦怠感が強く，臥床して入眠している時間が多かったが，入院翌日になると末梢静脈点滴管理により脱水症状が緩和され，覚醒時間が増えてサークルベッド上で立ち上がったり，廊下を通る人を見て泣いていることが多かった。

　りなちゃんの家族は核家族であり，1歳の妹の預け先がないため，りなちゃんに付き添うことができず，入院翌日には面会に来られない予定であった。入院施設では，面会は両親，13歳以上のきょうだい，祖父母のみに制限されている。また，希望があれば付き添いをすることも可能である。

　看護師は1時間ごとの点滴チェックや看護ケアのために，個室に入室する際にはガウンテクニックを行っていた。りなちゃんには点滴の自己抜去予防のため，点滴刺入部周囲にはシーネ固定を行い，シーネ固定のテープや点滴ルートを触らないように布のシーネカバーがつけられていた。看護師がりなちゃんの個室の訪室を終えて，ほかの子どものケアのために廊下を通ると，りなちゃんが「ママー」と泣いている姿が見える。看護師は，りなちゃんが排便して気持ち悪くないかおむつを確認したり，1時間ごとに点滴チェックを行ってトラブルがないかを観察した。訪室時にはベッド近くにあるおもちゃを使ってりなちゃんに話しかけたり，DVDプレイヤーで好きなアニメをかけて対応していたが，りなちゃんは泣き続けていたため，看護師はなんとかしたいけれど，ほかの子どものケアもあり，何ができるか悩んだ。

　病棟にはプレイルームがあり，保育士も保育を提供しているが，りなちゃんは院内感染予防のため個室隔離中であり，プレイルームに出て遊んだり，気分転換を図ることはできなかった。

解　説

意思決定モデル（検討ツール）の選択

　Thompson の 10 ステップモデル[1] は，倫理的意思決定のプロセスを明示するものである。看護師がりなちゃんに提供した看護ケアを振り返り，その過程を倫理的側面から考察するために，10 ステップモデルを用いて分析する。

ステップ 1：状況を再検討する

　2 歳のりなちゃんには基礎疾患はなく，初めての入院である。ロタウイルス感染による嘔吐下痢症で，入院時には脱水があり，ぐったりと臥床していた。入院後，絶飲食で末梢静脈点滴管理を受けて，入院翌日には，脱水が緩和され活気が出てきたが啼泣している。家族は核家族で 1 歳の妹の預け先がなく，入院翌日は面会に来ることができない。入院日に母親が帰宅する際，「脱水がひどくて入院といわれたけれど，りなは私（母親）と離れるのが初めてなんです。目が覚めたら泣いてしまうと思うから心配です」と話していた。

　看護師は先輩看護師とペアを組み，手術を受ける子どもたちなど複数の子どもを受け持っていた。病棟内には保育士が 1 名配置されているが，ほかの子どもたちの集団保育にあたっており，りなちゃんの個室に入って遊びや気分転換のかかわりをもつことは難しい状況であった。

ステップ 2：補足的情報を収集する

　りなちゃんの入院は夜勤帯であり，看護師の人数が少なく，母親も短時間で帰宅したため，りなちゃんの入院までの経過や家族背景，食事や排泄などの日常生活について最小限の情報収集にとどまっていた。そのため，りなちゃんの好きな遊びやアニメキャラクターなどについて

の情報は不明であった。

ステップ 3：倫理的問題を識別する

①原則的問題

　脱水の症状緩和のための点滴治療や入院は「善行」の原則に則っているが，重要他者である母親と離され，慣れない環境の入院病棟のベッドから出られない状態であるため，りなちゃんからすれば「無害」の原則に反する状況である。りなちゃんは母親や看護師から「ゲボしたり，お腹が痛くて苦しいから，病院にお泊まりして治そうね」と説明を受けているが，2 歳という発達段階から入院理由を理解することは困難であり，「自律」の原則の尊重が難しい。また，りなちゃんの末梢静脈点滴刺入部周囲のシーネ固定は，自己抜去予防の観点からは「善行」の原則に則っているが，りなちゃんが自由に動けないため，「自律」の原則に反している。ロタウイルス感染による嘔吐下痢症のため，りなちゃんを個室管理することは，院内感染を起こさず，ほかの入院患者の安全を守る点からは「無害」の原則に則っているが，りなちゃんがプレイルームや病室外に出られないことは「自律」の原則に反している。

②倫理上の権利の問題

　りなちゃんの生命を守るためには入院治療が必要であり，末梢静脈点滴管理が行われている。ただしそれに伴い，慣れない環境での母子分離や個室隔離，点滴留置やシーネ固定による子どもの苦痛が発生している。子どもが年少であればあるほど，自分に必要な治療を継続して安全に受けるための注意が十分にはらわれないため，身体拘束や隔離などの子どもの自由や権利を脅かす行動制限が必要になる。看護師は「子

どもの生命を守り必要な治療が受けられるという権利」を守りながら，同時にそれによる身体拘束や隔離，心理社会的な苦痛などの倫理的問題をはらむ苦痛を最小限にして，子どもの権利を擁護する責務をもっている。

日本看護協会は「小児看護領域で特に留意すべき子どもの権利と必要な看護行為」のなかで，「抑制と拘束」「家族からの分離の禁止」「教育・遊びの機会の保証」を示している[2]。看護師は，りなちゃんの行動制限を最小限にしながら，同時に必要な治療が安全に継続できるように末梢静脈点滴刺入部周囲のシーネ固定を行い，最小限の抑制になるように留意している。また，りなちゃんが個室隔離でベッド上の生活でも遊べるように玩具を置いたり，DVD を流したりして遊びを提供している。このように小児看護において特に留意すべき事柄に対して，子どもの苦痛を最小限にするように配慮しながら看護を提供していた。

ステップ 4：個人的価値観と専門的価値観を明確にする

①個人的価値観

看護師：りなちゃんが啼泣しているため，スタッフがずっとそばにいて抱っこしていてあげたい，また，母親が付き添ってくれたらりなちゃんは啼泣せずに過ごせると思うが，家庭の都合でそれもできず，これ以上自分にできることが何かわからない状況である。

②専門的価値観

看護師：りなちゃんは母子分離や慣れない環境に対する不安が強く，絶飲食のため空腹状態もあり，泣き続けている。「小児看護領域で特に留意すべき子どもの権利と必要な看護行為」として「教育・遊びの機会の保証」とある[2]。看護師は，りなちゃんのそばにいてスキンシッ

プを図ったり，遊びを提供して気分転換を図ったり，りなちゃんの権利を擁護したいと思っている。

また，院内感染予防のために個室隔離することは，ほかの子どもに害を与えないためにやむを得ないと考えている。りなちゃんが泣いている原因が，腹痛や排泄の気持ち悪さではないか，末梢静脈点滴ライン漏れによる疼痛など医療由来の苦痛ではないかと気を配り，隔離中で頻繁な出入りが難しいため，1 回の訪室で安全を守るケアを実施していた。

ステップ 5：キーパーソンの価値観を識別する

りなちゃんの母親：キーパーソンである母親は，入院時に脱水でぐったりしていたりなちゃんに「ゲボしたり，お腹が痛くて苦しいから，病院にお泊まりして治そうね」と説明しており，りなちゃんの健康回復を最優先に考えている。また看護師には，「りなちゃんは私（母親）と離れるのが初めてなんです。目が覚めたら泣いてしまうと思うから心配です」と話している。母親はりなちゃんに付き添いたいが，年少の妹の預け先がないため付き添えない状況である。

看護師：脱水の改善，腸管の安静のために，絶飲食や点滴治療が必要であるので，その治療が問題なく実施できるように支援したい。また，個室隔離中で頻繁な出入りが難しいが，自分のケアや観察不足で苦痛を与えないように気をつけ，りなちゃんの安全を守りたい。そして，りなちゃんが個室隔離中であっても，気分転換しながら安楽に過ごしてほしいと思っている。

ステップ 6：価値の対立があれば明確にする

りなちゃんは泣き続けており，プレイルームに連れていったり，シーネやシーネカバーを外すことで，りなちゃんの遊ぶ機会の保障や気分転換につながると思われるが，院内感染予防や

末梢静脈点滴の自己抜去防止のためにできない。院内感染予防のための個室隔離は、まわりの子どもへの院内感染を防止して、まわりの子どもの「無害」の原則を尊重する姿勢と、りなちゃんが自由に動き遊べるという「自律」の原則とが対立している状態である。また、りなちゃんにシーネを使用して末梢静脈点滴の自己抜去を予防するという「無害」の原則と、りなちゃんの自由な運動を制限しているという「自律」の原則の脅かしという対立もある。

ステップ7：誰が意思決定すべきかを決める

本来、意思決定するのは子どもであるが、発達途上にあり自分で権利を守る力が未熟であること、また家族もその場にいないので、そばにいる看護師が権利を擁護する必要がある。また、入院翌日のりなちゃんの様子を知らない両親に看護師が情報提供をすることで、両親が家庭内の調整をしてりなちゃんと面会するなど、家族が家族内の支援体制について検討する可能性がある。

ステップ8：行動範囲と予測される結果を関連づける

①選択1

医師に、りなちゃんの脱水状態が改善されて活気が出ている様子や泣き続けている様子を伝える。医師の指示で絶飲食が解除になれば、りなちゃんの飲水や食事摂取が進むように看護師が介助し、胃腸症状の回復を促進して早期退院ができるように支援する。そして、りなちゃんが母子分離や慣れない入院環境に対する不安が強い状態を早期に解消する。

②選択2

看護師が受持患者を配分する際には、院内感染予防のために、感染症の子どもと易感染性の

子どもを同じ看護師が担当しないように配慮している。病棟内に保育士は1人しか勤務していないため、保育士は原則、感染症の子どもとは接触しないようにしている。このように人的な制限はあるものの、看護師は保育士にりなちゃんの状態を説明し、りなちゃんのように感染症のため個室隔離されている2歳の子どもに適した遊びについての助言やおもちゃの提供を受けることができる。

③選択3

家族が面会に病院を訪れるときに、家族不在時のりなちゃんの様子を伝える。家族は、入院時のりなちゃんのぐったりした様子を知っているが、脱水状態が緩和されて泣き続けている様子を知らないため、驚き悲しむかもしれない。しかしそれをきっかけに、家族内で、父親が仕事の休みをとったり、祖父母や親戚などの支援を受けたりして、りなちゃんの面会や付き添いができないかを検討するようになるかもしれない。また、院内のきょうだい預かりの機会を利用してもらい、1歳の妹をほかのスタッフが預かっている間に親に面会をしてもらうことができることも情報提供が可能である。

ステップ9：行動方針を決定し実行する

看護師は、上記の選択1～3を合わせて実施し、りなちゃんが泣き続けていて心身の安楽が保てない状態であることを主治医とも情報共有し、嘔吐下痢症の改善を確認したら速やかに退院できるように方針を確認した。入院中は、りなちゃんがボタンを押すと音楽が鳴るおもちゃで遊んだり、幼児前期の子どもが好むDVDの視聴などができるように、保育士からの遊びの助言やおもちゃの提供を受けて環境を調整した。また、両親に対して、りなちゃんの様子や院内のきょうだい預かりについての情報提供を

行った。

ステップ10：結果を評価する

　個室隔離は退院まで続いたため，看護師は保育士と協働して部屋の中で遊べるおもちゃを提供したり，DVDの視聴ができるようにして，りなちゃんの気分転換を図った。りなちゃんの活気が出てきたことや，水分・食事摂取の状況などを看護師は家族とも確認し，病状の改善を共に喜んだ。両親は家庭内で話し合い，父親がりなちゃんの退院日まで仕事を休んで1歳の妹の世話をして，母親が日中面会に来られるように役割調整をした。また，看護師が随時主治医に，りなちゃんの活気や食事摂取の状況を伝えたことにより主治医がタイムリーにりなちゃんの様子を把握し，入院4日目に退院することができた。

まとめ

　「子どもが体調を崩して入院すると，輸液をするため末梢静脈点滴を留置し，安全管理のためシーネ固定をする」「入院原因となった感染症の院内感染防止のため個室管理とする」ということは小児病棟では日常的によくある。これを子どもの視点からみてみると，子どもの年齢が低いほど「訳がわからないまま知らない場所に連れてこられて，狭い部屋から出ることを禁止され，手を自由に動かすこともできず，いつも遊んでいた玩具もなくて遊べない」という強烈な体験といえる。

　子どもが入院治療するということは子どもや家族にとっては危機的な体験であるため，子どもの入院生活を支援する看護師は，倫理的な視点をもって対応することが大切である。治療や入院に伴う子どもや家族の苦痛を仕方のないことと捉えずに，よりよい方法を家族や，同僚の看護師や多職種のスタッフと共に考えていく姿勢を忘れてはならない。

■文献
1）Thompson JE,Thompson HO（ケイコ・イマイ・キシ，竹内博明・日本語版監修監訳，山本千紗子・監訳）：看護倫理のための意思決定10のステップ．日本看護協会出版会，東京，2004.
2）日本看護協会：ICN看護師の倫理綱領．2012.

事例 ❖ 乳児の哺乳途中で，ほかの子どものケアに呼ばれてしまった

Aちゃん（3カ月）は口唇口蓋裂の初回手術後の入院中で，術後の日中は母親の面会があるが，夜間は付き添いがない。口唇口蓋裂の手術後の乳児は，それまでの口腔の状態と異なるため哺乳に慣れず，また哺乳による創部疼痛や違和感があり，上手に哺乳できないことがある。Aちゃんは大部屋にいるため，夜間泣き始めると同室の子どもを起こしてしまわないように，看護師はAちゃんをベビーカーに乗せてナースステーションに連れてくる。しかし，ほかの子どものケアのためにAちゃんをずっと抱っこしていることができず，また，おんぶは創部安静のためできないので，Aちゃんはベビーカーに乗ったままナースステーションで泣いていることがあった。ベビーカー上で再入眠できると看護師がベッドに連れていくが，ベッド移乗の際にまた起きて泣き始めてしまうことも多く，結局，夜間ほとんどベビーカーに乗ったままで，寝たり起きたりして過ごしてまとまった睡眠がとれない。

看護師は，夜間泣き始めたAちゃんをベビーカーに乗せてナースステーションに連れてきて，授乳を行った。授乳の途中で，ほかの子どもからのナースコールがあったため，看護師はAちゃんのそばを離れなくてはならなかった。哺乳を中断されたAちゃんはまた泣き出してしまい，その後もなかなか最入眠ができなかった。

解説：本事例のもやもやポイントは，看護師は手術後の回復のために栄養摂取や睡眠を大切と考え，授乳や入眠のための支援を継続したいものの，ほかの子どもへの対応があるためAちゃんが寝つくまでケアすることができないという点である。これは，Aちゃんに必要なケアを続けるという善行の原則を尊重することと，限りある資源（人材）を必要な対象に公平に分配するという正義の原則を尊重することとの対立である。

Aちゃんは手術後であり，創部痛や違和感などがあることに加えて，空腹やおむつ交換のサイン，また眠りたいのに眠れないぐずりとして啼泣することもある。ほかの子どものケアを終えた後，看護師はAちゃんを観察して泣いている理由を推察し，空腹なのか，疼痛なのか，眠いのかなどさまざまな要因を考えながら対応をした。看護師は，Aちゃんの訴えは何なのかと推測を重ね，ミルク哺乳後にも泣き続けていたことから，1回の哺乳量が十分ではなかったのではないかと考えた。授乳途中で休憩が入ると，Aちゃんはそれ以上哺乳できないかもしれないため，看護師はほかの看護師と相談して，授乳中にはほかの受持患者のケアを代行してもらえるように協力を得た。Aちゃんは再度ミルク哺乳をすると入眠し，それから数時間のまとまった睡眠をとることができた。

（堂前有香）

重症の子どものケアが優先され，手術前の子どもに十分かかわれないんだけれど

重症心身障がいのある子どものケアに時間を要し，手術を予定している子どもと家族に十分かかわれない

もやもやポイント

❶手術について子どもの意向を確認したいが，時間がとれない
❷重症の子どものケアを優先せざるを得ないのか

子どものプロフィール　けんくん，男児，12歳

疾　患　名：口唇口蓋裂
家族構成：両親，けんくん，妹（小学2年生）の4人家族

場面の状況

　けんくんは，口唇口蓋裂の手術後で，額裂骨移植と口唇鼻修正の手術のため予定入院してきた。看護師は，入院や手術のオリエンテーションをけんくんと両親に実施し，その際けんくんに「今回は，なぜ入院してきたかわかりますか」「手術で心配なことはありますか」と質問をした。けんくんは黙ってしまって何も答えなかった。すると近くにいた母親が「外来で先生の説明を親子で聞きましたから，けんはわかっていると思います」と答えた。看護師は，思春期の男子が，初対面の看護師に自分の気持ちを話すのは難しいのかもしれないと思い，あとで改めて来てみようと考え退席した。

　その後，けんくんと手術や入院について話をしようと思っていたが，重症心身障がいのある子どもが装着しているモニターのアラームが鳴ったり，実施時間が指示されているほかの受け持ちの子どもの経管栄養や輸液製剤の対応などのケアに時間を要し，けんくんと話をする時間がつくれなかった。勤務時間が終わりに近づいたころに，ペアを組んでいる先輩看護師に「けんくんが明日の手術について心配なことがないかどうかを聞いても，何も話してくれなかった。話を聞いてきたほうがいいでしょうか」と相談すると，「そうね，けんくんはお年頃ですぐには話をしてくれないだろうから，じっくりかかわることが必要ね。でも，先にあいちゃんの経管栄養に対応しましょう」といわれた。その後，看護師2人で重症心身障がいの子どものケアをしているうちに勤務終了時間が近づいてきた。結局，看護師はけんくんとゆっくり話をすることができないままとなり，どのように対応すればよかったのだろうかともやもやする気持ちが残った。

解　説

意思決定モデル（検討ツール）の選択

　入院してきた子どもの手術に対する心理的準備について看護介入が必要と思いながらも，ほかの重症心身障がいのある子どもへの看護に時間を要してしまって十分にかかわれない場面である。このような場面ではどのように考え，どのように対応するのがよかったのか，倫理的な判断をもとに行動するプロセスを考えるために，Thompson の 10 ステップモデル[1] を用いて検討する。

ステップ 1：状況を再検討する

①病状や治療の経過

　けんくんは口唇口蓋裂の閉鎖術を生後 3 カ月で，また修復術を 1 歳で受け，その後外来で経過観察をしていた。今回は，顎裂骨移植と口唇鼻修正の手術のための予定入院であった。顎裂骨移植は，腸骨から採骨し歯槽部に骨を移植する。そのため術後の疼痛が強く，疼痛により食事摂取が進まなかったり，離床が遅れることが多く，疼痛コントロールが重要となる[2]。

②けんくんの意向・思い

　けんくんは入院後に，「今回はなぜ入院してきたかわかりますか」「手術で心配なことはありますか」と質問されたが，すぐには何も答えなかった。近くにいた母親が「外来で先生の説明を親子で聞きましたから，けんはわかっていると思います」と代わりに答えていた。

③家族の意向・思い

　母親は，けんくんの入院時に「外来で先生から手術の説明は聞きました」と看護師に話しており，入院や手術について特に不安などの表出はみられなかった。

④病棟の状況

　けんくんが入院した病棟は，外科・内科疾患の混合病棟であり，手術件数が多く，重症心身障がいのある子どもも多く入院しており，日々慌ただしく病棟看護師がケアや処置を行っていた。日勤帯では，看護師 2 人で複数の患者を受け持つ看護体制をとっていた。

　けんくんを担当していた看護師は，ほかにも重症心身障がいのある子どもを受け持っており，呼吸ケア，清潔ケア，排泄ケア，栄養管理，点滴管理などの多様な看護ケアが必要であり，実施時間が指示されていることも多く，緊急性をもった対応が必要な場面も多かった。

　手術目的の子どもが予定入院してくる場合，1 日に 5〜8 名が入院してくることもあり，入院患者を数名ずつ分担して看護師が受け持っている。入院日は手術の前日であり，看護師だけでなく，担当医師や麻酔科医師，手術室の看護師が翌日の手術に関する説明を行うため，その合間に，看護師は子どもや家族に必要な看護ケアを実施していた。

ステップ 2：補足的情報を収集する

　けんくんは事前の外来受診の際に，親と共に担当医師から手術の説明を聞いていた。そのときにどのような説明を聞き，どう思ったかなどの理解度を確認するなかで，心配なことや気になっていることを入院日に看護師が把握できれば，事前にそのときの対処方法について選択肢を提示して共に検討することが可能であったと思われる。しかし，看護師はけんくんや家族からこれらの情報を収集できていなかった。また，初めての骨移植の手術であるため，今までに経験したことのない疼痛コントロールが必要になる可能性があるが，そのことについてどのよう

に認識していたのかも不明であった。

けんくんの家族は，乳幼児期の子どもの手術を経験しているため，周手術期の流れを理解しているかもしれないが，子どもの発達段階が違うからこそ抱く不安があったかもしれない。

ステップ3：倫理的問題を鑑別する
①原則的問題

けんくんが周手術期に対してどのように理解し，どのような不安があるのかを把握してその対応を共に考えることは，けんくんが自律している存在として扱われ，その計画や行動を自己決定することを認められるという「自律」の原則を尊重することであるが，尊重されていない状況であった。また，けんくんに必要な説明をしたり，疑問や不安に対応するという，けんくんの利益につながる看護ケアを実施する「善行」の原則も尊重されていなかった。

看護師は，身体的状態が不安定な重症心身障がいのある子どもと，全身状態が安定している手術予定の子どもを受け持っているが，重症心身障がいのある子どもへのケアに多くの時間を要し，手術予定の子どもへのケアに当てる時間が少なくなっている状況である。これは，すべての患者に公平に限られた資源（医療）を提供しなければならないという「正義」の原則に沿った取り組みが十分にできているとはいえなかった。

②倫理上の権利の問題

けんくんは小学6年生の発達段階にあり，わかりやすい表現を工夫すれば，手術や入院に関する説明を聞いて理解することが可能である。また，その説明をどのように受けとめたのかも併せて把握し，けんくんの意向に沿った対応を看護師は考える必要がある。しかし，看護師のマンパワー不足により，十分なケアを提供

することができない状況にあるため，けんくんの権利を尊重した説明や，認識の把握についての対応を行うことが困難な状況であった。

③倫理的義務・責務の問題

看護師は，けんくんの手術や入院への不安に対して向き合えておらず，術前に必要な看護ケアができていないことに対して心にもやもやしたものを感じている。しかし，そのもやもやの解消のために立ち止まって考えたり，周囲に言語化して伝えたりしていない。自分の感じている感覚を倫理的な視点で考えず，そのままにしていることも倫理的問題であったといえる。

ステップ4：個人的価値観と専門的価値観を明確にする
①個人的価値観

看護師：けんくんの手術に関する不安や，術後の疼痛コントロールに対する思いや希望を知りたいと考えており，けんくんと話す時間をつくりたいと思っている。しかし，先輩看護師に，「ほかの重症心身障がいのある子どものケアを優先しよう」といわれ，その意見を優先した。

②専門的価値観

看護師：けんくんは思春期で，子ども扱いされたくない気持ち[3]があり，担当医師にも親にも疑問や不安を表出せず，胸の内に秘めている可能性がある。そのため，看護師が改めてけんくんと話をすることでその不安や疑問を把握し，けんくんや両親の意向を尊重して共にその対応方法を検討することが望ましいと考えている。

ステップ5：キーパーソンの価値観を識別する

けんくん：けんくんが手術や術後の疼痛などに対してどのような思いをもっていたのかにつ

いては，看護師からの質問に答えておらず，け
んくんの価値は不明である。

　両親：手術に対する期待や不安などの思いの
表出は特になかったため，価値は不明である。

　看護師：けんくんが必要な説明を聞き，正し
く理解できているかどうかを確認したり，不安
があれば一緒に考えて手術に対する心理的な準
備ができるように支援することが必要だと考え
ている。

ステップ 6：価値の対立があれば明確にする

　看護師は，けんくんの手術に対する心理的準
備状態を心配し，説明や理解の把握を行う必要
性を感じながらも，ほかの重症心身障がいのあ
る子どもへの対応に時間を要してしまい，けん
くんに十分なケアを行うことができず，ジレン
マを感じている。すべての子どもに公平に限ら
れた資源（医療）を提供しなければならないと
いう「公平・正義」の原則と，けんくんや家族
が行動を自己決定することを認められるという
「自律」の原則が対立している。

ステップ 7：誰が意思決定すべきかを決める

　けんくんの手術や入院に対する心理的準備状
態についての看護介入の必要性や方法を決定す
るのはけんくんや両親であることが望ましい。
しかし本事例では，けんくんや両親の意向につ
いて明確には把握されていなかった。ここでは，
けんくんの自律を支援する立場にある病棟看護
師の視点で考えられる意思決定を記述する。

ステップ 8：行動範囲と予測される結果を関連
づける
①選択 1：看護師が感じるもやもやしている気
持ちを表出して，仲間と問題を共有する

　看護師がその日にペアを組んでいた先輩看護
師は，看護師のもやもやしている気持ちを知ら

なかった。看護師が先輩看護師に「けんくんが
手術についてどうイメージしているのか，不安
な点がないかどうかが心配です。話をする時間
をつくりたいのですがよいでしょうか」と話を
することで，その勤務時間内に調整して時間を
つくることにつながるかもしれない。

②選択 2：けんくんにかかわる医療スタッフ（主
治医，麻酔科医師，手術室看護師，外来看護
師たち）と情報共有を図る

　入院日は手術前日であり，入院後に麻酔科医
師から麻酔の説明，手術室看護師から手術前後
の説明が，親子に対して行われる。また，入院
時には外来看護師から病棟看護師への申し送り
もある。当該部署では希望者に手術室探検ツ
アーを実施しており，手術室の入口まで事前に
親子で入室し，実際の場所を見学してもらって
いる。このように，手術前日にはさまざまな人
がかかわる。そのため，入院部署の受持看護師
が手術の理解についてけんくんに確認したが，
返答がなかったことを気になると思ったのであ
れば，そのことを関係スタッフにも伝えておく
ことにより，麻酔科医師や手術室看護師が説明
の際にけんくんとかかわりをもち，本人の理解
をより確認しながら説明することができる。ま
た，手術室オリエンテーションに同行する看護
師からも，けんくんの表情や言動から，緊張し
ていたか，リラックスしていたかなどの情報を
得て，次の勤務帯の看護師に情報を引き継ぎ，
必要な支援を提供することもできる。

ステップ 9：行動方針を決定し実行する

　勤務時間間際に上記の選択 1 と 2 を実施し
た。看護師は先輩看護師に，「もう一度けんく
んと話す時間をつくりたい」と相談したところ，
先輩看護師は，「今なら，あいちゃんは私だけ
でケアできるから，行っておいで」と言ってく

れた。看護師は，入院中の治療や生活の経過を記載したクリニカルパス用紙を用いて，その内容を説明した。そして，不明な点や心配な点についてけんくんに尋ねたが，「別に…」と答えただけであった。同席していた母親からも特に質問は聞かれなかった。

　看護師は，ナースステーションでけんくんを担当する麻酔科医師や手術室看護師と会った。その際，けんくんは両親と共に手術や入院中の経過の説明を聞いていること，理解を確認しようと話しかけても返答が少ないことを伝えた。その後，けんくんや両親に麻酔について説明を行った麻酔科医師は，「けんくんは痛みに弱いタイプだってお母さんが言っていたから，手術の後に使う痛み止めについてよく説明しておいたよ」と話した。手術室看護師も翌日に，けんくんが手術室入室から麻酔の導入までの間に体験することについてパンフレットを用いて説明し，その後けんくんの理解を確認した。

　夕方には，けんくんの希望で手術室の入口まで行って，実際の場所を見学するツアーに参加した。その間けんくんの発言は少なかったものの，硬い表情や緊張した様子はみられなかった。

ステップ 10：結果を評価する

　看護師は，仲間の看護師に自分の気持ちを伝えることで問題意識を共有し，けんくんに説明したり理解を確認するかかわりを実施できた。しかし，けんくんは思春期の男児であり，会ったばかりの看護師から質問されても，明確に自分の言葉で返答することはなかった。そのため，けんくんにかかわる麻酔科医師や担当医師，手術室看護師や外来看護師とも連携を図り，説明を受けたその時々にけんくんが理解を示していたことや，緊張や不安の強い様子がないことを確認して，入院日には手術に対する心理的準備が整っていると考えた。

　ただ手術後には，けんくんが予測していなかった処置や経験があるかもしれないため，そのつどけんくんに必要な説明を行い，理解や協力を得てかかわることが必要である。そのために看護師は，けんくんに必要なケアを行えるように支援チームで問題や情報を共有し，煩雑な仕事のなかでも優先順位を考慮しながら支援していくことが大切である。

まとめ

　日常的な看護場面においては，"なんだか気になる"と心にもやもやを感じても，その前に，目の前の緊急性の高い事象に対応しなければならないことが数多くある。もちろん，緊急性の高い事象には適切に迅速に対応する必要があり，子ども・家族に対する看護においても優先順位が高くなるであろう。しかし，毎日の忙しさのなかで，自分がもやもやを感じても，振り返って考える機会をもたずにそのままにする習慣をつけてしまうと，倫理的感受性は低下する。

　もやもやした自分の気持ちに意識を向ける，一緒に働く仲間に自分のもやもやを言語化して伝える，仲間と対応策を検討するなど，自分のもやもやと向き合うことでその看護師の倫理的感受性が高まると考える。それは，「子どもや家族にとって，よりよい看護とは何か」を考える大切な機会となる。

■文献
1) Thompson JE, Thompson HO（ケイコ・イマイ・キシ，竹内博明・日本語版監修監訳，山本千紗子・監訳）：看護倫理のための意思決定 10 のステップ．日本看護協会出版会，東京，2004.
2) 五嶋友美：何度も繰り返される先天性奇形の手術に対する看護．小児看護 39⑽：1271-1277，2016.
3) 二宮啓子：思春期の人々の成長・発達と看護，中野綾美編，小児看護学①小児の発達と看護（ナーシンググラフィカ），第 5 版，メディカ出版，大阪，2013，p151.

事例 ✥ 「看護師さん，そばにいて」と子どもにいわれたが，ほかの子どものケアで，ついていられない

SLE（全身性エリテマトーデス）のＡさん（11歳）は，症状の増悪があり，内服コントロールのため１カ月入院している。微熱や関節痛が持続しているが，日常生活は自立している。

同じ病棟には，肺炎や気管支炎，尿路感染症などで緊急入院してくる乳幼児も多く，感染症の乳幼児は数日の入院治療で回復し退院することが多い。また，急性期の症状が緩和されるまでは日常生活に対する看護支援が必要となることも多い。そのため，急性期患者の看護ケアに多くの時間を要し，日常生活が自立した慢性疾患の子どもとかかわる時間が少なくなってしまうことがある。

朝食の配膳の際，看護師はほかの子どものケアによばれていたため，Ａさんに食事や内服薬を渡して，「ひとりでお薬飲める？」と声をかけた。Ａさんは「看護師さん，そばにいて」と言ったが，看護師は「ほかの子のケアが終わったら，また来るね」と答えた。

解説：本事例のもやもやポイントは，ほかの子どもの看護ケアがあり，Ａさんが看護師にそばにいてほしいと希望しても，それに応じられなかったことである。慢性疾患の長期入院の子どもと，急性期の短期入院の子どもがいる病棟では，急性期の子どものケアに多くの時間を要しがちで，慢性疾患の長期入院の子どもとかかわる時間が十分にとれないことがある。

Ａさんは，微熱や痛みなどの身体的苦痛や，長期入院による心理社会的苦痛があるため，家族との協働や，Ａさんの思いに沿った看護援助が大切である。看護師は，Ａさんは家族や友達と離れて寂しい思いがあることを受けとめ，Ａさんが気持ちや考えを表出しやすいようにかかわった。看護チームのなかでも，Ａさんが「看護師にそばにいてほしい」と言ったことを共有し，寂しい気持ちがあるのではないかと看護師から家族にも伝え，家族が面会の時間や方法を考えることになった。また，家族の不在時には日中に看護師や保育士がＡさんのそばにいて，一緒に話したり遊んだりする時間をつくった。

（堂前有香）

いつも同じ番組が流れているけれど，それでいいの？

不穏状態や他傷行為につながる子どもへの対応を優先して，ほかの子どもの意思が尊重されていない

もやもやポイント

❶不穏状態になる子どもへの対応を優先すべきなのか
❷年齢・発達が異なる子どもたちが生活するなかで，平等に好きな番組を観られるようにすることはできないのか

子どものプロフィール　ゆりちゃん，女児，10歳

疾 患 名：片側巨脳症
家族構成：両親，ゆりちゃん，祖母（別居）の4人家族

場面の状況

　ゆりちゃんの入所している医療型障害児入所施設の病棟には，肢体不自由や重症心身障がいのある子どもが生活している。人工呼吸器を装着している重度の障がいをもつ子どもや，医療的ケアがなく，歩いたり車椅子で自由に動き回れる子どももいて，運動機能や知的発達もさまざまである。祖母（別居）が毎週末，面会に来ているが両親の面会はない。

　ゆりちゃんは，アニメや幼児番組を好み，童謡が大好きで，音楽に合わせて歌って楽しむことができていた。発語は2語文が中心であり，構音障害もあるためやや聞きとりづらいが，簡単な単語のやりとりや周囲の状況から，ゆりちゃんが何をしたいかをくみとることはできた。また意思の主張が強いわけではなく，自分の思いどおりにできなくても我慢していることが多かった。

　一方，同じ病棟に入所中のかいとくん（男児，9歳）

は，音楽が大好きでラジオや大人向けの歌番組を好んでいる。見通しが立たないことが苦手であったり，気持ちの切り替えが難しく，意に反することがあると大声や暴言などの不穏な状態になったり，ほかの子どもや職員への他傷行為が問題にあがることが多かった。職員は，かいとくんが不穏状態にならないように配慮して，余暇時間に観ることのできるデイルームの2台のテレビはかいとくんの好みの音楽番組ばかりが流れている状況であり，ゆりちゃんを含めて入所しているほかの子どもも大人向けの歌番組を観ていることが多かった。そのなかで，ゆりちゃんの祖母より，デイルームのテレビの内容について子ども向けの番組にしてほしいと要望があった。

　さまざまな背景の子どもがいる，また多職種の人が働くなかで，何を優先し対応するのがよいか考えることとなった。

解　説

意思決定モデル（検討ツール）の選択

　医療型障害児入所施設ではしばしば，重い障がいのある子どもの意思を擁護・代弁するにあたり，療育環境のさまざまな制限が課題となる。多くの子どもたちが安全に生活する場を整えなければならないが，一人ひとりの成長・発達や障がいの内容に合わせて個別的な対応をすることは，倫理原則の「自律」と「無害」が時に対立する。また，障害児施設では看護師のみならず，保育士や介護福祉士などさまざまな職種で子どもたちの生活を支えており，それぞれの職種の思いや大事にしている倫理的価値観が異なることもある。

　本事例では，子どもの安全を優先することとひとりの子どもの意思を尊重することについて，ゆりちゃんの意思の代弁や状況・それぞれの職種の価値観を整理するために Thompson の 10 ステップモデル[1] を用いて分析する。

ステップ 1：状況を再検討する

　ゆりちゃんの祖母から数回にわたり，デイルームのテレビの内容について子どもの歌の番組や，子ども向けの番組にしてほしいと要望があった。ゆりちゃんは音楽番組を嫌いなわけではないが，童謡やアニメの番組をつけると笑顔でうれしそうにしていた。

　一方，かいとくんは大人向けの音楽番組を好んでいた。意思の主張が強く，自由時間や夕食後などに音楽番組を要求するため，看護師・保育士・介護福祉士は，かいとくんが不穏状態になり，入所しているほかの子どもへの危害が加わることを避けるために音楽番組を流すことが多かった。

ステップ 2：補足的情報を収集する

　病棟は 30 床の肢体不自由や重症心身障がいのある子どもが入所している病棟であった。医療的ケアとして人工呼吸器・気管切開・経管栄養が必要な子どももおり，それらの子どもたちは看護師が療養上のケアを行っていた。肢体不自由や摂食障害の子どもは保育士や介護福祉士が療養上のケアを行い，健康管理は看護師と協働して行っていた。ゆりちゃんとかいとくんには福祉職員が主たるケアを行っていた。かいとくんや数名の利用者は自分の意思で音楽番組を要求して観ており，意思が通らないと時折不穏状態に陥り，入所しているほかの子どもへ危害を加えたり大きな声をあげることがある。そしてその行動に伴い，ほかの利用者も不穏な状態になることがあった。

ステップ 3：倫理的問題を識別する

①原則的問題

【自律】

　ゆりちゃんは強く要求はしていないが，アニメを観ているときに笑顔になったり歌を口ずさんでいる行動から，余暇時間には自分の好きなテレビを観たいと考えられる。しかし，余暇時間にテレビの前に来てもゆりちゃんの好きな番組がつけられることは少ないため，ゆりちゃんの意思をくみとった支援がされていない可能性がある。

【善行】

　ゆりちゃんの代理意思決定者である祖母は，ゆりちゃんの好みや病棟での生活を観察して，ゆりちゃんにも好きな番組を観せたいと考えている。スタッフへ要望を伝えているがなかなか改善されなかったことは，ゆりちゃんにとって最善のケアが提供されていない可能性がある。

【無害】

看護師・保育士・介護福祉士は，病棟にいる子どもたち全員が安全に生活することを考えており，かいとくんが不穏になってほかの子どもを傷つけてしまうことは避けるべきだと考えていた。そのため，かいとくんの好きなテレビをつけて対処していた。

【正義】

ゆりちゃんとかいとくん以外の子どもも，本来は自分の観たいテレビを公正に提供される必要があり，ひとりの好みによる偏った遊び・活動・レクリエーションではなく，それぞれの成長・発達や好みに応じたものを提供される「正義」が脅かされる可能性がある。

②倫理上の権利の問題

病院のこども憲章[2] 第7条に「こどもたちは，年齢や症状にあったあそび，レクリエーション，及び，教育に完全参加すると共に，ニーズにあうように設計され，しつらえられ，スタッフが配属され，設備が施された環境におかれるべきである」と示されている。したがって，ゆりちゃんにも余暇時間に自分の好みに合わせた遊びやレクリエーションが提供される必要がある。

③倫理的義務・倫理的責務の問題

病院のこども憲章[3] 第7条に病院や施設の環境は「さまざまな年齢集団のニーズに適用可能なものとし，ある1つの特定年齢集団を中心にしたものであってはいけない」とされている。余暇時間に子どもが好きなテレビ番組を選択して，それを公正に観ることは施設が提供しなければならないものであり，一人ひとりの子どもの成長・発達や好みに応じて改善しなければならない。また，強くは主張しない・言語的にはっきりと自分の意思を伝えることができないゆりちゃんの意思を代弁して，好きなこと・やりた

いことをくみとった生活環境を整えなければならない。

④倫理的忠誠の問題

看護師・保育士・介護福祉士はかいとくんの意思には忠実だが，ゆりちゃんやほかの子どもの意思をくみとって生活環境を整えるという支援には至っていなかった。

ステップ4：個人的価値観と専門的価値観を明確にする

①個人的価値観

看護師：ゆりちゃんとかいとくんの直接的なケアというより健康管理に重点をおいてかかわっていた。かいとくんやほかの子どもが不穏にならないように接し方に注意を払っていたが，日々の生活における子どもの要望について気づくことは難しかった。

保育士：ゆりちゃんをはじめ，多数の子どもたちに合わせた番組を観せたいと思っていたが，発信が強く不穏になりやすいかいとくんの要求を取り入れてしまうことが多かった。ゆりちゃんの祖母から訴えがあってから，改善していかなければならないという思いをもっていた。

②専門的価値観

看護師：入所している子ども全員の安全な生活が最優先であり，誰かが不穏な状態は周囲の子どもに影響を与え，自傷・他傷行為につながるため，そのような状況にならないための環境にすべきと考えている。また，日々の生活における問題点が把握しづらいため，保育士と一緒に問題解決を図りたいと考えている。

保育士：子どもそれぞれの健やかな成長を支えるとともに，安全な生活を考えている。病棟での保育・学生活動や，外出活動は年齢や成長・

発達に合わせた年間計画を立てて看護師と協働
して行っており，日々の生活上の支援について
も看護師と細かく連携を図りながら協働したい
と考えている。

ステップ 5：キーパーソンの価値観を識別する

　ゆりちゃん：アニメや子ども向けの歌番組の
ほうが楽しい。

　祖母：ゆりちゃんの発達に合わせた番組を観
せたい。ゆりちゃんが好む環境に置かれていな
いため，ゆりちゃんの保護者として代弁をする
責任があると考えている。

　かいとくん：音楽番組を観たい。

　かいとくんの家族：かいとくんの家族は本人
と面会することができない状況のため情報はな
い。

　看護師・保育士：ステップ 4 と同じ。

ステップ 6：価値の対立があれば明確にする

　ゆりちゃんの好みに合わせた平等なレクリ
エーションの提供（自律・正義・善行）と，か
いとくんの不穏な状態をできる限り小さくし
て，ほかの利用者の安全を守る〔無害（危険回
避）〕という価値の対立がある。

ステップ 7：誰が意思決定すべきかを決める

　利用者本人（ゆりちゃん，かいとくん）が観
たい番組を決めるべきである。ただし，障がい
をもつ子どもの特徴から言語的な表現が難しい
場合や，不穏になりやすかったり，自己の主張
が強い時期，自己と他者の関係性から我慢した
り譲り合ったりできる時期など，さまざまな発
達段階の子どもが一緒に生活しているため，そ
れらをスタッフは考慮し，子どもたち一人ひと
りに合わせた好みや過ごし方を代弁し，環境を
調整しなければならない。

ステップ 8：行動範囲と予測される結果を関連づける

①選択 1

　かいとくんは，先にほかの子どもがテレビを
観ていたら強く主張しないかもしれないため，
かいとくんの余暇時間前の食事をほかの子ども
の後にずらして，ほかの子どもたちに先に好き
なテレビを観ていてもらう。

②選択 2

　かいとくんに，ゆりちゃんやほかの子どもが
観たい番組があることや，見通しを立てたテレ
ビ視聴のスケジューリングを伝えて，平等にさ
まざまな好みのテレビ番組をつける。

③選択 3

　デイルームにある 2 台のテレビを，1 台は大
人向けの番組を好む子ども用，1 台を子ども向
け番組やほかの番組を観る子ども用にし，利用
者全員の希望がかなえられるようにする。上映
する番組などは発達段階や個別性・嗜好に配慮
して，日にちごとや曜日・時間帯などで分ける。

ステップ 9：行動方針を決定し実行する

　本事例では，上記の選択 3 の方針を実行した。

　選択 1〜3 のいずれも，かいとくんやほかの
子どもたちの生活や行動を予測して看護師・保
育士で検討して案を出したものであったが，選
択 1 は，かいとくんの行動が予測でしかない
点や，かいとくんの食事時間を変更し食事を
待ってもらうことはかいとくんにとってよいこ
となのか，という点から採用しなかった。また，
選択 2 は，かいとくんやほかの子どもが見通
しを立てたスケジューリングを混乱なく受け入
れられるか，時間をかけながら丁寧に計画・実
行する必要がある。選択 3 は，すぐにでも実
行して，ゆりちゃんやほかの子どもの要望も取

り入れられるとして，その時点で最も実行可能な選択肢として採用した。

ステップ10：結果を評価する

上記の選択3の方針を実行し，子ども向けの番組が好きなゆりちゃんやほかの子どもたちは，好きな番組を観られるようになった。ゆりちゃんは特定の歌しか歌うことがなかったが，徐々にいろいろな歌を覚えていって口ずさむようになっていった。

また本事例をきっかけに，かいとくんへの接し方も，不穏にならないようにするという意識から，選択2のように見通しを立てた伝え方をしていかなくてはならないという支援にスタッフが気づき，さまざまな場面で見通しを立てた接し方を行って，かいとくんの安定した生活につなげていった。

まとめ

障がいをもつ子どもは，自らの意思を伝えることができる子どももいれば，言語的に伝えることが難しい子どももいる。本事例のように，代弁者である保護者が子どもの意思をくみとって伝えることも重要であると同時に，保護者からの訴えがある前に，日頃の生活を支えている病院・施設の職員が意思をくみとることを忘れてはならない。

ICF（国際生活機能分類）の概念[4]を活用し，子どもが達成したいことや望んでいる生活とは何かを多職種で検討するなど，言語的にコミュニケーションが図れなくとも，普段の生活をよく観察できる看護師が多角的な観察をしながら生活を支えていくことを丁寧に積み重ねていく。この積み重ねは，子どもの重要な意思決定の場にもつながっていく。

例えば，就学後の進路やどこで過ごしたいと本人は考えているかを検討したり，新たな医療的ケアの導入が必要な場合にどうするか，病状が悪化して死を迎える際にどのように過ごすかなどの意思決定の場で重要となってくる。職員がひとりで考えて決定することは重責であり，離れて暮らしている家族が意思を決定することが難しい場合もある。日頃から子どものありたい生活を家族・多職種で話し合い，思いをくみとりながら支援することによって，治療の選択やターミナル期の過ごし方などの重要な選択を，本人の意思を最大限に踏まえて合意しながら決定することができると考えられる。

また，倫理的課題のある場面では早急に対策を立てなければならず，本事例においても，子どもの成長・発達への支援として上記の選択2を進めることが望ましいかもしれないが，その時点での環境や人員を考慮すると現実的に実行可能な案を選択しなければならないこともある。しかし，本事例を丁寧に分析して行動方針を検討することにより，かいとくんの成長・発達につながる支援を提案することができ，かいとくんにとっても安定した生活へとつながったと考えられる。

■文献
1）Thompson JE, Thompson HO（ケイコ・イマイ・キシ，竹内博明・日本語版監修監訳，山本千紗子・監訳）：看護倫理のための意思決定10のステップ．日本看護協会出版会，東京，2004．
2）病院のこどもヨーロッパ協会：病院のこども憲章．2002．
3）病院のこどもヨーロッパ協会：病院のこども憲章；注釈情報．（European Association for Children in Hospital：The each charter with annotations. 2016, p21.）
4）WHO：国際生活機能分類（ICF）；国際障害分類改訂版．中央法規出版，東京，2002．

事例1 ❖ 学校の登校時間に部屋担当の看護師がついていくことができない

脊髄性筋萎縮症のAちゃん（学童前期）は，医療型障害児入所施設に近接する特別支援学校に看護師の同行により通学していた。同行する看護師はAちゃんの部屋担当でもあるが，登校前は看護師ひとりでほかの子どもたちの処置や登校準備を行っているため，Aちゃんの登校が30分程度遅れてしまうことがあった。看護師は，Aちゃんは学校が大好きなのに登校が遅れてしまうことはよいことなのかという思いと，ほかの子どもの処置が終わってから安全にAちゃんを連れていかなければならないというジレンマを抱えていた。

解説：本事例のもやもやポイントは，看護師のマンパワー不足によりAちゃんの教育の機会が失われ，十分なケアの提供になっていない点である。

まずは「30分程度遅れてしまうこと」がAちゃんにとって，どのような体験であるかチームで共有する必要がある。そのため，学童期のAさんにとって，短い時間であっても大好きな学校に医療者の都合で行けないことは成長・発達の支援として十分でなく，そのことに気づき，共有するためにカンファレンスを行った。その結果，朝の申し送りで部屋担当以外の看護師も，Aちゃんが登校できるよう時間調整をするようになり，Aちゃんは時間どおりに登校することができるようになった。

事例2 ❖ ターミナル期の利用者にどういう支援をしたらよいか

脳性麻痺で学童期から医療型障害児入所施設で生活していたBさん（40歳代）は，半年前に咽頭がんが発見され，余命は1カ月程度とされていた。母親は他界しており，父親は持病があるため数カ月に1回の面会であった。

「最期のときも施設で」と父親が希望していたため，残りの時間をBさんにどのように過ごしてもらうか多職種でカンファレンスをした際に，保育士や介護福祉士から「以前は日常生活のケアやいろいろな活動を保育士たちがかかわっていたけれど，今は点滴や膀胱留置カテーテルがあって本人の身体に触れていいかもわからない。音楽が好きだから聴かせてあげたいと思っても，部屋に入っていいかもわからない」と話していた。

解説：本事例のもやもやポイントは，施設で最期を迎えるBさんへの支援について，職種間で共有する機会がなく，Bさんにとって心地よい環境やケアの提供に至っていなかった点である。

以前よりも覚醒度や反応が低下しているBさんにとって，どのようなケアが心地よかったり楽しいかがわからないとスタッフは感じていた。Bさんにとって長年慣れ親しんだ施設スタッフである保育士や介護福祉士がBさんにかかわることは有意義であることや，音楽やタッチングなどBさんが好きだったことをカンファレンスのなかで共有し，最期を迎えるまで多職種でBさんの心地よい環境を整えることができた。

（尾上　望）

安全確保のために子どもを抑えて処置をするしかないの？

プレパレーションをしているけれど，最終的には
いやがっている子どもを抑制して処置を続けている

❶安全のためにということで，消毒をいやがる子どもへの抑制が
日常的になっている

❷行っていたプレパレーションが子どもにとって適切でなかった
のではないか

❸日常的な抑制が子どもの意思を尊重せずに行われ，自尊心を傷
つけている

子どものプロフィール　ようくん，男児，3歳

疾 患 名：神経芽腫
家族構成：両親，ようくんの3人家族

場面の状況

　神経芽腫の疑いで救急入院後，生検手術と同時に
右鎖骨下より中心静脈カテーテルが挿入された。中
心静脈カテーテル刺入部の消毒は，挿入から数日間
は担当医師が毎日実施し，その後は看護師が週1回
実施している。母親が入院に付き添い，病室で消毒
時，母親は消毒をようくんのそばで見守っていた。
ようくんへの処置の説明は，母親に相談し，キワニ
スドールを使用して行うこととなった。キワニス
ドールには，ようくんが顔と洋服をマジックで描き，
ようくんがキワニスドールに愛着をもつことができ
るように工夫した。ようくんと同じように中心静脈
カテーテルを挿入し，生検痕の創部も描いた。
　看護師による中心静脈カテーテル刺入部の消毒を
行う前（入院後2週間目）に，キワニスドールと実
際に消毒時に使用する物品を用いてようくんにプレ
パレーションを行った。プレパレーションは一度だ

けでなく数日間繰り返し行い，保育士にも協力して
もらった。プレパレーションでは，ようくんは看護
師と一緒に楽しそうにキワニスドールに消毒するこ
とができていた。しかし実際の消毒時にようくんは，
「しないー！　いやー！」と泣き叫び，手足をばたつ
かせたり，刺入部を隠したり，身体をよじらせて激
しく抵抗し，刺入部に貼付しているフィルム材が発
汗で剥がれやすくなってしまい，結局ほぼ毎日，安
全のため看護師が3人で，いやがるようくんを抑制
して消毒することになった。母親もようくんに静止
するよう声をかけたり，母親の抱っこで固定するこ
とも試みたが，ようくんの抵抗は激しく，結局，看
護師と母親でベッド上に抑制しての消毒になってし
まった。保育士にも，ようくんの近くで好きなDVD
や動く玩具を見せるなど，ディストラクションも
行ってもらっている。しかし，ようくんの抵抗は続
き，5カ月間同じ状況が続いていた。

解　説

意思決定モデル（検討ツール）の選択

　3歳のようくんの意向・意思を尊重したケアについて考えるため，Jonsenの4分割表[1]を使用して情報を整理し，検討した。

ステップ1：検討例

　表1に4分割表を示す。

①子どものおかれている医学的状況（QOLを含む）を明らかにする

　神経芽腫では化学療法を行い，安全に抗がん剤を投与するために中心静脈カテーテルが必要である。免疫低下状態になりやすい化学療法中は，カテーテル関連血流感染のリスクが高まり，中心静脈カテーテル刺入部の消毒が不十分であれば感染源となることもある。中心静脈カテーテルはカフ・ナートで固定しているが，消毒中にようくんが激しく動くことで事故抜去となる危険性がある。事故抜去となった場合，手術室で中心静脈カテーテルの再挿入が必要となる。

　ようくんは救急入院後に生検手術・中心静脈カテーテル挿入術を受けている。子どもの病院でのストレス要因としては，親との分離や見捨てられる恐怖，人見知り・慣れない環境，痛い・怖い処置などがあり，ようくんも突然の入院・手術・治療となり，さまざまなストレスや苦痛な体験があったと考えられる。救急受診時・手術前後の医療者の対応は不明であり，そのなかで医療者・医療的処置に対する恐怖心が生じていた可能性は十分にある。

　消毒は感染予防のためにも必要であり「善行」だが，抑制されることでようくんがコントロール感を失い，苦痛となっていた可能性がある。

②子どもの判断能力を確認したうえで，子どもの希望を把握する

　ようくんは3歳で成長・発達の過程にあり，ことばの理解は進んできているが，思っていることや考えていることをすべて適切に言語化するのは難しい年齢である。消毒されることに対する自身の思いを，ことばではなく，泣く・暴れるという方法で表現していると考えられる。また，ようくんの年齢では痛みへの恐怖感は強く，時に発達段階特有の恐ろしい想像をしてしまうこともある。入院後はようくんが受け身となる機会が多く，自主性を育む機会は乏しい。

　今回，ようくんにはキワニスドールによるプレパレーションを行い，看護師と一緒に楽しそうにキワニスドールに消毒しており，ようくんの発達段階に合わせた説明を受ける権利と知る権利は守られている。しかし，説明に対するようくんの理解・感じ方・考え・疑問は把握できていない。医療者が一方的に説明をするだけで，どのような方法・タイミングで処置を行うのか，母親や看護師に何を求めているのかなど，ようくんの希望を聞くことができていない。

　ようくんは，バイタルサイン測定を入院後1カ月ほどで泣かずに受けられるようになっており，ひとりで可能なことを重ねて，自身の恐怖心や不安な感情をコントロールできることもあると考えられる。

　ようくんは3歳で，母子の結びつきが強い年齢であるため，入院生活や処置の際の母親の付き添いは，ようくんと母親の不安を軽減できる環境であったと考える。処置中に親が子どものそばで精神的サポートを行えるように支援することが大切であり，母親の存在が安心できる場となるように保障することも必要である。

表1　4分割表

医学的適応		子どもの意向	
• 神経芽腫で化学療法中である • 化学療法には中心静脈カテーテルが必要である • 中心静脈カテーテル刺入部の消毒は，感染予防のために必要である • 中心静脈カテーテルはカフ・ナートで固定されているが，消毒中にようくんが激しく動いてしまい事故抜去となる危険性がある • 中心静脈カテーテルを再挿入することとなれば手術が必要であり，そのことはようくんにとってさらなる侵襲を伴う処置となる可能性がある • 3歳のようくんが集中できる時間は短いため，処置の際には可能な限り短時間で行う必要がある		• 言語能力は発達途上で，思っていることや考えていることを言語化するのは難しい年齢である • 入院前，ようくんは活発な性格だった • 親の保護を受ける年齢であるが，発達段階に合わせた説明を受ける権利があり，インフォームドアセントは必要である。キワニスドールによるプレパレーションにより，ようくんへの説明を行っている • どの処置のときにも，ようくんは「いやー！」と泣いて抵抗する。中心静脈カテーテルの消毒中にも，「しないー！いやー！」と泣き叫んでいた • バイタルサイン測定を入院後1カ月ほどで泣かずに受けられるようになった • 母子の結びつきが強い年齢で，母親がようくんの入院生活や処置の際に付き添いをしている	
QOL		周囲の状況	
• 消毒の際のテープ除去による疼痛が少しでも軽減できるよう剥離剤を使用していた • 繰り返し抑制されて処置を受けることは，ようくんの身体的苦痛に加え，心理的苦痛を伴い，QOLを低下させる。また，ようくんの自尊心を低下させる • 消毒の回数が少しでも減るように，フィルム剤の種類を変えたり，フィルム剤の周りのテープ固定方法を工夫していた		• ようくんの中心静脈カテーテル刺入部の消毒は，看護師3〜4名で行っている • ようくんのケアのプランについては，受持看護師が中心となり，日々検討している • 処置時には，母親もようくんが動かないように声かけをし，ようくんの抑制に協力しているが，母親がどのような思いでいるのかは不明である • ようくんの入院は幼児4人の総室。ようくんが処置をいやがっていることを同室の子どもも知っており，消毒中のようくんに「がんばって」と声をかけている	

③子どもが判断能力を失っている場合は，事前指示があるかを確認し，ない場合は代理人を特定する

ようくんは，親の保護を受ける年齢であり，親が代理意思決定者となる。今回は，ようくんの処置については親の同意があれば行うことができるが，ようくんにも発達段階に合わせた治療や処置についての説明を受ける権利があり，インフォームドアセントは必要である。医療者や親が主体となるのではなく，ようくん自身が主体的に取り組み，もっている力を最大限に発

揮し，処置を乗り越えるがんばる力を支えることは，看護師の重要な役割である。

④家族の希望，周囲の状況（経済的問題，医療資源の問題，法律など）を把握する

家族はようくんの処置・検査には協力的であり，母親も消毒時にようくんが動かないことの必要性を理解しており，抑制に協力している。しかし，そのことを母親がどのように思い，どうしたいと思っているのかは不明である。

ようくんの処置時には，最小限の侵襲となる

よう事故抜去や感染面に注意して，看護師3〜4名で安全なケアを行うよう意識している。病棟はプライマリナース制度で，ようくんの日々のケアや，処置時の説明の仕方やかかわり方について看護師でカンファレンスをしている。

⑤ 何が倫理的問題（ジレンマ）で，誰が問題にしているかを明確にする

　ようくんの発達段階に合わせた治療・処置の説明を行い，ようくんが処置を受け入れることができるように看護師は努めていた。しかし結果的には，ようくんは消毒時に手足をばたつかせ，刺入部を隠したり，身体をよじらせて激しく抵抗していた。同年代の子どもはプレパレーションにより，徐々に消毒に慣れることが多かった。しかしようくんの場合，抑制による消毒が続いており，ようくんの意思を尊重できず，自尊心を傷つける行為であったと看護師がジレンマに陥っている。子どもは抑制や拘束をされることなく，安全に治療や看護を受ける権利があり，一時的にやむを得ず身体抑制などの拘束を行う場合には，子どもの理解の程度に応じた説明をする必要がある。ようくんはひとりの人として尊重されておらず，また意見表明の権利が保障されていないことが問題である。

⑥ 話し合いにより，誰もが納得できる方法を模索し，問題となっている倫理的ジレンマの解決をめざす

【子どもの思い・考え・気持ちを知る】

　ようくんの年齢は，自尊感情を育てていくうえで重要な時期である。また，子どもも，人格と権利をもつ存在である。ようくんは，自身の思っていること・考えていることを適切に言語化するのは難しい年齢である。そのため病院においては，医療者と保護者が子どもの主体性を保障できるようかかわることが必要である。よ

うくんは，消毒に対する自身の思いを，ことばではなく，泣く・暴れるという方法で表現していると考えられ，医療者と保護者はようくんの代弁者として，ようくんがどのような思いや考えをもっているのかを改めて確認する必要がある。例えば，キワニスドールを使用した遊びのなかで，または普段の同室児との遊びのなかでなど，落ち着いた環境でようくんの思いや考えの表出がある場合も考えられるため，あらゆる場面からの情報を得る。医療者と保護者は，ようくんの思いや考えを共通で理解し，それを代弁し意思を尊重することが重要となる。また医療者は，ようくんのいやな気持ちを理解していること，ようくんが泣き叫んだり，暴れたりしながらも，毎日の処置をがんばっていることを認めて伝えていくことも大切なケアである。

　自分のことをうまく伝えられない幼児期にこそ子どもの代弁者が必要であり，取り巻く人々が子どもの生活環境を整えることも必要である。幼児期の子どもが「もっている力・がんばる力」をいかに発揮することができるかは，周囲の人の支えや環境により，制限のあるなかでもこれらを整えられるかどうかが非常に重要である。

【子どもと母親に消毒の方法について相談する】

　看護師間で日々，ケア内容については検討していたが，医師や保育士，ようくん・家族などを含めたチームで，ようくんの消毒方法について話し合うことも重要である。また，何があれば安心できる環境となりがんばることができるのか，どのようなタイミングと方法であればがんばることができるのかをようくんに相談し選択してもらい，ようくんが自分の状況を具体的に想像することができるようかかわる。ようくんを抑制して処置することが日常的にならないよう，そのような視点で日々検討する必要がある。そのなかで，ようくんのがんばりが目に見

えるようなかたちで残るツールなどの提案も検討した。

複数名の看護師による消毒に対してようくんが恐怖心をもっている可能性もあり，最低限の人数で行うことや，消毒の際の体勢を工夫し，安全・確実でありながらも，ようくんが安心・安楽となれる環境を整える。ようくんが何を望んでいるのかを知らなければ，子どもの権利を守ることはできない。ようくんが自らの意思を表現する自由を妨げないようにする必要がある。自分でできることで「自律性」が培われるため，できたことを褒めるかかわりが重要である。また母親にも，どのように母親が処置にかかわることがようくんにとってよいと考えているのかについても思いを聞き，かかわり方を共に考えていく必要がある。処置後には母親に十分に褒めてもらい，ようくんの自尊感情が発達できるような対応を相談する。

ようくんの母親に対しても心身の負担を配慮する。ようくんがいやがって泣き叫ぶ様子は，母親にとって精神的負担になる可能性があり，母親の思いも聞きながら処置へのかかわり方について考える必要がある。

実際の処置の際には，ようくんが苦痛を感じる時間は短時間となるよう，物品の準備や手順の習得は，どの看護師も確実に行うことができるよう情報共有を行う。

【子どもへ入院の必要性の理解度の確認をする】

ようくんは，救急入院での突然の環境の変化と，手術・処置など初めての体験が続いている。なぜ入院が必要で，なぜ毎日痛くていやだと思うさまざまな処置を受けているのか理解ができていない可能性もある。まずは入院に対するようくんの理解や思いを確認し，ようくんがどのような理由で，何と闘うために入院しているのか，また入院や治療はようくんが何か悪いことをした罰ではないことなど，入院や治療の意味

についても，ようくんの発達段階に合わせて説明する。そして，その病気と闘うために，医療者は味方であることも説明し，少しずつ医療者との信頼関係を築いていけるとよい。

ステップ 2：ケースのまとめ

上記の方法を病棟で検討し実施したところ，ようくんが希望する消毒方法は日々変化し，その方法で実施してもようくんが「いやだー！」と泣き叫び，抵抗が続いていた。しかしある日，ようくんが「今から消毒する。ひとりで座ってする」と言い，実際にその方法で行うことができた。それまでさまざまな方法を試し，毎日変化するようくんの希望に医療者が寄り添い，自分で決める経験を増やし，徐々に医療者との信頼関係を築くことができ，このような結果につながったと考えられた。

まとめ

ようくんのようにプレパレーションを行っていても，実際の処置の際には抑制が必要となってしまうことも多く経験する。処置の際には，どうすれば子どもの権利・自尊心を守ることができるのか，どうすれば子ども自身の能力を発揮できるのかを看護師は常に考え，援助していく必要がある。処置の際に抑制が必要となったとしても，そのかかわりのなかで子どものがんばりを認め，子どもの希望に寄り添い続け，徐々に医療者との信頼関係を築き，そのがんばりを処置のなかで最大限発揮できるように支えることが看護師の重要な役割である。

■文献
1）Jonsen AR, Siegler M, Winslade WJ（赤林朗，蔵田伸雄，児玉聡・監訳）：臨床倫理学；臨床医学における倫理的決定のための実践的なアプローチ．第5版，新興医学出版社，東京，2006.

そのほかの想定される場面

事例１ ❖ 子どもの希望が親の都合でかなえられない

脳腫瘍で入院中のＡくん（９歳）は，手術前は問題なかったが，手術後に高次脳機能障害があり，認知機能は６〜７歳程度で，感情コントロールは３歳程度であった。４人総室入院で，同室の子どもとのゲームを楽しみにしている。家庭の事情で付き添いがなく，夜間Ａくんは入眠できずに，両親を求めて泣いて叫び続ける。同室のほかの子どもから，「Ａくんがうるさくて寝られない」と訴えがあった。母親へＡくんの夜間の状況を伝えると，「付き添いはできないので，個室に入れてほしい」と要望があった。

解説：本事例のもやもやポイントは，Ａくんは総室で同室の子どもと遊ぶことを楽しみにしているが，家庭の事情でその意思が尊重されていない点である。Ａくんが総室で過ごすことは自律を尊重することとなるが，家族はＡくんの権利よりも総室のほかの子どもの治療環境を整えることを重視している。夜間Ａくんが泣き叫ぶことについて，両親がどのように思っているのかは不明で，Ａくんの楽しみを守りながらも，夜間穏やかに過ごすことができる方法について，医療者がＡくんの思いを代弁して家族に伝え，検討した。Ａくんの精神年齢では，夜間に家族を求めて泣くことは当然で，家族と過ごす権利もある。認知能力を考慮し，Ａくんに意見を聞いた。後日，両親の思いを聞くと，高次脳機能障害のあるＡくんの病状を受けとめられず悩んでおり，心理士を含めた多職種で介入した。そのことで高次脳機能障害をもつＡくんに両親が向き合い，Ａくんの寂しい気持ちを理解して受けとめ，Ａくんにとって必要なかかわりを考えることにつながると思われた。

事例２ ❖ 医師の都合で処置の時間が決定される

骨肉腫で入院中のＢくん（12歳）へは手術後，創部の消毒を整形外科医師が行っていた。小児科医師は処置の際，子どものスケジュールに合わせ，子どもの気持ちの準備が整うのを待ってくれることが多い。しかし，整形外科医師は，Ｂくんの予定とは関係なく，食事中などでも処置優先で行い，Ｂくんは突然の処置に怒っていた。看護師は整形外科医師へ，処置時間を相談させてほしい旨尋ねたが，「手術の予定など時間に追われることが多く，患者の予定に合わせることは難しい」との返答だった。

解説：本事例のもやもやポイントは，Ｂくんが自己決定の機会を与えられていないことである。医療者側の都合で時間が決められ，子どもの時間が尊重されず，権利が守られていない。治療上必要な消毒の実施は善行であるが，食事中に消毒をすることは善行ではない。看護師はＢくんの思いを代弁して医師へ相談しているが，医師はほかの予定を優先し，そのことが正義だと考えている。医師の可能な範囲でＢくんの希望も聞いてもらうよう調整する必要がある。本事例では，看護師は個々のケースでどのようにかかわれば子どもの意思を尊重できるのかを考え，医師に代弁して伝え，多職種でも話し合いの過程を踏んでかかわる必要がある。突然の処置が必要となった場合には，子どもに理由を説明し，納得して受けることができるようなかかわりが必要である。

（太田真由美）

環境の変化に脆弱なのに短期入所を利用することは子どもにとって苦痛ではないの？

NICU 退院後も身体状態が安定しないまま在宅生活を送り，短期入所を利用しているが，子どもの全身状態への影響が懸念される

もやもやポイント

❶ 状態悪化を繰り返す子どもが在宅で生活することはよいことか
❷ 環境変化に脆弱な状態の子どもに短期入所を導入することは適切であったか
❸ 早期在宅移行の推進は子どもの権利と尊厳を守ることなのか

子どものプロフィール　けいちゃん，男児，1歳

疾　患　名：染色体異常（18 トリソミー），動脈管開存，肺高血圧症，呼吸障害，摂食嚥下障害，精神運動発達遅帯

家族構成：両親，姉2人（5歳・4歳），けいちゃんの5人家族

場面の状況

けいちゃんは NICU 退院後数カ月が経過し，今回が2回目の短期入所であった。NICU 退院後は医療材料の管理を含めて，近所の総合病院小児科によるフォローと訪問看護を週4日受けていた。

1回目の短期入所はお試しで1泊のみ行い，その後，総合病院小児科医師より，「状態悪化を繰り返しており，救急搬送されてくることが多い。そのうちの何回かは重篤な状態。NICU 退院前に診察していないので退院のいきさつはわからないが，在宅で生活できる身体状態ではなく，いつ何があってもおかしくない」という診療情報提供書が届いた。2回目の短期入所の前に訪問看護サマリーが届き，その内容は，母親は愛情深く接しており，ケア技術も習得している，というものであった。

母親は，専門職であるが現在仕事を休んでいることと，NICU には長く入院できないといわれたので退院したと話していた。自分の仕事や時間も大事にしたいと考え，短期入所を利用しながら仕事に復帰したいと話した。自宅での生活の様子を尋ねると，きょうだいの習い事の送迎などもあり忙しくしていることや，きょうだいからの感染も怖いので，基本的には家族が日常的に過ごす部屋とは別にベッドを置き，吸引や注入があるときに母親がベッドサイドに行くという生活だという。

けいちゃんは2回目の短期入所で2泊した。周囲を眺めたり，あやすと表情がゆるむ様子があった。最終日，痰の量が増え，普段よりも酸素飽和度が低下気味であったが，そのほかは変わりなく経過した。

短期入所施設の看護師が退所時の振り返りの際に，けいちゃんの発達と在宅生活を支える体制について再調整が必要と考えていた矢先，退所して2日後の朝，自宅で心肺停止の状態でみつかったと連絡が入った。

解　説

意思決定モデル（検討ツール）の選択

　本事例は，身体状態が安定しない幼児前期で染色体異常のある子どもが，短期入所を利用したゆえに，そのことがきっかけとなり不幸な結果を招いた可能性があることから，短期入所時にケアした看護師がもやもやしている事例である。

　けいちゃんは治療により治癒が見込まれる疾患ではなく，生涯にわたる 24 時間絶え間ない観察と，個別的なケアによりいのちが守られなければならない身体状態である。本人の意向は確認できないが，家族の QOL を考えることも重要である。そのような状況下で，どのようなことが最善といえるのか（いえたのか）を考えるために Jonsen の 4 分割表[1] を用いて検討する。

ステップ 1：検討例

　表 1 に 4 分割表を示す。

①医学的適応

　本事例は，一般的に予後不良といわれる染色体異常があり，循環器系・呼吸器系の機能障害および栄養摂取などに課題があり，日々の暮らしのために医療的ケアが必要であった。また，染色体異常に伴う精神運動発達遅滞もあり，成人期を迎えても他者にケアを委ねた状態であることが考えられ，経済的に自立した生活は困難であることが予測された。したがって，治療の目標は，治癒や将来的な自立をめざしたものではなく，生活や生命の維持を目的に身体機能を補う医学的対応，その時々の症状などへの対応をとおして，安定した身体状態をできるだけ維持し，その子どもなりの成長・発達が遂げられるようにサポートし，生活の質や生命の質の向上をめざすことであった。

　急性期病院に入院し治療を要する身体状態ではないが，体調が安定した状態で在宅生活を続けることも難しいことが考えられる。救急搬送による入院治療が繰り返され，重篤な状態に陥ったこともあった。乳幼児期は体調変化が早く，重篤化しやすいため，重篤化の兆しを捉えて早期に対応することが重要である。しかし，観察の目を養うには熟練を要する。不安定な状態の子どもの在宅生活はハイリスクである。実際，本事例の場合も在宅生活に関する NICU 側の見立てと，地域で支えている総合病院の小児科医師の判断は異なっていた。本事例の場合，身体面での在宅生活の適応や，どのような徴候があれば入院するかなど，在宅生活と入院を切り替えるタイミングについて，関係者間で検討して明らかにしておく必要があったと考えられた。

　また，けいちゃんはいつ亡くなってもおかしくない身体状態でもあった。一方で，体調が不安定な幼児期を乗り越えられることで，その子どもなりにできることが増える，例えば，反応がはっきりしたり，意思表示もできるようになることなども考えられた。現在は体調が不安定であっても，それを乗り越えていくことで得られる数年先の状態について，家族にどのように説明し，どのように受けとめられ，そのうえでどのような生活をさせようとしていたかを共有することが必要であった。

②子どもの意向と QOL

　幼児前期のけいちゃんの場合，子どもの意向は意思表示が困難なことから確認できず，人として根源的な欲求から推測した。また，QOLを検討した結果，子どもの意向に対応している

表1　4分割表

医学的適応	子どもの意向
• 医学的問題：1歳，染色体異常（18トリソミー），動脈管開存，肺高血圧症，呼吸障害，摂食嚥下障害，気管切開，気管カニューレ装着，十二指腸チューブ留置，経腸栄養，精神運動発達遅滞 • 治療の目標：治癒をめざした治療はない。安定した身体状態を維持し，その子どもなりの成長・発達，在宅でのQOLの向上をめざす • 体調が安定していれば，NICUや小児病棟に入院し治療を要する身体状態ではなく，在宅生活は可能であるという判断があった。一方で，在宅生活で状態悪化から救急搬送を繰り返していることから，在宅での家族によるケアでは限界があるという判断もされていた • 現在1歳であり，身体機能が未成熟であるが，2〜3歳ごろになると体調が安定してくることも見込まれる。一方で，循環器系の悪化や感染症，そのほかの要因で，いつ亡くなってもおかしくない	• 染色体異常による精神運動発達遅滞があり，本人の意思や意向の確認は困難である。代理決定者は両親になるので，本人の意向の検討が不十分なまま，家族の意向が優先されることもありうる • [推測] 苦しいこと，痛いこと，つらいことはいやだ • [推測] いつもと違う環境に置かれること，慣れていない人のケアを受けることはいやだ • [推測] いつもケアしてくれる母親をはじめ，家族の皆に元気でいてほしい • [推測] いろいろなことができるようになりたい • [推測] 年齢相応なさまざまな経験をしたい • [推測] 生きて，大好きな家族と一緒にいたい
QOL	周囲の状況
• 入院治療を要しないけいちゃんにとって，在宅で家族と共に生活することは，病院で生活するよりも，大好きな家族といつも一緒にいられるという点でよりよい • 家族員個々にもニーズや発達課題がある。けいちゃんのニーズや医療的ケアの需要とのバランスがとれないと，家族内でのストレスが積み重なる • 在宅での生活では，病院では経験できないさまざまな刺激があり，その結果，発達を後押しする環境である • 一方で，在宅で生活することは，体調が崩れたときに医療職者ではない家族が迅速に対応することはできず，結果，状態悪化を招きやすいともいえる • けいちゃんが短期入所することによって，家族内で生じているストレスが緩和される可能性はあるが，けいちゃんにとってはストレスであり，QOLは低下する	• NICUの満床問題から，NICU入院児の早期在宅移行が推進されている。そのことによって，NICUでの治療を要する子どもの急性期治療の場が確保される • 早期の在宅移行が推進される一方で，地域サービスの整備が追いついておらず，結果として家族にケアの負担がかかる • 子どもは自宅で家族がケアすべきという考え方が根強くある • 小児医療の専門分化・集約化により利用する病院や施設が分散しており，サービス提供者間の情報の共有が困難である • 家族は，家族として発達する過程にあり，経済的安定，両親のキャリア発達，きょうだいの教育などの発達課題があるなかに，医療依存度が高い子どもの絶え間ないケアと，命の責任を担わざるを得ない

と考えられた。したがって，本項では，4分割表のうち子どもの意向とQOLの両面から記述する。

　けいちゃんにとって，痛みや苦しみがなく，安楽・安全・安寧に過ごすことが安心感をもたらし，その結果，周囲への関心の向上などから発達の後押しにもつながることがいえた。そのような環境を整えることがけいちゃんにとって

の最善の生活であろうと考えられる。入院していたとしても，安心感をもたらすような生活を整えることはできるであろう。しかし，けいちゃんの場合は，家族が愛情深く接し，ケアの技術も習得していることから，在宅で生活することは，けいちゃんにとって質の高い生活であったといえる。家族での生活は，家族員それぞれのニーズに対して家族員それぞれが互いのバランスをとりながら営むことも求められるので，母親のキャリアのニーズや，きょうだいの教育のニーズに応じていたことも，家族内でストレスが積み重ならないという点でよかったのではないかと考えられた。

　一方で，けいちゃんは状態が不安定であり，体調を崩した際に，医療者ではない家族が迅速に対応しなければ急激な体調悪化に見舞われるリスクがあった。実際，何度も救急搬送にまで至り，繰り返されたという経過があった。このような救急搬送が必要な状態を繰り返し，そのような環境にいること自体，けいちゃんにとって最善の環境であったのかは疑問が残る。しかし，治療の必要がない体調で，入院が長期になることもけいちゃんにとって最善とはいえず，ジレンマが残る部分でもある。「①医学的対応」でも記述したが，この点において，関係者間の共通した認識をつくり，短期入所利用の際に前もって共有しておければ，短期入所施設の看護師の認識や対応が異なったことが考えられる。具体的には，家族に，体調悪化時の具体的状況やそのときの思いなどを確認しておければ，短期入所施設の看護師の心構えがより強固になったのではないかと考えられた。

　短期入所中の環境変化によるけいちゃんのストレスについては，けいちゃんの環境変化への脆弱性から，看護師が最善を尽くしてケアをしたとしても避けきれない状況でもあったと考えられる。けいちゃんの身体各部の成熟を待ち，状態が安定した段階で短期入所を導入するという段取りもあったかもしれない。しかし，家族の状況から鑑みると，その時期に短期入所を導入することが適切なタイミングであったということであろうし，長期に在宅生活を続けるためにも早期から短期入所を日常的な出来事の1つと組み込んでいくプロセスも必要であったと考える。

③周囲の状況

　NICUの満床問題＊から，NICU入院児の早期在宅移行が推進されている。そのことによって，NICUでの治療を要する子どもの急性期治療の場が確保されることになり，限られた資源の公正な利用につながっている。

　早期の在宅移行が推進される一方，受け入れる側の地域では，地域サービスの整備が追いついていなかったり，地域により資源に格差があるなど，結果として家族にケアの負担がかかっている現状がある。加えて，母親は家庭で子どもをケアすべきというような家族観をもつ専門職の個人的価値の影響も少なからずあり，当然のように在宅移行が勧められ，母親が主にケアを担う状況がつくられている現状がある。家族は，家族としての発達する過程があり，経済的安定，両親のキャリア発達，きょうだいの教育などの発達課題がある。そのような状況におい

＊ NICU満床問題：2006～2008年ころに周産期医療機関の母体搬送や新生児の受け入れ拒否が相次いで起こり，要因の一つとして医療依存度が高く濃厚なケアを要する子どもがNICUに長期入院し，慢性的なベッド不足につながっていたことが指摘された。これを受けて厚生労働省は，2009年3月に公表した「周産期医療と救急医療の確保と連携に関する懇談会報告書」のなかで，医療機関同士や地域との連携等による「後方病床拡充とNICUに長期入院している重症児に対する支援体制の充実」などを提言した。

て，家族は医療依存度が高い子どもの絶え間ないケアと，命の責任を担わざるを得ない。また，子どもの状態が不安定であることは，常に生命の危機に脅かされているということである。そのことに対する両親の受けとめや考え方，望みに寄り添った対応が必要である。家族の状況は家族ごとに異なるので，選びとれるほどの豊富なサービスのなかから，子どもと家族にとって最も適切なサービスを選択できる環境が早期に確立されることを望みたい。

一方で，医療の高度専門化により，特に小児医療においては専門分化と集約化が進んでいる。利用者の立場からすれば，通院する病院や利用する施設が広範囲に分散することになった。この結果，サービス提供者間の情報の共有が日常的に行われにくいという困難さが生じた。このことも，本事例の場合に短期入所施設の看護師のもやもやが残った要因でもあったと考えられた。

ステップ2：ケースのまとめ

Jonsenの4分割表による検討の結果，けいちゃん，家族，けいちゃんと家族をサポートする専門職も，それぞれがさまざまな思いを抱きつつ最善を尽くしていることがわかった。一方で，現状のなかで，家族を含めた関係者間の情報共有に基づいた"けいちゃんにとっての最善のケアとはどのようなことか"という確認の話し合いが不足していたことが，短期入所看護師のもやもやにつながっていたことも明らかとなった。

本事例は，最善を尽くしたにもかかわらず亡くなってしまったという極端な結果であったがゆえに，経過を振り返り，分析し，事例からの学びを得ることができたともいえる。

まとめ

小児の在宅医療の推進により，環境の変化に脆弱で身体状態が安定しないまま在宅移行する事例が多くなることが予測され，けいちゃんのような出来事が増える可能性がある。予後不良といわれる重篤な疾患をもっていたとしても，痛みや苦痛から解放され，安全・安楽が保障され，安寧な状態から安心感に基づいた生活を送る権利がある。本人らしい発達を遂げるために必要な環境や人との相互作用に制限があってはならない。家族の一員として，あるいは家族と共に，あるべき地域の一員としてその存在が受け入れられることが必要である。

■文献
1）Jonsen AR, Siegler M, Winslade WJ（赤林朗，蔵田伸雄，児玉聡・監訳）：臨床倫理学；臨床医学における倫理的決定のための実践的なアプローチ．第5版，新興医学出版社，東京，2006.

事例 ❖ 「私がこの子をみなければ」という母親の強い思いにより，重い障がいのある子どもの経験が広がらない

Aくん（3歳）は，1歳6カ月のときの自宅浴槽で起こった溺水の後遺症により重い意識障害があり，重症心身障がいを呈していた。母親は自分が目を離したすきの事故であったこともあって，強い自責の念から日常生活のすべての時間をAくんのケアに注いでいた。外来受診時にも，看護師はAくんに触れさせてもらえなかった。外来受診時には5歳の姉も一緒に来るが，姉に対して母親はイライラしたような口調で接していることが多かった。外来看護師がAくんのためにも，姉のためにも，母親のためにもレスパイト目的での短期入所の利用や，通所施設の利用を勧めると，「看護師さんはなぜそんなひどいことをいうのか，私からAが離れることになるのはAがかわいそうではないか」と，強い口調でその提案をはねつけた。

解説：本事例のもやもやポイントは，Aくんは重い障がいがあるが，3歳という成長・発達が著しい時期であり，周囲の人々や環境との相互作用をとおしてさまざまな刺激を受け，経験を積み重ねていくというAくんの権利が，母親のかかわりによって妨げられている可能性があることである。加えて，5歳の姉は母親から冷たい言葉を浴びせられるなど虐げられ，温かい関心を寄せられていないのではないか，ということである。

外来看護師は，まずは母親自身のつらい気持ちが癒されることが，母親として子どものニーズや権利への気づきにつながると考え，母親の日頃のAくんへのケアをねぎらいつつ，母親のがんばりを承認し，母親のつらい気持ちを共感的に理解しようと努めた。また，外来受診時にAくんの反応を言葉にしたり，Aくんの思いや気持ちとして推測されることを言葉にして母親に伝えた。外来受診のたびにAくんの代弁を続けていくと，母親は次第にAくんの思いや気持ちについて考えをめぐらすようになり，「私が，Aに手を出し過ぎているのかもしれませんね，AにはAの考えもあるよね，Aはどうしたいかな」と語るようになった。同時に，姉に対する接し方にも変化がみられるようになった。

子どもには育つ権利がある。そのために，周囲の人々や環境との相互作用をとおしてさまざまな刺激を受け入れて経験を積み重ねられるような環境が重要となる。本事例のように，母親の自責の念から「私がこの子をみなければ」という思いが強く，母親がひとりでケアを抱え込むことによって，子どもが経験を広げるチャンスが制限されてしまうことも少なくない。したがって，母親が子どもの育つ権利に目を向け，そのために必要な経験への気づきが得られるように，健康な子どもの未来を喪失した母親のつらい気持ちを理解しながら，母親がAくんのニーズに気づいていけるようなかかわりが求められる。

（市原真穂）

幼児に病気や治療の説明を行わないまま薬をすすめていいの？

病気や治療に関して子どもの納得を得ないまま，服薬のかかわりを行っている

もやもやポイント

❶幼児は理由がわからず苦い薬を強要され，苦痛を感じている
❷両親の意向により，幼児へのインフォームドアセントが進められていない

子どものプロフィール ゆいちゃん，女児，5歳
疾患名：急性リンパ性白血病（ALL）
家族構成：両親，ゆいちゃん，妹（2歳）の4人家族

場面の状況

ゆいちゃんは発熱と倦怠感で外来受診し，採血の結果，ALL が疑われて緊急入院した。ALL との診断確定後，担当医師と看護師は両親に「ゆいちゃんに病気や治療，入院などについて説明しましょう」と提案したが，両親は「本人への説明はよく考えてからにしたい」とすぐには同意しなかった。

入院3日目から ALL の導入治療として副腎皮質ステロイドの経口投与が始まった。このときにも医療者は両親に，ゆいちゃんに対する病気・治療の説明を勧めたが，両親は「病気のことを伝えて，怖がらせたくない」とやはり同意しなかった。そのため，入院後5日たった今もゆいちゃんには病気や治療の説明がされていなかった。

ゆいちゃんには妹がいるため，家族の付き添いはないが，母親が毎日面会している。母親は「薬は自分が飲ませたい」と希望し，内服時間に合わせて面会をしていた。母親の提案で，服薬の際，ゆいちゃんがわからないように好みのジュースやゼリーに混ぜて飲ませてみたが，ゆいちゃんは2口目に苦味に気づき，ジュースやゼリーを見ただけでいやがるようになった。母親は「お薬飲まないとお家に帰れないよ」と伝え，必死に服薬させようとしていたが，ゆいちゃんは「なんでお薬飲むの？」「苦いのいやだ，飲まない」と口を閉じたり，薬を吐き出したり，泣き叫んだりと拒薬行動が強くなっていた。そのため，母親がゆいちゃんを抑えて飲ませたり，叱ったりすることもあった。

1年目看護師は，納得していないゆいちゃんに，母親が無理に服薬させているようで気になっていた。5歳であれば説明すれば理解できるので，病気や服薬の説明をしたほうがよいと考え，担当医師や先輩看護師に相談してみた。すると担当医師は，「ゆいちゃんには説明をしたほうがよいが，親御さんの承諾が必要だ」と話し，先輩看護師も「ゆいちゃんへの説明は必要だけれど，両親がそれを納得していないので難しい」と話した。

1年目看護師は，ゆいちゃんへの説明の有無が両親の意向で決まることに疑問を感じた。しかし，両親にどう理解してもらえばよいのか悩んでいた。

解　説

意思決定モデル（検討ツール）の選択

　1年目看護師は，ゆいちゃんが説明を受ける権利が親の意向により阻害されているのではないかと考えていた。この点について両親に理解してもらうにはどうしたらよいかをチームリーダーの看護師に相談した。リーダー看護師は，1年目看護師が感じている倫理的違和感は非常に重要なものであることを伝えた。そのうえで，看護師がゆいちゃんの権利を守ることだけを主張して話を進めると，両親の考えや価値観を否定してしまうことになりかねないので，「家族と話し合う前に看護師間カンファレンスをしてみましょう」と1年目看護師に提案した。カンファレンスでは，ゆいちゃんの権利と，これに対する関係者の価値観を整理していくこと，そのうえで，看護師がどのような行動をとるとよいのかを考えていくことにした。

　考えていくプロセスで看護師が倫理的状況を分析し，価値観の対立や誰が意思決定すべきかを検討するのに適している Thompson の10ステップモデル[1] を活用することにした。

ステップ1：状況を再検討する
①この状況下での健康問題は何か

　副腎皮質ステロイド（以下，薬）は ALL の導入治療においてきわめて重要な役割を果たす薬剤で，確実な服薬が必要である。しかし，幼少のゆいちゃんの立場からみると，苦味を体感するという点で侵襲を伴っている。

②どのような決定をする必要があるか

　ゆいちゃんは自分が受ける医療の内容やその目的を聞くことや，5歳なりの考えや感情を表現し，治療に参加する権利がある。しかし，現状では両親の意向により説明を受けていない。

看護師が検討したいことは，ゆいちゃんの治療に関する法的責任は親がもつが，ゆいちゃんが説明を受ける権利を守るといった道徳的責任は誰が守るのか，ゆいちゃんの権利を守るために看護師は何をすべきかということである。

ステップ2：補足的情報を収集する
①補足が必要なゆいちゃんの情報

　入院後間もないゆいちゃんは自分が置かれている状況をどのように捉えているのか，病気や治療，入院生活に対するゆいちゃんの体験をアセスメントする情報が必要である。ゆいちゃんは保育士と遊ぶときにはリラックスして，笑顔を見せるようになっていたので，遊びのなかでのゆいちゃんの言動に注目していくとよいと考える。母親がゆいちゃんに薬を飲ませる行動を，ゆいちゃんがどのように捉えているのかも確認できるとよい。

②補足が必要な家族の情報

　子どもの発病に対する両親の心理的体験や病気理解，子どもへの説明に対する考え，子どもが置かれている状況に対する受けとめ方などの情報が不足している。ゆいちゃんの病気診断後から現在に至るまでのさまざまな体験や，「伝えることで，怖がらせたくない」と表現している白血病の捉え方が，両親の意思決定にどのように影響しているのかも確認する必要がある。最も重要なのは，両親がゆいちゃんに ALL やその治療について説明することの意味をどのように捉えているかである。

　ALL の治療を受けるゆいちゃんに対して，両親が最も大切にしたいことは何なのかも確認したい。両親の考えが必ずしも一致しているとは限らないので，それぞれの考えや価値観を確

認するために，個別の面談を計画してみる。

ステップ3：倫理的問題を識別する

ゆいちゃんの権利や看護師の責務を確認するために，リーダー看護師の提案で，改めて「小児看護領域で特に留意すべき子どもの権利と必要な看護行為」[2]を見直してみることにした。

①ゆいちゃんの権利

ゆいちゃんには，自分に行われる医療・ケアについて，理解力に応じた具体的な説明を受ける権利や，意見を表明する権利，医療やケアに参加する権利もある。現状では，ゆいちゃんの「なんで飲むの」という問いかけや，「苦い薬はいやだ」と表明した意見も尊重されていない。また，薬を飲む方法にゆいちゃんの意見を反映したり，ゆいちゃんが選ぶことのできる選択肢も提示されていない。

②両親の権利と責務

両親には，子どもの最善の利益のために子どもが受ける医療やケアを選択・決定する責務と権利，そして子どもを適切に保護し援助を行う責務がある。子どもに適切な援助を行うという責務には，その権利を守ることも含まれている。実際に，両親はゆいちゃんに代わって医療・ケアを選択し，病気を知ることによる脅威からゆいちゃんを保護しようとしている。この状況で両親が大切にしたいことはゆいちゃんの安寧，無害，幸福である。しかし，ゆいちゃんを保護しようとする行為が，結果的にゆいちゃんが知る権利の阻害につながっている。

③看護師の責務

看護師には，子どもが理解できる言葉で説明し，医療・ケアに参加できるようにし，その意見が尊重されるよう，子どもの権利を擁護する

責務がある。また，家族が子どもに対する責務を果たせるよう支援することも看護師の責務である。この状況で看護師が大切にしたいと考えていることは，ゆいちゃんの知る権利や，侵襲を最小限にすること，幸福である。しかし，看護師はゆいちゃんの権利を擁護し，心身にかかる侵襲を最小限にするという責務や，保護者がその子どもの状況に応じて適切な援助ができるように支援するという責務を十分に果たせているといえない。

医療を受ける子どもの権利を守るという道徳的責務は両親，医療者の双方にある。しかし，両親だけでなく，医療者もまた，ゆいちゃんに対する道徳的責務を十分に果たせていないことが倫理的課題であることを確認した。

ステップ4：個人的価値観と専門的価値観を明確にする

①個人的価値観

1年目看護師：ゆいちゃんが説明を受ける権利は守られるべきで，親であってもその権利を侵害してはならないと考えていた。

先輩看護師：ゆいちゃんの権利よりも親の意向が優先されると考えていた。

②専門的価値観

看護師：子どもの権利は守られるべきものであり，子どもの権利を擁護すること，子どもの心身にかかる侵襲を最小限にすることは親と看護師の双方の責務である。

ステップ5：キーパーソンの価値観を識別する

両親にとって「子どもへの病気の説明」は「子どもに害を与えるもの（怖がらせるもの）」であり，その害から子どもを守りたいという思いから，「説明はしない」という選択をしている。

ただ，説明する目的や内容をどのように両親が捉えているのかは現時点ではわからない。

ステップ6：価値の対立があれば明確にする

看護師は「ゆいちゃんに病気・治療の説明をしたほうがよい」と考えているが，両親は「説明はしない」という考えであり，対立しているようにみえる。しかし，情報を整理してみると，両親と看護師にはさまざまな認識のずれがあることがみえてきた。

看護師は「病気の説明をすること」を，ゆいちゃんの利益につながるもの，かつ不利益を最小限にするものと考えているが，両親はゆいちゃんの不利益（害）につながるものと捉えており，両親と看護師とでは病気や治療の説明の捉え方が異なっている。また両親は，説明することによるゆいちゃんのデメリットと大きく捉えているが，看護師は，説明することによるゆいちゃんのメリットや説明しないことによるゆいちゃんのデメリットと捉えている。両親と看護師の意向が真逆であることは価値観の対立によるものではなく，「ゆいちゃんに病気や治療を説明すること」に関する認識のずれによるものではないかと考えられた。看護師が両親にゆいちゃんへの病気や治療の説明を勧めた場面を振り返ってみると，看護師は両親に目的や意図，内容や方法を伝えてはいなかった。

ステップ7：誰が意思決定すべきかを決める

ゆいちゃんの説明を受ける権利を守るといった道徳的責任は誰が守るのか，ゆいちゃんの権利を守るために看護師は何をすべきか，という倫理的課題に立ち戻って考えてみる。

ゆいちゃんが説明を受ける権利を守るという道徳的責任は両親にも看護師にもある。看護師には，保護者が子どもの状況に応じて適切な援助ができるように支援する責務もある。看護師

はゆいちゃんの権利が守られるよう両親に働きかけていき，ゆいちゃんへの説明に対して両親と合意形成をめざしていくという方向性を決定した。

ステップ8：行動範囲と予測される結果を関連づける

①両親がゆいちゃんへの説明を決断できるように積極的に支援する

両親と看護師が「ゆいちゃんに病気の説明をすること」の意味を捉えなおしながら，両親がゆいちゃんへの説明を決断できるように支援する。

ゆいちゃんに病気や治療について理解できる説明が行われた場合，ゆいちゃんが入院生活や治療に納得でき，自分の意見を表明したり選択できることで，苦痛を伴う処置や治療の侵襲の軽減につながることが期待できる。一方で両親が懸念しているように，ゆいちゃんが病気を知ることによりデメリットを被ることもあり，その際のゆいちゃんへの支援についても検討する必要がある。

②両親がゆいちゃんへの説明を決断するまで見守る

両親は「よく考えてから説明したい」と言っているので，両親の考えを尊重し，両親の考える時間を保障する。この場合，両親が決断できるまでゆいちゃんは説明を受けられないことになる。ゆいちゃんが「一番いやだ」と表現するほどの大きな侵襲になっている薬を，一時的に静脈投与などに変更することも検討できる。しかし，ゆいちゃんがこの先も受けるであろうさまざまな医療行為を侵襲のない方法に変更していくことには限界があり，ゆいちゃんは納得のいかないまま侵襲的な行為を経験し続けることになる。

ステップ9：行動方針を決定し実行する

　説明を受けないことによるゆいちゃんの不利益の大きさを考慮すると，ゆいちゃんの権利を擁護し，ゆいちゃんへの侵襲を最小限にするために，積極的に両親の決断を支援して両親との合意形成を図っていくことを決定した。

ステップ10：結果を評価する

　1年目看護師はカンファレンス終了後間もなく，リーダー看護師と一緒に，両親との話し合いを行った。ゆいちゃんへの説明を強要するのではなく，両親と看護師の認識のずれについて話し合い，ゆいちゃんに説明すること・しないことによるメリット・デメリットについてそれぞれの考えを整理していった。両親は，看護師が考えている「ゆいちゃんに病気について説明する」ことの意味や内容に納得した。

　その後，両親同席のもとで医師からゆいちゃんに病気や治療の説明が行われた。ゆいちゃんは「がんばって病気をやっつける」と表現し，自分で選んだチョコレートペーストに混ぜて薬を飲めるようになった。その後の治療や処置についても，家族と共にゆいちゃんへの説明や選択肢が提供され，ゆいちゃんの意見を反映しながら治療が継続された。

まとめ

　子どもの権利を守ること，子ども自身が受ける医療やケアに対してインフォームドアセントを得ることは当然のことではある。しかし，「説明してもわからないだろう」「説明されたら怖がるのではないか」と子どもの能力を低く見積もったり，本事例のように「病気を説明する」ことの認識の違いなどにより，子どもの権利は容易に侵害される。

　医療者が親の意向よりも子どもの権利を主張してしまうと，親が権利を侵害されたと感じたり，価値観を否定されたように感じることもある。本事例のように，親と医療者の意向が一致しない場合は，対立関係にあると捉えるのではなく，互いの考えや価値観に着目し，共に子どもの最善の利益を考えて，合意形成できるようにかかわっていくことが必要である。

■文献
1）Thompson JE, Thompson HO（ケイコ・イマイ・キシ，竹内博明・日本語版監修監訳，山本千紗子・監訳）：看護倫理のための意思決定10のステップ．日本看護協会出版会，東京，2004.
2）日本看護協会：小児看護領域で特に留意すべき子どもの権利と必要な看護行為．小児看護領域の看護業務基準，1999.

事例1 ❖ 幼少期に白血病を発症したことを伝えられていない

Aさん（高校1年生）は2歳のときに白血病で治療を受けており，年1回のフォローアップ外来を受診していた。ある日，Aさんは看護師に「小さいころに血液の病気をしたと聞いているが，今も受診する理由がわからない。もう受診をやめたい」と話した。看護師が医師に確認したところ，折に触れて医師から，Aさんへの説明を提案してきたが，母親が「病名を知ったら怖がるので伝えたくない」と拒むため，Aさんに病気や受診目的を説明していないことがわかった。

解説：本事例のもやもやポイントは，母親の意向に沿うことで，Aさんが自分の健康に関する情報を提供されていないことにある。Aさんは白血病を克服しているが，二次がんや晩期合併症のリスクがある。Aさんが自分で健康管理を行っていくためにはこれらの情報が必要である。また将来，妊孕性，医療保険加入などへの影響に対しても，Aさん自身が対処していかなければならない。Aさんが思わぬことから事実を知れば，その内容だけでなく，知らされていなかったことに対しても心理的混乱を体験する可能性もある。

このように病気に関する情報を提供されないことによる，Aさんへのさまざまな不利益が予測される。病名やがんであったことを知らせないという親の意向が，成長したAさんの意向を反映したものか，Aさんの最善の利益につながるかを改めて母親と医療者とで考えていく必要がある。

事例2 ❖ 検査を乗り越えられそうなのに鎮静が行われる

Bくん（5歳）は長時間のX線検査の際，放射線技師の説明を理解し，上手に受けることができた。この様子から看護師は，BくんにMRI検査の目的や体験を伝えれば無鎮静で検査を受けられるのではないかと考え，医師に相談した。しかし医師は「当科では未就学の子どもは鎮静下でMRI検査を行うのがルール」と言い，鎮静薬の準備を指示した。

解説：本事例のもやもやポイントは，Bくんの能力がアセスメントされないまま，施設のルールに沿って鎮静されることにある。

2010年に日本小児科学会が行った調査[1]では，多くの施設で鎮静により呼吸停止や心停止などを含む合併症を経験していた。2013年には日本小児科学会を含む3学会[2]が，小児患者のMRI検査のための鎮静をより安全にするための基準を示した。この提言では，子どもへの説明にはあまり触れられていないが，子どもへの説明と納得を得ることで，幼児期以降の子どもに無鎮静による検査が実施されていることも報告されている。

子どもも成人と同様の敬意を払うべき対象である。Bくんにもわかりやすい丁寧な説明を行い，Bくんとの間にも共感に基づいた患者−医療者関係を築くことが求められる。Bくんの利益を最大限かつ不利益を最小限とする医療を多職種で考える必要がある。

■文献
1）日本小児科学会医療安全委員会，日本小児神経学会医療安全委員会：小児科専門医研修施設におけるMRI検査時鎮静の現状．日本小児科学会雑誌121（11）：1920-1929，2017.
2）日本小児科学会，日本小児麻酔学会，日本小児放射線学会：MRI検査時の鎮静に関する共同提言．2013.

（岩﨑美和）

大人になり，自分で意思決定を していく準備ができているの？

先天性疾患で成人になった患者本人が，意思決定の主体が 移行されていないまま治療の選択を迫られている

もやもや ポイント

❶患者は成人になっても母親に治療上の意思決定をゆだねている

❷患者は，医学的状況と治療上の意思決定に必要な情報をもって いない

❸医師は，患者は成人なので自己決定させるべきと考えている

患者のプロフィール 原さん，男性，21歳（大学生）

疾 患 名：先天性心疾患（ファロー四徴症）
家族構成：両親，原さんの3人家族

場面の状況

原さんは1歳のときにファロー四徴症の根治術を受け，術後の経過は良好であった。現在は大学で経済学を学んでおり，希望する企業への就職が内定している。高校卒業後に小児科から循環器内科に転科し，3カ月ごとに通院している。受診には母親が毎回同席しており，母親が医師に，原さんの体調の説明や質問をし，原さんが自分から発言することはなかった。

2年前から肺動脈弁閉鎖不全を指摘され，原さんも疲れやすさを自覚するようになっていた。医師は，肺動脈弁逆流が進行すると致死性不整脈や右心不全に至り，突然死の危険性もあるため，いずれ弁置換術が必要であると受診のたびに説明していた。

ある日，原さんは初めてひとりで受診した。この日は精査結果を踏まえて，手術時期を相談することになっていた。担当医師は原さんに，肺動脈弁逆流の進行具合から半年内の手術を勧めた。しかし，原さんは「手術は母親じゃないと決められないが，母

親が3日前に急に倒れて入院したので，しばらく相談ができない。手術同意書の署名ももらえない」と話した。担当医師は「原さんは成人なので，法的には原さんの決断で手術が行われる。同意書には原さん自身の署名が必要である」と伝えた。

診察後に廊下でうつむく原さんに看護師が声をかけると，原さんは「先生から，手術を自分で決めて，同意書に署名するようにいわれた。心臓のことは小さいころからずっと母親が説明を聞いて決めてきた。自分も父親も理解していないので，決められない」と話した。また，手術による就職への影響も心配していた。看護師は「わからないことを整理してきて，次の外来で一緒に考えましょう」と伝え，帰宅を促した。

看護師が担当医師に原さんの様子を伝えると，担当医師は「説明は十分に行っている。成人なので，自分で選択するしかない」と話した。しかし看護師は，自分の病気のことを理解していない原さんひとりに手術の決断を任せてよいのかと疑問に感じた。

解　説

意思決定モデル（検討ツール）の選択

　自分では決められないという原さんの手術に対して，誰が意思決定の主体になるのか，誰に意思決定支援をすべきかにおいて，医療者のなかで一致した考えが見出せないでいる。そこで，原さんの治療に対する意思決定支援について検討するために，倫理カンファレンスを行うことになった。カンファレンスには原さんにかかわっている循環器内科外来の担当医師と看護師，ソーシャルワーカーにも参加してもらうことにした。多職種による倫理カンファレンスを開催するにあたって Jonsen の 4 分割表[1] を活用することにした。

ステップ 1：検討例

　表 1 に 4 分割表を示す。

①医学的適応

　原さんは，ファロー四徴症の心内修復術後の遠隔期合併症として，肺動脈弁閉鎖不全を合併し，右室の駆出率が低下している。服薬治療だけでは限界があり，このまま放置すると，心不全の進行や突然死のリスクがある。肺動脈弁置換術の適応があり，これにより右室機能の改善が期待できる。一方で，使用する生体弁は狭窄や石灰化などにより 10 年で再手術を要することが予測される。

　以上より，医学的適応は，原さんの右心機能の改善と心不全の進行や突然死のリスクを回避できることから「善行」の原則に支持される。

②患者の意向

　医師から繰り返し病状や治療の説明が行われてきたが，原さんは「説明は母親に行われてきた」と考えており，自分自身が主体として説明を受けてきたという自覚はない。医師が繰り返し説明をしてきた手術の必要性や内容も，原さんはほとんど覚えていない。病気のことがよくわかっていないため，自分では手術に関する決定ができないと考えている。

　小児期の意思決定は母親が行っており，原さん自身が意思決定に参加することはなかった。今日に至るまで，自分の病気のことは完全に母親任せにしており，この先もそうするものと思っていた。しかし，20 歳に達しており，法的には原さん本人が意思決定の主体となる。大学進学や就職など，日常生活において自分で合理的な判断・選択はできていることから，判断能力はあると考える。

　以上より，原さんは法的判断能力をもっているが，病状や手術に関する十分な情報をもっておらず，自律性が尊重されているとはいえない。

③ QOL

　手術を行わない場合，心不全の進行や突然死に至るリスクがある。手術を行えば，そのリスクが回避できるが，およそ 10 年ごとに再手術を行う必要がある。手術を行わない場合，就職後の健康状態に影響することが予測される。手術を行った場合も，将来の再手術が仕事に影響を与えることが予測される。

　原さんは大学で経済学を学び，それを生かした仕事を希望し，就職も内定している。原さんが考える将来像と治療の関係も検討する必要がある。

④周囲の状況

　母親はこれまで原さんの治療上の意思決定を行ってきた。家族にとってはそれが当たり前であった。しかし，母親は突然の病気で，相談で

表1　4分割表

医学的適応		患者の意向	
・ファロー四徴症の心内修復術後 ・肺動脈弁閉鎖不全の進行により，弁置換術の適応がある。手術により右室機能の改善が期待できる ・肺動脈弁逆流が進行すると致死性不整脈や右心不全に至り，突然死の危険性もある ・使用する生体弁は石灰化や狭窄により，10年をめどに再手術を要することがある		・医学的状況や手術の適応と利益・不利益についての説明は繰り返し行われてきたが，本人は内容を理解していない ・成人となった今は本人が意思決定の主体となる ・日常生活における判断能力はあり，医療に関する法的対応能力もある	
QOL		周囲の状況	
・現在は大学で経済学を学んでおり，希望する企業への就職が内定している ・手術をしなければ就職に影響する ・10年をめどに再手術を行う必要がある		・出生時から今まで，代諾者である母親が意思決定してきた ・治療上の意思決定を行ってきた母親が病気で，本人が相談できない状態にある ・本人によると，父親も病識に乏しい ・医師は，患者には繰り返し説明を行ってきており，成人になっているので自己決定すべきと考えている ・看護師は，患者は病識に乏しく，自己決定は困難であるので，父親が決めるべきではないかと考えている	

きない状況にある。原さんによると，父親も病識に乏しく，原さんは頼ることが難しいと考えている。父親の病識や，健康時の母親が原さんの手術に対してどのような考えをもっていたのかが情報として不足している。

医師は，原さんには繰り返し医学的状況や手術適応，手術による利益・不利益について説明をしてきた。原さん自身は成人になっているので，法的にも自分で意思決定すべきと考えている。

看護師は，原さんは病識に乏しく，「自己決定できない」と言っているので，原さんに意思決定を任せられないのではないかと考えている。また，自分の健康状態や治療に対する考えを医師に説明したり，質問するなど，医療者とのコミュニケーション力も備わっていない。場合によっては父親に意思決定をゆだねるべきで

はないかと考えている。

ソーシャルワーカーは医師と同じく，一成人である原さんに必要な情報を提供したうえで，治療の決断を任せるべきと考えている。

原さんの意思決定支援において，医療者間で考えが統一していないため，まずは医療者間で十分に話し合い，チームとして同じ対応をしていく必要があることを確認した。

ステップ2：チームとしての対応の検討
①ケアの方針

自律尊重原則における判断能力とは，関連する情報を理解し，医学的状況と起こりうる結果を理解し，選択を伝え，そして治療選択についての医師の勧めに関して，自らの価値観について合理的に熟慮する能力である[2]。原さんは20歳を超えており，法的には原さん自身の治療上

の意思決定により医療は行われる。しかし，原さんは医学的状況や治療に関する情報をもっておらず，自分の治療について合理的に判断する能力を備えていない。原さんが自己実現を達成していくためにも，自分で健康管理をしていくことが必要である。いつまでも母親や周囲の人に自身の健康問題の対応をゆだねることはできない。原さんが自律性を発揮するために，父親と医療者の支援が必要である。原さんの自律性を尊重するためには，まず原さん自身に医学的状況と起こりうる結果と選択肢について，わかりやすく伝えていくことが求められる。原さん自身が大事にしたいことや将来像と照らし合わせ，合理的選択ができるように支援する必要がある。

　原さんの自己決定を支えるために，父親の協力も必要となる。原さん自身が「自分では決められないので，医療者に決めてほしい」という判断をした場合は，それを原さんの意向として対応する必要もある。

　チームの方針として，原さんが治療上の自己決定ができるよう，積極的に情報を開示し，自律的な決定を促進する。すなわち，自律尊重原則に基づく積極的責務＊を果たしていくことを決定した。

②実際の対応

　次の外来では，受診前に看護師が面接し，原さん自身が思い描く将来像を実現するために，自分の健康をどのように管理していくとよいかを考える機会を提供した。また，自分の将来像に合わせた治療を選択するために，原さんに対して医師から改めて医学的状況と手術の適応，

手術をした場合・しなかった場合に起こりうる結果について説明した。看護師も同席し，診察後に原さんが理解できたこと・できなかったことを一緒に整理し，次回の外来で医師に質問するように勧めた。原さんも「いつまでも親に任せたままじゃいけなかったんだとわかった。自分でよく考えて，決められるようにしたい」「自分でも資料を集めたり，母親がファイルしていた自分の病歴も確認したい」と話した。その後の外来からは父親にも同席してもらったが，あくまでも説明の主体が原さんになるように，医師・看護師で配慮した。また，原さんが将来どうなりたいのかを自分で医師に伝えるように促し，治療選択によって原さんの将来像にどのような影響が起こるのかも医師と話し合えるようにした。

ステップ3：ケースのまとめ

　外来で3回の説明と話し合いが行われた後，原さんは「希望の仕事に就いて活躍したい。そのためには手術が必要だとわかった。母親がつけていた記録から，母親も手術をしたほうがよいと考えていたこともわかった。就職に間に合うように，できれば早めに手術をしたい」と自己決定の内容を表明した。父親や医師もその考えに同意し，手術の時期の調整が行われた。

まとめ

　小児慢性疾患には成長とともに合併症を発症するものもあり，いずれは子ども自身が自分の健康を管理していかなければならない。先天性心疾患などの乳幼児期に治療が終了する小児慢性疾患の場合，子ども自身が病気や治療の記憶

＊自律尊重原則に基づく積極的責務：患者が治療上の決定を下すために必要な情報を開示し，自律的な決定を促進すること。患者の自律を尊重するとは，単に患者に決定の自由を与えるだけではなく，必要ならば患者の自己決定を助けるということも含む[2]。

がないことや，乳幼児期からの継続で思春期や青年期になっても，親が患者の治療上の意思決定の主体となっていることがある。

原さんの場合も同様であり，定期受診を継続していたものの，説明を受けることや治療上の意思決定を行うのは，小児期からの継続で母親のままとなっており，原さん自身が医療の主体になっていなかった。このような原さんに対して，判断能力や情報量を評価し，母親から原さんへ意思決定の主体が移行できるように積極的にかかわったことが結果につながっている。

従来，子どもは判断能力が乏しく，親の意向に従うべき存在と考えられてきたが，近年では子どもの権利が重視されるようになった。子どもが物事を決断する力を育むことも親や医療者の役割と考えられるようになっている。子どもが決断していく力を育んでいくために，幼少期からわかりやすい説明と選択の機会を提供していくことが必要である。

小児期から成人期への医療の移行は，成人となる患者に見合った成人診療科への転科という側面と，親から子どもへの意思決定の移行の2つの移行が必要となるが，原さんのように子どもへの意思決定の移行が行われないまま，転科だけが進められる場合もある。

成人医療への移行期においては，患者が自分の医学的状況や治療の選択肢を理解できるように支援する，医療者に自分の症状を伝える・質問する・自分の考えを表現するといった医療者とのコミュニケーション能力を高めていくことが患者の自律を支えることになる。大人になりゆく患者に対して，いずれインフォームドコンセントの主体となるということを見据えながら，小児期からのインフォームドアセントや年齢に応じた自律性を育んでいくことが求められている。

■文献
1）Jonsen AR, Siegler M, Winslade WJ（赤林朗，蔵田伸雄，児玉聡・監訳）：臨床倫理学；臨床医学における倫理的決定のための実践的なアプローチ．第5版，新興医学出版社，東京，2006.
2）児玉聡：倫理学の基礎．赤林朗編，入門・医療倫理Ⅰ，改訂版，勁草書房，東京，2017.

事例 ❖ 出産直後の母親に子どもの情報が伝えられていない

Aちゃんは出生後，心臓に重篤な疾患が確認され，すぐに手術が必要と判断された。さらに染色体異常があることも確認された。医師が父親にこれらの説明を行ったところ，父親は「母親に心臓のことは伝えてもよいが，染色体異常のことはまだ伝えないでほしい」と希望した。そのため，染色体異常のことは母親に伏せたまま，父母に心臓疾患と治療法について説明し，治療上の意思決定を求めることになった。

解説：本事例のもやもやポイントは，母親に子どもの医療情報を十分に提供しないまま意思決定を求めることにある。

本事例のように，出生後の子どもに重篤な疾患や染色体異常があると診断された場合，母親に情報の一部が伝えられないことがある。子どもが染色体異常であることを知ると出産直後の母親にショックを与えてしまう，母親が知ると手術などの選択に影響するかもしれないといった父親の躊躇によることが多

い。結果的に，母親は自分に提供されていない医療情報の存在を知らずに，子どもの医療に関する意思決定を行わなければならない。父親は自分だけに提供されている情報の重さや，それを母親に知らせなかったという負い目を感じたり，家族の問題をひとりで抱え込んでしまったりすることもある。

両親はAちゃんの親権に対して同等の権利を有している。両親はAちゃんの代諾者として同等の情報をもち，互いの意見を尊重しながら合意形成を図っていく必要がある。情報提供することで出産直後の母親の健康状態が著しく損なわれると予測される場合は十分な考慮が必要である。しかし，可能な限り両親がそろう場で医療情報を提供していくことが望ましい。父親の意向を尊重するために，まずは父親が「まだ，母親に伝えないでほしい」と考える理由を確認し，Aちゃんや母親にとってどうすることがよいのかを父親と一緒に考えていけるとよい。

（岩﨑美和）

テーマ❹　子ども・家族の自己決定

子どもに知らされないまま無理やり処置をすることになったんだけれど

行われる処置を子どもが直前まで誰からも伝えられず，拒否をしたが処置が実施された

**もやもや
ポイント**

❶子どもが拒否している処置を実施したことはよかったのか
❷子どもへの説明はいつ，誰が，どのようにすべきだったのか
❸処置を拒否している子どもへの対応はよかったのか

子どものプロフィール　かすみちゃん，女児，8歳

疾　患　名：造血器腫瘍
家族構成：両親，兄（小学校6年生），かすみちゃんの4人家族

場面の状況

　かすみちゃんは6歳（年長）のときに造血器腫瘍を発症し，入院での治療（化学療法）を行った。病気については，「からだにばい菌がいるから，やっつけるために点滴の治療をする」と医師から説明されていた。かすみちゃんは，副作用でしんどいながらもがんばって治療に取り組んでいた。小学校入学前に入院治療を終え，その後は外来でも治療を継続し，寛解を維持している。

　外来では入院中のように中心静脈カテーテルからの採血ではなく，末梢静脈から穿刺による採血が実施される。退院後間もない時期は静脈からの採血のため，痛みに対していやがることが多かった。しかし，採血の必要性については，医師や看護師，母親からも繰り返し説明がされていた。また，採血のときにはディストラクションなどを取り入れながら実施することで，かすみちゃんを支援した。かすみちゃんも「今日は動かずできた」など，徐々に外来での

採血に納得して取り組んでいる様子があった。

　治療終了後1年が経過しており，現在は月1回の定期受診で採血を行っている。

　今回，治療による免疫機能低下の回復を採血検査結果から確認することができた。かすみちゃんはこれまで受けた予防接種の麻疹抗体が消失しており，予防接種の再投与の必要性について，前回の外来受診時に医師から母親に説明がされていた。そのとき，かすみちゃんは診察に同席し，説明を聞いてはいたが，接種することを理解していなかった。次回の受診時に予防接種の再投与を行うことは，医師と母親とで決めたことであった。

　予防接種当日，診察後にこれから予防接種があることがかすみちゃんに告げられた。かすみちゃんは「したくない」と拒否した。しかし，母親は希望し，医師の指示は変わらなかった。看護師は外来業務を優先させ，医療者のタイミングでいやがるかすみちゃんに対して，医師と看護師で処置を実施した。

解　説

意思決定モデル（検討ツール）の選択

　Jonsen の 4 分割表[1] は，事例を 4 つの側面（医学的適応，QOL，子どもの意向，周囲の状況）から捉えること，情報の共有，対処の共有がされること，患者本人の意思を尊重した決断の共有が行われることなど，医療チームとしての共有を行いやすいことが特徴としてあげられる[2]。

　本事例では，子どもの意向をいつ，どこで確認すべきであったのか 4 分割表を用いて分析する。

ステップ 1：検討例

　表 1 に 4 分割表を示す。

①子どものおかれている医学的状況（QOL を含む）を明らかにする

　造血器腫瘍治療後の影響により，これまでの乳幼児期に付いていた感染症の抗体が一部消失していた。抗体のないままでは，これから集団生活（学校生活）をするなかで感染症罹患の可能性があることから，再度予防接種を実施する必要があった。

　接種するタイミングは治療後の経過（かすみちゃんの免疫機能）をみながら計画される。接種可能な時期になれば，いつ接種するかは，かすみちゃんや家族のタイミングで決められる。今後どこかの時点では予防接種の再投与の必要があり，感染症罹患の可能性があることは，かすみちゃん同席のもと母親に説明されていた。

　ただし今回，予防接種が再投与できなかったとしても，治療後で免疫力の高い状態にあるかすみちゃんへの感染症罹患のリスクは低く，予防接種の有無によって，活動や生活が制限されることはない。

②子どもの判断能力を確認したうえで，子どもの希望を把握する

　かすみちゃんは 8 歳であり，これまでの治療や検査・処置については説明されて，理解したうえで取り組んできた。

　今回の予防接種の再投与については，前回の診察時に医師から母親に説明があったが，同席したかすみちゃんがどこまで説明されたことを理解していたか，接種する時期や必要性をどのように理解しているのかなどについて確認はしていない。

　当日かすみちゃんに対して，再投与することは誰からも伝えられておらず，突然のことでかすみちゃんは「したくない」と意思表示をした。予防接種という痛みを伴う処置を突然告げられ，かすみちゃんは戸惑い，心の準備ができていない状況であったことが推測できる。

　それに対して，「したくない」理由をかすみちゃんに確認はできていない。また，そのときに再投与の必要性についても説明はされておらず，かすみちゃんにとっては，理由もわからないまま痛みを伴う処置をされることになった。

③子どもが判断能力を失っている場合は，事前指示があるかを確認し，ない場合は代理人を特定する

　かすみちゃんは 8 歳で，未成年であり，親の意向が法的には適応される。今回，かすみちゃんからは「したくない」と意思表示があったが，母親の意向があり，処置を行った。

　法的には，親の意向で許可されることでもあるが，子どもの知る権利や選ぶ権利，子どもに対する「善行」や「誠実」において，かすみちゃんが予防接種のことについて理解し，納得して実施される必要があった。

表1　4分割表

医学的適応	子どもの意向
• 乳幼児期に実施される定期予防接種ではなく，治療後の影響で予防接種が必要な状況である • 接種するタイミングは治療後の経過をみながらであり，接種可能な時期になれば，いつ行うかは本人・親のタイミングで決められる • 接種時期はいつでもよいが，どこかでは接種すべきであり，感染症罹患のリスクがあることは母親には説明されていた • 当日，予防接種ができなかったとしても，治療後で免疫力の高い状態であるかすみちゃんへの感染症のリスクは低い状況である	• 診察のときにかすみちゃん自身が，説明されたことをどこまで理解していたかの確認はしていない。また，今回の受診時に接種することについても医療者や母親から説明の確認はしていなかった • かすみちゃんが接種の必要性をどのように理解しているのか，接種する時期について確認していなかった • かすみちゃんは予防接種を「したくない」と意思表示している
QOL	周囲の状況
• 予防接種は接種可能となった時期であれば，行うタイミングはいつでもよい • 予防接種の有無によって，活動や生活が制限されることはない • 接種時は，穿刺や薬液注入などの痛みを伴う体験をする	• 予防接種をしなければならないことは前回の診察時に母親と医師で決め，医師が予防接種の指示を入れた • 看護師は当日，診察後に予防接種可能である指示があったため準備をしていた。事前にかすみちゃん・母親にも予防接種の予定を確認していなかった • 母親は事前に，予防接種のことをかすみちゃんに説明していなかった • ほかの外来患者への対応で，かすみちゃんの処置に時間をとることができなかった

④家族の希望，周囲の状況（経済的問題，医療資源の問題，法律など）を把握する

　母親は，予約していた予防接種を受けさせたい思いがあった。定期受診の間隔は月1回程度であり，母親は次回に延期させることが面倒であった可能性がある。

　治療後の予防接種再投与は自己負担となるため，料金がかかる。また，予防接種は予約制であるため，事前の予約が必要であり，看護師はほかの外来患者の処置や検査の介助という業務を優先させ，かすみちゃんの処置に時間をとられたくない思いをもっていた可能性がある。

⑤何が倫理的問題（ジレンマ）で，誰が問題にしているかを明確にする

• かすみちゃんに対する説明がなされていない，承諾の確認ができてないことに対して子どもの知る権利が侵されていることへのジレンマ

• かすみちゃんが「したくない」と言っていることに対して，子どもに理由を聞かず，母親の意向や看護師の業務を優先させ処置を行ったことに対するジレンマ

• 看護師として医師の指示を遵守する，ほかの外来患者への対応（平等性）という専門職であることへの倫理的価値とのジレンマ

⑥話し合いにより，誰もが納得できる方法を模索し，問題となっている倫理的なジレンマの解決をめざす

【「したくない」と意思表示したかすみちゃんを尊重する必要があった】

かすみちゃん自身に理由を聞いたり，母親から当日までにどのような説明がかすみちゃんにあったのかを確認する時間を設ける。かすみちゃんに対して処置の説明がなかったことを謝罪し，接種の必要性についての説明が必要であった。また，かすみちゃんが予防接種の再投与の必要性を理解できていなければ，医師から再度説明してもらう機会をもつなどの対応が必要である。

予防接種は痛みを伴う処置であるため，心の準備に時間がかかるようであれば時間をとるなど，処置時の配慮も大切であったと考える。

小児がんにおける治療後の長期フォローアップでは，子どもたちの自律をめざした支援が必要である。かすみちゃんのように，就学前の発症では病名説明もそうであるが，晩期合併症などの説明についても外来受診のなかで行われることがほとんどである。

本事例では予防接種の再投与という処置であったが，かすみちゃんがその必要性を理解できるように外来受診の際に働きかけておく必要があった。外来業務のなかであっても，かすみちゃんの採血という処置にかかわることはできる。例えば，処置が終わった後に採血でがんばったことを労いながら，かすみちゃんがどのように採血や病気，身体のことを理解しているのか日頃の会話のなかで確認することは可能である。

このような日頃のかかわりは，かすみちゃんが自分の身体のことを理解するため，かすみちゃんの知りたいタイミングを計り，適切な時期の説明にもつながる。強いては，長期フォローアップの目的である子どもの自律への支援にも必要であると考える。

また，母親に対しても，かすみちゃんがどのように病気や身体，行われている処置などを捉えているのか確認したり，どのようにかすみちゃんに説明したらよいのかを一緒に考えていく姿勢を看護師がみせることも大切である。

【医師の指示の遵守，ほかの外来患者への対応という専門職としての価値があるが，かすみちゃんにとって最善の利益は何かを考えていく必要があった】

医学的観点から，今回接種すべきかどうかの確認を医師や母親に確認するなど，医師と話し合うことが必要であった。

今回，ほかの外来患者への対応でかすみちゃんへの処置に時間をかけることができない状況であった。しかし，かすみちゃんが「したくない」と意思表示していることに対して，看護師は何かしらかすみちゃんに対応すべきであったと考える。

処置の前に介入が難しかったとしても，処置が終わった後のかすみちゃんへの労いや気持ちを共有する作業は可能であったかもしれない。かすみちゃんの「したくない」意思表示を理解していることを何らかの形で伝えることはできる。また，かすみちゃんに対して，今回のような意思表示をくんでもらえない状況が起こらないよう，予測しうる処置に対してかすみちゃんの理解を事前に確認する努力をすべきである。

ステップ 2：ケースのまとめ

4 分割表をまとめることで，かすみちゃんの「したくない」という意思表示に対してどのように対応したらよいかを考える。

1 つは，かすみちゃんが予防接種をするかしないか（これも意思表示）を選択できるよう情報提供をしたり，かすみちゃんの病気や予防接

種の必要性などの理解を確認するプロセスをたどる必要があったことである。そのうえで，かすみちゃんに「するかしないか」を選択してもらうことで，かすみちゃんの思いが尊重されることにつながると考える。また，「したくない」けれど「しなければならない」ことを子ども自身は理解できる。かすみちゃんも予防接種の必要性を理解したり，事前に予防接種することを知ることで，痛みを伴う処置であるが納得して主体的に取り組むことができるはずである。そのための支援を怠らず行う必要がある。母親に対しても，かすみちゃんの意思表示を大切にする必要があることを伝えることもできただろう。

　もう1つは，かすみちゃんが「したくない」と意思表示したことに対して，誠実に対応する必要があったことである。子どもたちの何らかの意思表示は，その子どもが自己決定したものであり，その意向を尊重すべきである。しかし，臨床現場では子どもたちの意向を尊重できない場面もある。尊重できなかったことに対して，何らかの反応を子どもたちに示し，子どもたちの意向を大切にしているメッセージを少しでも伝えることで，子どもたちを尊重することにつながっていくと考える。

まとめ

　子どもが自己決定することの意味は，倫理原則でもある自律につながる。人は自律している存在であり，子どもも同様である。どの発達段階にある子どもにおいても，子どもなりに自分で行動することを決める。

　私たち看護師は，健康障がいをもつ子どもと対面している。その子どもたちは病状や治療のため，不条理な状況・場面に出合うことが多く，その際，医療現場のルールや時間にコントロールされ，制限される環境にある。そのようななかで看護師は，子どもたちの自律を支えることが重要である。

　そのためには日頃から，子どもの自律に向けた働きかけが大切となる。医療現場のルールや時間にコントロールされることもあるが，日々の自己決定（検温する・採血する時間を決めるなど）を促すかかわりを意図的に行う必要がある。子どもの意向に対して真摯に向き合い，丁寧にかかわることが自律につながるという意識を看護師がしっかりもつべきである。

　自律を大切にしたかかわりは，子どもを尊重していることにつながり，信頼関係を築くうえでも重要である。

■文献
1）Jonsen AR, Siegler M, Winslade WJ（赤林朗，蔵田伸雄，児玉聡・監訳）：臨床倫理学；臨床医学における倫理的決定のための実践的なアプローチ．第5版，新興医学出版社，東京，2006.
2）日本小児看護学会：小児看護の日常的な臨床場面での倫理的課題に関する指針．2010.

事例1 ❖ 鎮痛薬の種類を選びたい

　手術後，疼痛があり鎮痛薬の使用を検討する場面。Aちゃん（7歳）は鎮痛薬の使用を希望したところ，医師の指示は坐薬であった。Aちゃんは「坐薬であれば使いたくない，我慢する」と言った。疼痛があり夜間も眠れない状況である。

　解説：もやもやポイントは，鎮痛薬の指示が坐薬であり，ほかにも鎮痛薬の種類があるが使用できない，Aちゃんが鎮痛薬の種類を選択できず，痛みを緩和できないことである。

　薬剤の知識として，鎮痛薬には坐薬以外の投与方法（経口や静脈注射）があることを知っておく。本事例では，医師の指示は坐薬であるが，Aちゃんの病状として坐薬以外の投与方法が可能であるため，Aちゃんの痛みの状況をアセスメントし（痛みがある，坐薬がいや，痛みで眠れない，痛みがコントロールできていないなど），医師に報告する。そして，鎮痛薬の種類の変更などを検討し，Aちゃんに提案する必要がある。Aちゃんが痛み緩和に対して選択（鎮痛薬の投与方法の選択，鎮痛薬を使用するかしないかの選択）できるように働きかけることが大切である。

　このことは，痛みという症状に対して，子どもと一緒に症状コントロールに取り組むことができることにつながる。子どもにとって苦痛が緩和されることは当然であるが，子どもが選択権をもち，主体的にケア（症状コントロール）に参加することで，子どもを尊重することにもつながっている。

事例2 ❖ 点滴確保するのを待ってほしい

　外来で点滴治療をしているBくん（6歳）。点滴確保をする順番・時間は外来処置室の都合で決まる。処置の順番がきて呼び出しをしたが，Bくんが「今はまだしたくない」と言った。ほかの外来患者の処置や診察の都合などがあり，Bくんの意向に沿うことが難しく，いやがるBくんの点滴確保をした。

　解説：もやもやポイントは，いやがるBくんに対して，そのときの点滴確保が必要であったかどうかである。

　Bくんは定期的な点滴治療の必要性も理解しており，入院中に治療のための点滴確保の経験があり痛みを伴う処置であることも理解していた。この場面では，「今はまだしたくない」とBくんが主張しており，このときなぜ「したくない」と言っているのか，Bくんの置かれている状況を把握する必要がある。痛みを伴う処置であるため，「今はまだ…」という発言から，Bくん自身がやる気になるタイミングやきっかけを探っていくためにも，Bくんと話し合う機会をもつことが大切となる。そうすることで，このときの子どもの状況が，覚悟が決まらないのか，点滴確保後，利き手が不自由になるかもしれずその前に宿題や食事，ゲームなどを済ませたいのかなど，Bくんが「今はまだしたくない」意向の理由を知ることができる。

　子どもの「今はまだしたくない」という意向の一つひとつを尊重していくことが，これからも継続される点滴治療に対して，繰り返し取り組んでいく意欲や納得につながる。

（笹木　忍）

子どもの治療は誰が
決めるべきなの？

母親から，手術および上肢切断をすることについて
子どもを説得してほしいと相談があった

**もやもや
ポイント**

❶母親の希望だけで治療・手術が決められてよいのか
❷子どもに今後の治療・手術，特に上肢切断について説明されないままでよいのか
❸子ども自身はどうしたいと思っているかわからない

子どものプロフィール　ひろしくん，男性，15歳

疾　患　名：固形腫瘍
家族構成：両親，ひろしくん，妹（小学校6年生）の4人家族

場面の状況

　ひろしくんは，中学校受験を控えていた小学校6年生のときに固形腫瘍を発症し，標準治療（化学療法，腫瘍切除術）を受け，寛解した。その当時，病名や行われる治療については，ひろしくんは両親同様に医師から説明を受け，中学校受験を断念したが，「がんばって治す」と前向きに治療に取り組んでいた。

　標準治療後，外来通院中に肺転移がみつかり，肺転移に対する化学療法を外来で実施していた。その治療中に右上腕部への転移がみつかり腫瘍摘出術を施行，その後も外来化学療法が継続されていた。ひろしくんは大きな副作用の出現はみられず，トラブルもなく，中学校に通いながら外来治療を受けていた。長期的な外来治療となり，ひろしくんは，いつまで治療を続けるのかという見通しがたたない思いを抱いていた。

　しかし今回，新たに右上腕部に再発がみつかり，手術をするかどうか，するとしたら右上腕温存か切断かの選択の必要性を整形外科医師から両親にのみ

説明があった。

　今後再発をしない可能性が高いということであれば切断という選択肢（積極的治療）もあるが，切断した後のADL低下や再発の可能性が全くないわけではないことを考えると，切断する以外の方法（腫瘍摘出術のみ・化学療法継続など）の治療（緩和的治療）もあることが小児科医師より両親のみに説明された。医学的にどちらが最善ということはなく，本人・家族が治療を選択できる状況であった。

　ひろしくんには再発したことが説明されていたが，今後の治療，特に切断の可能性があることについては説明がされていない状況であった。

　再発への不安から，母親は「（ひろしくんに）切断してほしい」という気持ちをもっており，ひろしくんに対して切断することの説明をして納得させてほしいと母親から看護師に相談があった。

　ひろしくんは，再発したことにより，何かしら別の治療が必要なのではないかと予測していたが，両親や医療者に対して質問することはなかった。

解　説

意思決定モデル（検討ツール）の選択

　Jonsen の 4 分割表[1] は，事例を 4 つの側面（医学的適応，QOL，子どもの意向，周囲の状況）から捉えること，情報の共有，対処の共有がなされること，子ども本人の意思を尊重した決断の共有が行われることなど，医療チームとしての共有を行いやすいことが特徴としてあげられる[2]。

　本事例は，誰が決定することがよいかを考えるために 4 分割表を用いて分析していく。

ステップ 1：検討例

　表 1 に 4 分割表を示す。

①子どものおかれている医学的状況（QOL を含む）を明らかにする

　標準治療直後より肺転移がみつかっており，別の部位（右上腕部）の転移・再発であるため，手術や患部切断による侵襲や ADL 低下，ボディイメージの変化，さらに別の部位への転移のリスクを考えると現在の化学療法を継続しながら緩和的治療を行うという選択肢もある。右上腕部の再々発のリスクを考えると切断することも一つの治療の選択肢である。医学的には現段階での標準治療はなく，切断を含めた積極的治療または緩和的治療については，本人・家族の希望によって治療が選択できる状況である。

　切断という治療を選択した場合，再々発のリスクは低いと思われるが，しばらくの入院とリハビリテーション，幻肢痛のコントロールが必要であり，ADL として日常生活や学校生活に支障が出てくる可能性は高いと推測される。また，ボディイメージの変化による心的ストレスなどの可能性もある。

　緩和的治療を選択した場合，再々発のリスク

は高いが ADL としては現状と変わらない生活ができる。現在は外来化学療法を継続しながら中学校に通い，希望する高校への受験に向けての勉強ができている。しかし，治癒をめざす治療ではないこと，再発のリスクが高いことをひろしくん自身がどのように考えるか，再発への不安などをかかえながら生活を送ることになると考えられる。

②子どもの判断能力を確認したうえで，子どもの希望を把握する

　「子どもが自分の意向を表明できる年齢はさまざまである。子どもが意向を表明する場合にはその意向が医療に関してどの程度妥当で適切なものであるのかを判断する必要がある」[1] と言及されている。これまでも肺転移が出現し，外来治療をどうするかなど治療選択にはひろしくんと両親とで意思決定がされてきた経緯がある。これまでの治療の提案は積極的治療（寛解をめざす治療）として提示がされてきた。今回は手術もしくは切断という積極的治療をしなければ，緩和的治療としての提案を行う状況であった。

　ひろしくんには治療方針について説明がされておらず，ひろしくんの希望は確認できていない。ひろしくんは初発時（12 歳），治療のため中学校受験ができなかったことを悔やみ，今回は高校受験に挑戦したいと思い，受験勉強をがんばっている。

　利き手である右上腕を切断することで万全の態勢で受験に取り組めなくなること，高校入学への不安をもつこと，その反面，両親の気持ち（再発を可能な限り防ぎたい）も理解し，切断という選択も仕方がないという気持ちをもつことも予測される。

表1　4分割表

医学的適応	子どもの意向
• 現段階での標準治療はなく，手術や切断を含めた積極的治療，または手術の侵襲やＡＤＬ低下などを含めた緩和的治療については，本人・家族の希望によって治療法を選択できる状況である	• ひろしくんは 15 歳であり未成年である • 発症時は小学校 6 年生であり，これまで治療内容については，両親と同様の説明が行われ，ひろしくんと両親の同意のもと治療が行われていた • ひろしくんは初発時治療のため中学校受験ができなかったことを悔やみ，今回は高校受験に挑戦したいと思い，受験勉強をがんばっている • 再発したことをひろしくんは知っているが，治療方針については説明されていない • ひろしくんの意向が確認できていない
QOL	周囲の状況
• 緩和的治療を選択した場合，再々発のリスクは高いが ADL としては現状と変わらない。外来治療・通院は必要であるが入院せず，学校生活を送り，受験することができる。しかし，再々発への心配はあり，いつ症状（発熱や痛みなど）が出現して悪化していくのかという不安はあると予測される • 切断を選択した場合，再々発のリスクは低いと思われるが，しばらくの入院とリハビリテーション，幻肢痛のコントロールが必要であり，ADL として日常生活や学校生活に支障が出てくる可能性は高いと推測される	• 母親からは，再々発リスクを回避したいため積極的治療として手術・切断という選択をしたい価値観があり，ひろしくんにも積極的治療を選択してほしいという希望があった。父親の希望については不明である • 小児科医師は，標準治療直後より肺転移がみつかっており，別の部位の転移・再発であるため，手術や切断による侵襲や ADL 低下，再々発のリスクを考えると化学療法を継続しながら緩和的治療をしていくことがよいのではないかと考えていた • 整形外科医師は，再々発のリスクを考えるならば切断が効果的な治療であるという考えであった • 看護師は小児科医師同様に，再々発のリスク，切断することのメリット・デメリットを考慮すると，ADL 低下や幻肢痛などデメリットのほうが多いのではないかと考えていた。また，治療を受けるのはひろしくん自身であるため，ひろしくんの意向を確認する必要があると思っている

③子どもが判断能力を失っている場合は，事前指示があるかを確認し，ない場合は代理人を特定する

ひろしくんは未成年であり，親の意向が法的には適応される。親である「代諾者は患者の最善の利益を考えなければならない。すなわち，代諾者の決定は患者本人の幸福を促進するものでなければならない」「幸福の促進とは，苦痛の緩和，機能の保持や回復，生命の長さと質について，合理的な人間なら誰もが同じような状況で選ぶであろうさまざまな選択を行うことである」[1] と言及されている。ひろしくんにとっての最善の利益は何かを考える必要がある。

④家族の希望，周囲の状況（経済的問題，医療資源の問題，法律など）を把握する

母親には，再々発リスクを回避したいため積極的治療として手術・切断という選択をしたい

価値観があり，ひろしくんにも積極的治療をしてほしいという希望があった。父親の希望については不明である。

母親は，転移治療後の再発ということで悪い情報を本人には告げたくないという思いをもっている可能性がある。また，切断をしてほしいが本人が拒否した場合，どうしたらよいかわからない，拒否してほしくないという思いをもっている可能性がある。現在，ひろしくんには治療方針を説明していない。

医療者間では，小児科医師と整形外科医師，看護師など価値観が異なり，さまざまである。小児科医師はこれまでの病状経過から，現在の化学療法を継続しながら過ごすことがよいのではないかと考えていた。一方，整形外科医師は，再発のリスクを考慮すると切断が効果的な治療であると考えており，小児科医師とは異なっていた。看護師は小児科医師に賛同していたが，治療を選択するのはひろしくん自身であると考えている。法的にはひろしくんが未成年であるため，両親の意向が有効となる。

⑤何が倫理的問題（ジレンマ）で，誰が問題にしているかを明確にする

- 治療選択における説明がひろしくんに伝えられていない状況への誠実，子どもの知る権利が脅かされていることへのジレンマ
- ひろしくんの意向を確認せずに治療が決まってしまうという「自律・善行」へのジレンマ

⑥話し合いにより，誰もが納得できる方法を模索し，問題となっている倫理的なジレンマの解決をめざす

【両親の思い（悪い状況をひろしくんに伝えることへの躊躇，再発への不安など）に沿いながら，子どもに情報提供する】

今回，母親から相談があり，母親と父親の間で考えや気持ちがそれぞれどのようなものであるのかについて確認する必要がある。

まずは両親（特に母親）がひろしくんに伝えたくない気持ちがあるのかどうか，あればどのような理由からなのかを聞く。母親は，再発に対する不安から切断を希望しているが，そのような気持ちに至るのも当然であり，再発を繰り返してつらい状況にあることを看護師が共感していくことも大切である。

母親に，治療について子どもに伝えたくない気持ちがあっても，治療を受け対応する・経験するのはひろしくん自身であり，ひろしくんが治療を理解し決めていく必要がある。そのため，看護師はそのことを，母親の気持ちに理解を示しながらも，母親に提案してみることも重要である。このようにひろしくん自身が決めるための準備を整えていくプロセスは，ひろしくんと両親との信頼関係にも影響することである。ひろしくんが知りたい，選択できるための情報提供を行ったうえで，どの治療を選択するのかを一緒に決めていく必要がある。

【ひろしくんに説明する際の配慮を検討する】

ひろしくんに対する説明を誰が，いつ，どのように行うのか，両親を含めて一緒に考えていくことが必要である。説明した後のひろしくんの予測できる反応への対応についても併せて両親と確認しておく。また説明を受けて，ひろしくんがどのように思ったか・考えたかの意向を聞いたうえで両親と一緒に治療選択していくプロセスをつくることが重要である。

さまざまな価値観のなかでひろしくんにとっての最善の利益を考えていくことができるように，ひろしくん本人，家族，医療者など関連する立場で共有すること，そのプロセスをたどることが大切である。

ひろしくんへは，小児科医師から両親同席のもと治療について説明があった。ひろしくんは，

「切断する」という治療を初めて聞いたが，「驚きはない」と言い，冷静に説明を聞いていた。医師からの説明の後，看護師は，両親，ひろしくんが説明内容を理解しているか確認した。医師や看護師は，ひろしくんがどのような選択をしても支援していくことを保障すると伝えた。その後，ひろしくんは，高校受験をしたい思いがあり，また再発のリスクを考えた母親の思いなどを理解したうえで，切断することを選択した。

ステップ 2 ： ケースのまとめ

　ひろしくんの意向が不明な状況のため，まずはひろしくんへの説明の有無を確認し，その必要性について両親に話すことから始める必要があった。

　悪い状況になると，子どもたちへの情報提供が急にされなくなる場合がある。「小児がんの子どもへの病名告知については親の意向に左右される」[3] ことがいわれている。本事例においても，治療に関する情報を子どもに伝えること自体，両親の抵抗があり，ひろしくんに説明がされていなかった。これまでもひろしくんと両親が治療を選択してきたが，悪い状況（緩和的治療）をひろしくんに伝えることの両親の躊躇・抵抗があった。ひろしくんが治療選択をしていく「自律・善行・誠実」などが脅かされることが予測される場面であった。

　法的にはひろしくんが未成年のため，両親の意向が有効となる。親の代諾が優先されることからも，子どもへの説明の前に両親に説明する場合が多い。また，悪い状況を子どもに伝えたくない両親もいる。医療者側も，両親に説明するだけでよいと思っている場合が少なからずあると考える。

　ひろしくんに治療の説明をすることに両親（特に母親）の躊躇があること，再発への不安があることは当然である。そのため，そのような思いに寄り添いながら，いったん両親の気持ちを受けとめることは必要である。そして，両親と一緒にひろしくんにとっての最善の利益が何であるのか，何をすべきであるのかを考えるプロセスをたどり，話し合うことが大切である。

まとめ

　小児領域で意思決定をする場面においては，代諾者である家族が主になる。しかし，その決定には，家族の価値観などが大きく影響し，家族の意向が優先される場合もある。そのような家族の思い・価値観を理解しながら，子どもにとってよりよいことは何なのか，何が最善であるのかを考える。

　また，発達段階にある子どもたちも，その子どもなりの自己決定の仕方があることを家族，医療者が知る必要がある。子どもが自分なりに意思決定できるよう，「誠実」や「忠誠」という倫理原則に沿いながら，情報提供を行い，気持ちの整理に付き合っていくかかわりが大切である。

　そして，これまで子どもと家族がどのように治療や処置に対して意思決定をしてきたのか，どのように取り組んできたのか確認していくプロセスが大切であり，私たち看護師は現象を丁寧にみて，分析する力を身につけていく必要がある。

■文献
1 ）Jonsen AR, Siegler M, Winslade WJ（赤林朗，蔵田伸雄，児玉聡・監訳）：臨床倫理学；臨床医学における倫理的決定のための実践的なアプローチ．第 5 版，新興医学出版社，東京，2006.
2 ）日本小児看護学会：小児看護の日常的な臨床場面での倫理的課題に関する指針．2010.
3 ）山下早苗，猪下光：外来通院している小児がん患者への告知に対する親の意向；告知に対する親の不確かさに焦点をあてて．日本小児看護学会誌 14（2）： 7 -15, 2005.

事例 ❖ 子どもが意思表明できない

予後不良の重度心身障がいをもつ学童期のAくんに対して，両親は，効果の乏しい治療であるが継続を強く希望している。Aくんの身体状態としては，治療の副作用で発熱がみられ，特別支援学校を欠席したり，苦痛を体験している。

解説：もやもやポイントは，Aくん自身が意思表示できない，認知能力が未熟であるため本人の意向が確認できないことである。そのため，無害や善行が脅かされる可能性がある。

子ども自身の意思決定能力が確認できない場合，代諾者である両親が子どもの最善の利益を考えられているかどうかを確認しなが

ら，その子どもにとって最善の治療選択ができているのかを考えていく。まずは両親（父親・母親）のそれぞれの思い・意向の確認をしながら，その気持ちに寄り添う必要がある。

子どもの意向が確認できないなかでも，Aくんが心地よい時間には筋緊張がとれたり，表情が穏やかになったり，笑ったりするときはどんなときかを両親と一緒に確認する。子どもが治療を受けることで不利益を受けていないか，治療の副作用で学校に通えないことがないか，学校での心地よい刺激や好きなことを奪われていないかなど，両親と一緒に考えるプロセスが大切である。

（笹木　忍）

これから発達していく子どもに抑制は必要なの？

気管チューブの事故抜去を予防するために身体拘束が行われている

もやもやポイント

❶安全を守るために，身体拘束することは仕方ないのか
❷現在行われている身体拘束は必要最小限なのか
❸事故予防のために在宅でも身体拘束すべきなのか

子どものプロフィール　めいちゃん，女児，1歳3カ月

疾　患　名：気管軟化症
家族構成：両親，兄2人（3歳，4歳），めいちゃんの5人家族

場面の状況

めいちゃんは生後2カ月時に呼吸不全で緊急搬送され，気管軟化症と診断された。啼泣のたびに高度な低酸素と徐脈を繰り返すため，生後3カ月時に気管切開術が施行された。現在，人工呼吸管理中である。啼泣による著明な低酸素発作をきたすため1歳までPICUで治療していたが，徐々に蘇生を要する低酸素発作が減ってきたため3カ月前から小児病棟での加療となっている。

現在，支えがあれば坐位保持が可能である。熊手の形でものをつかむことはできるが，片手から片手への持ち替えはみられない。声かけに反応し笑顔になったり，いやなことに対して泣いたりはするが，有意語を示す唇の動きはみられない。

めいちゃんには2人の兄がいるため，母親の付き添い入院はできず，2人部屋に単身入院中である。毎日，両親それぞれ2時間程度の面会に通っている。

PICUに入室しているころから，呼吸器回路をつかみ回路を外す行動がみられるようになったため，呼吸器回路は体幹にバンドを巻いてそこに固定する

ようにしていた。自ら気管チューブを抜去することはなかったが，気管切開のバンド交換などの処置時にチューブが抜けて急激な低酸素をきたすことがあった。そのため看護師は気管チューブの事故抜去がないように，めいちゃんの両手に布で作製されたベビー用ミトンを装着するようにした。また，面会時間以外でめいちゃんのそばに看護師や保育士がいられないときには，寝返りによる転落や人工呼吸器回路が外れることを予防するために体幹を抑制していた。両親は抑制に同意しており，定期的に同意書にサインをしている。面会に来た際には，「外してもいいですか？」と看護師に声をかけてくれており，そのつど抑制帯を解除する対応をしていた。

そろそろ退院との話が出てきたころ，母親から看護師に「家では，どうやって抑制したらいいですか？これ（抑制帯）と同じようなもの作ったほうがいいですか？」との質問があった。それを聞いた看護師は，今後も発達していくめいちゃんにとって抑制帯などを使用した身体拘束が必要なのか，望ましい対応なのか疑問をもった。

解　説

意思決定モデル（検討ツール）の選択

　医療者は，患者に対する身体拘束＊を含む抑制行為をしないほうがよいとは思いつつも，「患者の生命と安全を守るため」「人員不足のため」などの理由からジレンマを抱えながらも，やむを得ないと自らを納得させて行っている現状がある。小児分野においては，抑制が小児期に考慮すべき点である成長・発達の阻害要因にもなりうる。

　本事例では，看護師が身体拘束に対してこれでよいのかと疑問をもち，倫理的ジレンマに気づくことができている。そこで，本当によいのか，よりよい状況にするために何ができるかを分析するためのツールとして，Jonsen の 4 分割表[1] を用いて検討する。

ステップ 1：検討例

　表 1 に 4 分割表を示す。

①医学的適応

　現時点では医学的に人工呼吸管理が必要な状態であり，気管チューブ抜去によって低酸素状態に陥るという既往を鑑みても，確実な人工呼吸管理を行うことは「善行」であり，安全確保は「無害」の原則に沿っている。そのため，人工呼吸管理を確実に行うための身体拘束は倫理的原則に反していない。身体拘束において考えられるリスクは，身体拘束によって生じる皮膚トラブルや神経障害，骨折や関節可動域障害などとなる。これらのリスクに関して継続的に評価され，「無害」となるよう努力している。

　この分析から本事例では，医学的適応において身体拘束は倫理原則に反していないと考えられる。しかし，それは人工呼吸管理という医療行為に関する「善行・無害」であり，身体拘束自体が「善行」なのではない。身体拘束自体の「善行」にあたる根拠はみつけられず，身体拘束の機会を減らすことによって治療全体の「無害」を増すことができるともいえる。

　医学的所見において，身体拘束の機会を減らすために追加すべき情報として，陽圧管理がどの程度必要な気道状態であるかを再度評価し検討することで，人工呼吸器装着時間を減少させ身体拘束の機会を減少できる可能性がある。また，処置時の気管チューブ事故抜去時に低酸素となったのは，気管チューブによる気道確保が必須な状態であるのか，啼泣などによる発作様の気道狭窄によるものなのかを再度振り返ることも必要である。現時点で母親によるチューブ交換が問題なく行われており，気管チューブが抜去されたとしても対応できる状況にある。チューブ抜去によってすぐに状態が悪化するような状況ではないと医学的所見で示されれば，医療者や家族の身体拘束への依存度や重要性を緩和できる可能性がある。

②子どもの意向

　1 歳 3 カ月のめいちゃん自身が身体拘束に関して自らの意向を訴えることはない。人工呼吸器回路など何かをつかみたい・顔や身体に触れたいというめいちゃんの意思は身体拘束によって妨げられている。言語での訴えができない年齢のめいちゃんは身体で意思を表現するしかないため，それを妨げられることは「自律尊重」

＊身体拘束：衣類または綿入り帯などを使用して一時的に該当患者の身体を拘束し，その運動を抑制する行動の制限（昭和 63 年 4 月 8 日，厚生労働省告示，身体拘束の定義）。

表1　4分割表

医学的適応		子どもの意向	
・気管軟化症があり，気管切開部からの気管チューブによる気道確保と人工呼吸器による陽圧サポートが必要な状況である ・処置時に気管チューブが抜けて急激な低酸素をきたすエピソードがあった ・月に1回，気管チューブを入れ替えて実施している。母親の手技による入れ替えも問題なく行えている ・抑制帯使用による合併症の有無は日々「抑制アセスメント」として看護記録に評価記載されている。抑制帯使用による皮膚トラブルや神経障害はみられてない ・関節拘縮や筋萎縮はみられていない。関節可動域は正常である。骨折の既往や易出血傾向はない		・1歳3カ月の幼児であり，言語で自らの意向を伝えることはできない ・人工呼吸器回路をつかんだり，顔や身体を擦る動作がある	
QOL		周囲の状況	
・ほぼベッド上で生活している。面会時以外は転落予防のために体幹抑制されている。気管チューブ抜去予防のため両手にミトンを装着している ・面会時は面会者がそばにいて安全を確保できるため，抑制帯による身体拘束は解除している ・両親は，面会時の身体拘束解除の前には看護師に伝えてくれている ・母親は，退院後，在宅でも身体拘束が必要ではないかと考えていることから，めいちゃんの成長・発達，自由な行動が妨げられる可能性がある		・単身入院中で毎日，両親の面会がある ・両親は抑制に同意しており，同意書にサインしている ・母親は面会中に「抑制を外していいですか」と確認したうえで抑制を解除している ・日中，看護師や保育士がそばにいる間や，両親の面会時に，バギーやベビーチェアで坐位となり遊んだり，人工呼吸器ごとのバギーでの散歩に出かけている ・今後，人工呼吸管理のまま在宅療養へ移行の予定である。家族は両親と兄2人である ・現時点で自宅への訪問看護など社会的資源は不要と考えている	

のみならず，「表現する権利」を妨げられている点で倫理に反している。何をしたいと感じているのかを読み取る努力をするとともに，何かをつかみたいようであればつかめるものを用意したり，顔や身体に触れたい理由が瘙痒感や違和感によるものではないのか配慮したりするなどのかかわりが望まれる。

　代理で意思決定をする立場にある両親は，抑制に同意しているため「自律尊重」に反してはいない。しかしこれは，同意であって選択した

ものではない。日本看護協会によって出された『小児看護領域の看護業務基準』[2]では，「子どもの安全のために，一時的にやむを得ず身体の抑制などの拘束を行う場合は，子どもの理解の程度に応じて十分に説明する。あるいは，保護者に対しても十分に説明を行う」とあり，許可を得るだけでなく十分な説明と納得のもとの実施でなくてはならない。

　母親が面会時に「抑制を外してもよいか」を尋ねて身体拘束を解除することからは，抑制が

必要な理由を理解しつつ，最小限の時間にとどめたいと思っている可能性があると考えられる。

③ QOL

身体拘束は基本的人権や人間の尊厳を守ることを妨げる行為であり，それは子どもにとっても同様であるため，倫理に反している行為である。『小児看護領域の看護業務基準』[2]において「拘束は，必要最小限にとどめ，子どもの状態に応じて抑制を取り除くよう努力をしなければならない」とあり，入院中および今後の在宅療養生活において抑制を最小限にするための方法を講じる必要がある。

また，身体拘束は，発達段階にある小児の行動範囲を狭めるのみでなく，周囲のさまざまなものに触れて体験を重ね認知能力を高めていく機会も減らすこととなる。これらは，子どもの「遊ぶ権利」「学ぶ権利」「育つ権利」など多くの権利を阻害する。

今回，母親が在宅療養中にも抑制帯を使用すべきではないかと考えているのは，安全確保のためには身体拘束が必須であると感じていることや，ほかの方法を思い浮かべることができていないことが考えられる。生命の危機に直結しうるリスク軽減に注意が向くのは当然のことであり，在宅療養への移行準備中の家族は，子どもの成長・発達や QOL を配慮するまでに至らないことが多い。医療者が子どもの QOL までを十分に配慮した生活のあり方を共に考えていけるようにする必要がある。

④ 周囲の状況

めいちゃんに行われている身体拘束は，転落予防やチューブ類の事故抜去予防といった安全確保のために行われている。めいちゃんのそばで誰かがめいちゃんを見守ることができれば身体拘束することなく安全確保ができ，また何かがあったときにも速やかに対応できる可能性が高い。多職種によるかかわりや病室の場所などの配慮によって身体拘束の機会が減ることもありうる。

在宅療養においても，どの程度めいちゃんから目を離す時間があるのか，日常生活パターンやサポート体制を確認し，状況に応じた事故予防対策を考えていくことが望ましい。

ステップ2：倫理的課題に対する「判断」と「行動」

身体拘束は，医療または保護に欠くことのできない限度においてのみ可能とされており，療養上の理由による身体拘束は法的には原則として認められない。4分割表の「医学的適応」では倫理原則に反していないと考えられることから「安全のために」「やむを得ない」を理由にしがちであるが，ほかの3項目では権利侵害となりうる事柄を多く含んでおり，倫理的問題を抱えていることを重く受けとめ，できる限り身体拘束を減らしていけるよう努めるべきである。

まずは「医学的適応」として，人工呼吸器装着時間を短縮できるかを確認し，人工鼻装着などによって人工呼吸器回路から離脱することで身体拘束を減らせるかを検討する。また，チューブ類の事故抜去を予防するために，チューブ・呼吸器回路の固定位置や固定器具，固定方法の検討をしたり，チューブ類以外に興味がもてるものなどを用いて気をそらせたりするなどの工夫もできる。また，めいちゃんは1歳3カ月であるが認知機能は発達していくため，「言ってもわからない」としたまま過ごすのではなく，危険なことを発達に応じて繰り返し本人に伝えていくことも必要である。

今後，在宅療養に向けて，家族背景や日常生

活を含めた情報収集を行い，身体拘束という方法にとらわれずにめいちゃんの子どもらしい成長・発達を促せるような療養環境を整えていけるよう，両親と共に考えていけるとよい。

ステップ 3：ケースのまとめ

本事例は，入院中，安全管理のためにやむを得ず身体拘束をしていた子どもに対して，今後自宅に帰ってからも身体拘束が必要かもしれないと感じている親を見て，身体拘束の必要性について看護師が感じたジレンマである。めいちゃんの成長・発達過程を振り返り，今後の生活を予測した対応を家族と共に検討していくことが重要となる。

まとめ

厚生労働省によって 2000 年に行われた『身体拘束ゼロ作戦推進会議』，翌 2001 年の『身体拘束ゼロへの手引き』などでは，身体拘束の廃止に向けた取り組みがあげられているが，これまで身体拘束の是非について問われてきたのは，精神疾患患者を発端として，それに続く介護福祉の分野においてである。小児に関してはこれらの手引きなどで取り上げられてはいないが，対象が小児であっても，その行為が自律やQOL を阻害していることに関して成人との違いはない。

小児看護では，院内での安全管理や子どもの状態悪化予防のための手段として身体拘束を選択せざるを得ない状況が少なくない。しかし，そのなかでも，子どもの権利擁護を常に考え，家族・多職種と共に成長・発達に応じたかかわりをしていくことによって，子どもの QOL を高めていけると考える。

■文献
1 ）Jonsen AR, Siegler M, Winslade WJ（赤林朗，蔵田伸雄，児玉聡・監訳）：臨床倫理学；臨床医学における倫理的決定のための実践的なアプローチ．第 5 版，新興医学出版社，東京，2006.
2 ）日本看護協会・編：小児看護領域の看護業務基準．日本看護協会看護業務基準集（2007 年改訂版），日本看護協会出版会，東京，2007.

事例 ❖ 胃管の事故抜去を予防するために両手を抑制する

Ａちゃん（2歳）は経口哺乳ができないため，鼻に挿入された胃管から栄養剤を注入している。ミトンをしていても鼻を擦って胃管を抜いてしまうこともあったので，誤飲予防のために栄養剤注入中は両手を抑制帯で身体拘束し，両手が顔に届かないようにしている。

解説：このことを4分割表で分析すれば，医学的適応では，情報として，胃食道逆流はないこと，腹部膨満が強く1日3回の浣腸を実施していること，栄養状態や消化機能に問題はないことなどの消化機能・腹部状態などがあげられる。自律や周囲の状況において特記事項はないが，QOL では1日5回経管栄養ポンプを使用して1回150mL の栄養剤を60分かけて注入しているという現状や，胃管固定方法などがあげられる。

これらの情報をあげたうえで，いつからどのような理由で1回量や注入時間が現状に至ったのかの情報を加えてみることによって，1回の注入量を増やし注入回数を減らすことや，注入時間を減らすことが可能であるか検討するという方法を考えることができる。Ａちゃんが2歳であることを考えると，150mL の注入量であればポンプ使用ではなく，数回に分けて手押しで注入することも可能かもしれない。これらの分析・対応によって，胃管事故抜去を予防するための身体拘束の時間を減少させ，QOL を改善させることができる。

また，胃管固定方法や固定部の皮膚の状態をアセスメントし，チューブ挿入部位や固定部位の違和感・瘙痒感を減じる対策を検討できれば，無意識にチューブ周囲の皮膚を擦ることによる事故抜去のリスクを減らし，チューブ事故抜去による誤嚥や再挿入に伴う苦痛を防ぐことができる。

胃管の事故抜去は，小児において日常的に生じる頻度の高いアクシデントの1つである。そのアクシデント状況の分析過程で「抑制は行われていたか」が確認され，対策として「注入中は確実に上肢の抑制をする」とされることも少なくない。事故予防・安全確保のための抑制・身体拘束が善行・無害の倫理原則を果たすための手段として正当化されやすいために，倫理的問題として気づかれにくい。しかし，本事例で倫理的側面を分析したように，身体拘束そのものは子どものさまざまな権利を侵害する倫理的問題であることを忘れてはならない。

（横山奈緒実）

123

上肢抑制は本当に 24 時間
必要なの？

前施設のやり方を評価せずに 24 時間の抑制を続けている

**もやもや
ポイント**

❶ **本当に 24 時間の抑制が必要なのか**
❷ **手指を自由に動かして探索していくことを阻害して，発達に影
響を与えないだろうか**
❸ **抑制方法や解除に向けての評価をせずに，前の施設での方法を
続けていてよいのだろうか**

子どものプロフィール　みづきちゃん，女児，2 歳

疾　患　名：染色体異常，West 症候群，胃食道逆流，発達遅滞
家族構成：両親，みづきちゃんの 3 人家族

場面の状況

　家族の養育困難により 1 歳のときに乳児院に入所
後，医療型障害児入所施設へ移行して数日が経過し
ていた。胃食道逆流（GER）があり，胃瘻造設と噴
門形成術を 2 カ月後に施行する予定で，それまでの
期間は ED（経鼻経腸）チューブから栄養や水分の
注入が行われていた。日中の数時間は注入せず，
チューブはクランプされているが，それ以外は持続
注入が行われていた。みづきちゃんは体動が激しく，
乳児院に入所しているときから両手を 24 時間抑制
されていた。施設移行時に抑制について検討の際，
前施設の方法で自己抜去していなかった経過や，み
づきちゃんがまだどのような手指の動きをするか推
測できないため，24 時間の抑制は継続して経過を
みることとして多職種で話し合って決定し，施設移
行後も抑制されたまま過ごしていた。

　抑制は，服の両袖を輪ゴムで止められ，その上か
らタオルを巻き，テープで固定する方法で行われて
いた。本人は抑制に対して落ち着かない様子でタオ
ルをなめたり，足をなめようとしたり，バギー上で
動きながら時々不満そうに声をあげていた。みづき
ちゃんの発達は，定頸しているが自立坐位は不可で
あり，発語は喃語が出る程度である。

　みづきちゃんが入所している病棟には肢体不自由
や重症心身障がいのある子どもが入所している。み
づきちゃんの部屋は 6 人部屋で，同室者は気管切開
や人工呼吸器など医療的ケアを有している子どもが
多く，ケアが重なる時間帯はみづきちゃんのみを観
察することは困難であったが，看護師はみづきちゃ
んの落ち着かない様子をみて，本当に 24 時間の抑
制が必要なのか疑問を抱いていた。

解　説

意思決定モデル（検討ツール）の選択

　抑制を行う状況の多くは治療上の安全を守るためである。特に看護師は患者の安全に対する感受性が高いため，抑制解除に向けた取り組みについて慎重になることがある。そのため，医学的問題やみづきちゃんのQOL，周囲の状況を丁寧に分析して抑制に関する倫理的問題や解決を示していくためにJonsenの4分割表[1]を用いて検討する。

ステップ1：検討例

　表1に4分割表を示す。

①子どものおかれている医学的状況（QOLを含む）を明らかにする

　ED（経鼻経腸）チューブによる持続注入が長時間行われており，自己抜去防止のために手指の抑制を24時間行っている状況である。注入時間の短縮や，NG（経鼻胃管）チューブに移行できるかは現時点では難しい。24時間の抑制によって，水分・栄養を確実に摂取できるが，みづきちゃんが子どもらしく生きていく権利や尊厳を脅かしている。また，子どもの発達にとって重要な手指の探索行動が阻害される可能性がある。

②子どもの判断能力を確認したうえで，子どもの希望を把握する

　みづきちゃんは2歳であり，また発達遅滞から言語的に自分の思いや意見を伝えることはできない。しかし，みづきちゃんの行動を観察していると，落ち着かない様子で，抑制のためのタオルをなめていたり，不満そうな声を出しており，現在の状態が快適であったり楽しい状況ではないことがうかがえる。

③子どもが判断能力を失っている場合は，事前指示があるかを確認し，ない場合は代理人を特定する

　みづきちゃんの抑制については，前施設の方法で自己抜去されていなかった経緯や，みづきちゃんの行動パターンがまだ把握できていなかったため，同じ方法で継続することを転院時に多職種で話し合い決定していた。また，みづきちゃんの代弁者となる親は，養育困難を理由にみづきちゃんを預けており，面会はほぼない状況であったため，親の意向を確認することは難しい。そのため，みづきちゃんにかかわる医師・看護師が再度，抑制の必要性を話し合い決定する必要がある。

④家族の希望，周囲の状況（経済的問題，医療資源の問題，法律など）を把握する

　上記③と同じく，家族の希望を確認することは難しい状況である。みづきちゃんの入所している施設では，X線透視下でのEDチューブの入れ替えは可能であるが，夜間や土日などは小児科医師が当直していないこともあるため，早急な対応ができないこともある。また，入所している病棟は人工呼吸器や，多くの医療的ケアが必要な障がいの重い利用者もおり，ケアが重なる時間帯はみづきちゃんのみを観察することは困難で，現時点まで抑制解除の評価や実施ができていなかった。

⑤何が倫理的問題（ジレンマ）で，誰が問題にしているかを明確にする

- みづきちゃんの自由に手を動かしたい，縛られたくないという「自律・善行」と，看護師のEDチューブの自己抜去防止という「無害」とのジレンマ

表1　4分割表

医学的適応	子どもの意向
• 胃食道逆流（GER），染色体異常，West 症候群，発達遅滞 • 原疾患・障がいとしては慢性期の状態 • GER に対して，手術による胃瘻造設と噴門形成術が予定されており，手術までの期間，ED（経鼻経腸）チューブによる持続注入が行われている • ED チューブによる持続注入が適切に行えないと 1 日の水分・栄養が摂取できないため，点滴による水分・栄養の投与を行わなければならない。また，手術を予定よりも早く実施できるか検討しなければならない • ED チューブを自己抜去しないよう手指の抑制を行うことによって，栄養摂取の確保を確実に行うことができる。また，ED チューブを抜去した場合に X 線透視下で入れ替えを行うため，頻回な X 線曝露のリスクを避けることができる	• みづきちゃんは発達遅滞もあり，抑制に対しての思いや意見を言語的に話すことができない • みづきちゃんの代弁者となるのは両親であるが，面会は現在ほぼない状況のため意向を確認するのは難しい • 言語的に意向を話すことはできないが，落ち着かない様子で抑制のタオルをなめていたり，不満そうな声を出しており，現在の状態が快適でなく，楽しい状況ではないことがうかがえる
QOL	周囲の状況
• ED チューブの自己抜去を防ぐために抑制することで，栄養は確実に確保できるが，子どもの発達にとって重要な手指の探索行動が阻害されたり，湿潤状態による皮膚トラブルなど，身体的・精神的発達の問題を伴う • みづきちゃんは苦痛や自分が行いたいことを訴えることが難しいため，医療者は落ち着かない様子や不機嫌なことに対して抑制が関係している可能性に気づきにくく，身体的・精神的な苦痛が続いてしまう可能性がある	• 抑制解除を決定するのはみづきちゃんにかかわる担当医師・看護師である • みづきちゃんの入所している病棟は人工呼吸器装着や多くの医療的ケアが必要な障がいの重い利用者がいる病棟である。ケアが重なる時間帯はみづきちゃんのみを観察することは困難で，抑制解除の評価や実施ができない状況である • 保育士・介護福祉士は医療的ケアのない肢体不自由のある子どもの療養上のケアを行っている。また，保育・学生活動などは保育士が計画し，医療的ケアのある子どもも活動に参加している • 保育士・介護福祉士は保育活動でみづきちゃんにかかわっている。抑制されているため手指の探索につながる遊びは提供できない状況である

• 子どもの尊厳を守り，不快な状態を回避するための抑制解除の検討ができていない看護師のジレンマ

⑥**話し合いにより，誰もが納得できる方法を模索し，問題となっている倫理的ジレンマの解決をめざす**

まずは多職種でカンファレンスを行い，安全に行動評価ができるような計画を立てる。複数の看護師・保育士を部屋担当に配置できる日を設け，みづきちゃんの抑制を外して，どのような行動や自己抜去につながる動きがあるのか観察する。手の巧緻性やチューブを引っ張る動作があるか，瘙痒感でテープをこする仕草はあるか，体動でチューブを引っかける可能性があるかなど，みづきちゃんの身体的な発達段階と抜

去につながる環境因子を，ほかのケアに追われずに時間をかけて安全に評価する。

　自己抜去につながる動きがみられなかった場合，手の動きやたるみなどで引っかけないようなEDチューブの固定方法や，環境調整で抑制解除を実施できると評価できたら，それぞれの職種が協働し合える態勢をつくる。具体的には，医師へは抑制解除と検討した方法の実施日を伝え，自己抜去してしまったときにすぐに対応できるよう協力を依頼する。また保育士には，抑制解除をしてマンツーマンでの遊びを提供してもらい，予測できなかった動きや行動がないか，みづきちゃんの様子や行動を共有する。解除後は各職種と連携しながらきめ細かい観察をし，予測できなかった動きなどがないかを共有する。

　一方，EDチューブ抜去のリスクが高く，代替手段がないために抑制が必要な場合，①現在の方法で適切なのか，②看護師や保育士がかかわれる時間，③寝ているときは抑制解除が可能かを再検討することや，GERの程度，嘔吐の回数，胃容量などを医師と確認し，NGチューブによる経営栄養に移行できないかを話し合うようにする。

ステップ2：ケースのまとめ

　本事例では，複数の看護師でみづきちゃんの行動を評価し，抑制解除を検討することをチームで決定した。抑制を解除してみづきちゃんの行動を観察したところ，手指の巧緻的な動作はまだ獲得されておらず，チューブを引っ張って抜こうとする動作がみられなかったため，テープ固定方法を検討し抑制を解除することができた。しばらくすると，みづきちゃんは指しゃぶりができるようになり，無表情で落ち着かない様子から，笑顔や子どもらしい表情がみられるようになった。

　もしチューブを引っ張るような動作があり，抑制が必要だと判断されても，前施設での方法を再検討する必要がある。例えば，よく動く手の反対側にチューブを固定して片手のみの抑制にしたり，保育士と連携して数時間でも抑制を解除する時間を設けたり，みづきちゃんの負担が少ない抑制方法を検討する必要がある。

　みづきちゃんは抑制解除後も，EDチューブの自己抜去に至ることはなかった。抑制をされていたときは保育活動も十分に受けることができなかったが，上肢が自由になり，みづきちゃんに適した保育の提供が可能になったことや，EDチューブがあるからこそ，不快でチューブを気にしたり不穏につながらないよう，行動を予測した丁寧なかかわりをしていこうという保育士・看護師の意識変化につながった。そして2カ月後には胃瘻の手術に臨むことができ，胃瘻増設術後には摂食訓練が開始され，必要栄養量や水分量を経口で取ることができるようになり，数年後には胃瘻も閉鎖することができた。

　最初にみづきちゃんの抑制について問題提起をした看護師は，「自分ひとりでもやもやしているのかなと思っていたけれど，声をあげてみんなで取り組んだことで，みづきちゃんによいケアができたことは本当によかった。これからのケアにつながります」と語り，みづきちゃんの手術後の支援も，受持看護師やチームと協働しながら良好なメンバーシップを築いて取り組むことができていた。

まとめ

　治療や生活の場において，随意的または不随意的な運動で医療デバイスの自己抜去や危険行動は命にかかわることもある。例えば，気管切開カニューレを使用している子どもにとっては，カニューレの自己抜去はいのちにかかわるため，病院や施設，自宅でも安全を優先して抑

制が行われていることがある。そのため抑制を行っている場合に解除しなければと思っていても，子どものいのちや安全を考えると解除への方策が滞ってしまう。初めはひとりの声かもしれないが，「このままでいいのか？」と心に引っかかることを支援者で共有し，「この子どもにとって抑制は必要なのか」「代替できるものや解除できる時間は確保できないか」と話し合いを続けることが重要である。その際に倫理原則やガイドラインに立ち返ったり，具体的な解除事例を参照するなども支援のヒントとなる。抑制解除をひとりで決定するのではなく，支援者がさまざまな意見や具体的な方法を話し合い，合意していくことも抑制解除につながる重要なプロセスである。

　障がいをもつ子どもは認知発達やコミュニケーションに課題のあることが多く，不快なことや自分の意思を言語的に伝えることが困難であることが多い。看護師が子どもの不快なサインを捉えるためには，日頃からよく観察し，微細なサインや子どもが感じている世界を捉えていく必要がある。そして，子どもの尊厳を脅かすケアに陥っていないか，日常的なケアから倫理的感受性を高くもってあたることが重要である。

　また，家族の養育の力が弱まっている場合や虐待ケースなど，時に自宅でも不適切な抑制が行われていることもあり，子どもの最も身近な代弁者が医療職・福祉職の場合もある。医療型障害児入所施設などでさまざまな職種が子どもを多角的にみている場合，かかわっている職員一人ひとりがもっている子どもの様子や表情の捉え方，どのように感じているかを情報共有して，家族アセスメントやケアの提供をしていくことが重要である。

■文献
1）Jonsen AR, Siegler M, Winslade WJ（赤林朗，蔵田伸雄，児玉聡・監訳）：臨床倫理学；臨床医学における倫理的決定のための実践的なアプローチ．第5版，新興医学出版社，東京，2006.

事例1 ❖ 家族の意向で抑制を継続してよいか

短期入所を利用しているAさん（学童期）は呼吸障害があり，気管カニューレ（気管切開カニューレ）を使用していた。自宅では気管カニューレの自己抜去防止のために，両手ミトンを使用しており，両親は短期入所中も24時間のミトン使用を希望していた。特別支援学校の訪問学級など，マンツーマンでかかわれるときはミトンを外していたが，長時間看護師がAさんとだけかかわることはできなかった。看護師はこのまま24時間ミトンを使用していてよいのだろうかと感じていた。

解説：本事例のもやもやポイントは，家族の意向だからと抑制を続けてよいのかという点である。

気管カニューレの抜去は，対応が遅れればいのちにかかわるため，「生命の安全」を優先すると抑制せざるを得ない状況がある。また，危険行動・不随意運動・筋緊張など予期できない動きがある場合，自己抜去のリスクは高い。抑制解除を検討する際は，本人の行動を観察して多職種で行うとともに，家族とよく話し合うことが重要である。その際，家族の今までの方法を否定するのではなく，信頼関係を築きながら，「子どもにとってよりよいケアを一緒に考えたい」という姿勢で話し合う。本事例では，短期入所の環境でも睡眠中に危険行動がないことを確認し，寝ている間と訪問学級中は抑制を解除していくことを家族と合意して実施した。

事例2 ❖ 車椅子から降りて自由に遊びたい

ダウン症候群のBくん（幼児後期）は，2歳から医療型障害児入所施設で生活をしており，入所当初は自立坐位も不安定だった。車椅子が作製され，活動や食事で安定した支援ができるよう乗車時は車椅子用テーブルが装着されていた。成長・発達とともに自立坐位，四つ這い，つかまり立ちができるようになり，そのころからテーブルを装着しようとするといやがり，車椅子から抜け出そうとする行動がみられるようになった。看護師・保育士は，車椅子から転落してしまっては危ないと考え，Bくんがいやがってもテーブルを装着していたが，この支援でよいのか疑問を感じていた。

解説：本事例のもやもやポイントは，Bくんの活動や支援にとって必要であった車椅子テーブルが，成長・発達とともに抑制になっていたことである。

今まで適切だった支援の問題点に気がつくのは難しく，スタッフのなかにも「テーブルが抑制になるのか？ ほかの子どもにも抑制になってしまうのか？」と戸惑う声があった。Bくんにかかわる多職種でカンファレンスを行い，車椅子テーブルのすべてが抑制になるわけではなく，成長・発達に伴って本人がいやがったり，行動の制限になってしまうことは抑制にあたることを共有した。また支援として，食事時間以外はプレイスペースで自由に遊んだり，マンツーマンでかかわれない時間帯は，歩行器で安全に過ごせないかを理学療法士と検討することになった。

（尾上　望）

子どもの状態と母親の状況から
鎮静薬投与の提案をしてみたけれど

母親と看護師の間で鎮静薬投与への考えが異なる可能性がある

**もやもや
ポイント**

❶ 状態悪化予防のための鎮静薬使用を安易に選択していないか
❷ 鎮静薬で抑制される状態は子どもにとってよいことなのか
❸ 子どもにとって鎮静薬を使用するまでの安静が必要なのか

子どものプロフィール　しゅうくん，男児，8カ月

疾　患　名：先天性心疾患
家族構成：両親，しゅうくんの3人家族

場面の状況

　しゅうくんは出生後，NICUで高度な集中治療管理を受けていた。両親は毎日面会に訪れ，看護師に促されながら，しゅうくんの頭や手足に触れて過ごしていた。覚醒や体動によって循環動態バランスが崩れる状態であったために深鎮静が必要であり，覚醒しているしゅうくんと両親が面会できることはほとんどないまま1カ月が経過した。

　生後1カ月目に1回目の心臓姑息術が施行され，深鎮静の必要性が軽減してきたが，啼泣による急激な顔色不良と末梢循環不全を容易にきたす状態であったため，しゅうくんが泣き始めると看護師はすぐに空乳首を与えたり，しゅうくんをあやしたりして対応していた。両親の面会中は両親による抱っこを促しながら，あやしきれない状態であると判断したときには看護師が対応を替わり状態悪化を予防していた。それらの対応でも呼吸負荷・循環不全が防げないと判断した場合には，医師に相談し，追加での内服鎮静薬を投与し安静保持できるよう努めていた。

　生後6カ月時に2度目の心臓姑息術が施行され，

生後7カ月時には血管作動薬の持続点滴も不要となったことから，自宅退院をめざし，小児科病棟での母親付き添い入院となった。このころには少しの啼泣で顔色不良となることは減っていたが，泣き続けることで顔色不良・徐脈になり酸素や薬剤投与による回復を図ることがあった。看護師は「泣くことによる身体への負担と泣かせない工夫」を中心に母親へ指導していった。母親は安静保持の必要性を理解し，しゅうくんが泣いていると抱っこや声かけ，おむつ交換や腹部ケアを検討するなどの工夫ができていたが，「泣きやまなくて…」と涙している姿もみられるようになった。夜間数時間，しゅうくんを抱っこしながら病棟内を歩いている母親を見かけることもあり，看護師は「眠くなる薬を使うこともできますので，無理しないでくださいね」と声をかけた。母親は「皆さん，そう言ってくださいます。でも，もう少し薬は使わないでがんばってみます」と俯きながら応えた。看護師はこの言葉を聞いて，母親はわが子に鎮静薬を使用して泣きやませることに抵抗があるのかもしれないと感じた。

解　説

意思決定モデル（検討ツール）の選択

本事例について，何が倫理的問題となり得るのか，倫理的に最善な方法をとるためにはどのように考えていけばよいのかのプロセスを導くために，Thom, の10ステップモデル[1]を用いて検討する。

ステップ1：**状況を再検討する**

しゅうくんは生後から，状態悪化を防ぐために安静を強いられてきていた。啼泣などにより容易に生命の危機に陥る状態となるため，看護師は鎮静薬の投与も含めて，さまざまな工夫でしゅうくんの安静を保持できるようにかかわっていた。

2回の心臓姑息術が行われたことから，少しの動きや啼泣によって身体に流れる血流が急激に不足したり，呼吸状態が悪化してしまうリスクは減ってきた。しかし，まだ根治術を終えていないため，啼泣の持続や運動負荷により循環動態が不安定となる可能性はある。根治術まで自宅でしゅうくんが状態悪化なく過ごすことができるように，看護師は母親に対して養育上の注意点について説明しており，母親はその説明などによって安静保持の必要性を理解できている。そのため，母親もさまざまな工夫によってしゅうくんが泣かないように行動しているが，泣きやまないときのつらさも生じているようであった。

看護師から鎮静薬使用を提案され，鎮静薬使用という方法も知っているが，ほかの方法で泣きやませようとする発言があった。母親が，できれば鎮静薬を使用したくないと思っている可能性もある。

ステップ2：**補足的情報を収集する**

はじめに，現在のしゅうくんの心機能と全身状態の医学的情報の把握が必須となる。入眠時と覚醒時のバイタルサインや全身状態の変化がどの程度あるか，どの程度の運動により状態悪化の症状をきたしてくるのかを，検査データや日々の記録などから情報を得て可視化する。鎮静薬使用の有無や是非を検討するうえでは，このように，どの程度の安静や鎮静が必要であるのかが最も根本的な問題となる。

次に，しゅうくんの生活パターンについても情報を得る。空腹・便秘時，人がそばにいない時間帯など，啼泣するタイミングにパターンがあるか，どんな方法で泣きやむことが多いのかなどについて，看護師と母親の双方の感覚を確認し，情報として収集する。

鎮静薬に関しては，鎮静薬使用の頻度や効果に加えて，医師に今後の鎮静度や鎮静薬使用に関する方針を確認するとともに，医療者や母親が考える「鎮静薬の必要性や使用に関する考え方」についても確認する。

ステップ3：**倫理的問題を識別する**
①原則的問題
【善行・無害】

しゅうくんは，啼泣が続くことなどによって生命の危機に直結する状態に陥る可能性があるため，鎮静薬を投与し状態安定を図ることは「善行」であり，「無害」の原則に則っている。これまで鎮静薬使用による呼吸抑制や血圧低下などをきたした情報はないため，鎮静薬による危害は生じていないと思われる。しかし，先天性心疾患の子どもへの鎮静薬投与による呼吸停止・心停止などの報告は決して少なくない現状からも，危害が皆無ではないために注意が必要

である。

【QOL】

QOL の点で考えてみると，鎮静薬使用は本人の意思とは関係なく意識低下をもたらすため，「QOL」を低下させる行為であるといえる。

【自律】

「自律」の原則の視点においては，しゅうくん自身が安静保持や鎮静薬使用に関して選択し，それを表現することは不可能であり，しゅうくんの意思確認をすることはできない。しかし，しゅうくんの発達段階で可能な啼泣という意思表出はできており，また，ケアによって泣きやんでいることも自らの意思であると捉えられる。これに関して，鎮静薬使用によって意識を低下させられ意思表出を抑えられてしまうことは，自律性を損なわれている点で「自律」の原則に反している。母親に対しては，鎮静薬の使用に関して提案し，母親の考えを確認していることから「自律」の原則には反していない。

②倫理上の権利の問題

鎮静薬投与による身体可動と意識の低下は，厳密には身体の抑制行為にあたる。これは，子どもは抑制や拘束をされることなく，安全に治療や看護を受ける権利があることに反する。また，啼泣などの意思表示を制限することから「意思の表明，表現の自由」の権利，「遊びの機会を得る」などの権利行使も妨げる状況になる。

③倫理的義務・責務・忠誠の問題

看護師は，鎮静薬以外の対応を行ったうえでの鎮静薬使用の提案をしており，責務を果たすことができている。啼泣が続くことによる状態悪化を防ぐための鎮静薬使用の提案であり，身体の健康を守るという義務を果たす行為でもある。しかし，鎮静薬使用によってでしか安静保持ができないのかどうかのアセスメントをし，

「可能な限り身体抑制を避ける」ためのほかの方法を検討してみることは，最適なケアを考慮するうえで必要である。

わずかな変化が生命に直結し，看護師の管理1つで子どもの予後が急激に左右される先天性心疾患の子どもをケアする看護師は，日々緊張状態のなかで細やかな看護実践を行っている。そのなかでも，啼泣による状態悪化を避けることに関しては，看護師が特に留意しており苦労する点である。しかし，その子どもは子どもらしく成長・発達していく権利を有していることを忘れずに，生命の危機と成長・発達，子どもの権利の行使の折り合いをつけていくことが必要になる。

身体の成長と術後の経過によって継時的に変化していく子どもの状況に応じて，どの程度の安静度が必要か，どの程度の運動であれば許容できるのかを常にアセスメントしながら覚醒時間を増やし，成長・発達にまで目を向けていく対応を心がけていくことが望ましい。啼泣による状態悪化の怖さを知っている看護師は，状態悪化を予防するために過度の安静保持を望むことがあるかもしれない。それは職責をまっとうするうえでの思いであり，倫理に反している行為ではないと思われるが，同時に，そこに付随する倫理的問題を思慮してみることも必要である。絶対に安静にさせなくてはならないという自分の思い込みを，そのまま家族にも強いてしまう可能性があることにも留意する必要がある。鎮静薬使用を家族に勧める際にも，そのときになぜ鎮静が必要だと思うのかの根拠を，看護師自身が考えてみることで倫理的な対応につながりやすくなると考える。

ステップ 4：個人的価値観と専門的価値観を明確にする

① 個人的価値観

　看護師：鎮静薬投与という行為は子どもにとって非日常的な行為であり，可能であれば母親の考えと同様に，鎮静薬使用以外で安静保持ができたほうが，しゅうくんにとっても母親にとってもよいのではないかと考えている。

　母親：できれば鎮静薬以外の方法によって，しゅうくんの安静を保ちたい。

② 専門的価値観

　看護師：しゅうくんは根治術前であり，啼泣し続けることによって生命の危機に陥る状態となりうる。状態悪化の予防のためには，鎮静薬投与などによる鎮静が必要となる場面もある。

ステップ 5：キーパーソンの価値観を識別する

　鎮静薬使用を躊躇する親は少なくない。副作用への懸念，成長・発達への影響に関する心配，自然なかたちで安静を保たせてあげたいという思いなど，理由はさまざまである。しゅうくんの母親が，鎮静薬使用の提案時に「もう少しがんばってみます」と鎮静薬の使用を待ちたい意思を示していることに留意し，母親が鎮静薬の使用に対してどのような思いをもっているのか，その理由は何なのか，意向を確認することが必要である。

ステップ 6：価値の対立があれば明確にする

　しゅうくんの状態悪化を防ぐために安静保持が必要であることや，必要時には鎮静薬を使用のうえ鎮静したほうがよいことを理解・納得している点で，医療者間や，医療者と家族間の大きな価値の対立は生じていない。しかし，母親はわが子の身体状態の安定のために安静保持の必要性を感じていながらも，鎮静薬の使用に対して躊躇する様子がみられていることから，家族が重視している価値を確認して，それを尊重していける方法を共に考えることが望まれる。

ステップ 7：誰が意思決定すべきかを決める

　退院後の生活を考慮すると，母親の判断を支援していく態度でいることが望ましい。しかし，母親の行動や意思を見守りながらも，しゅうくんの状態観察は看護師の責任のもとに行い，状態悪化の予防のために早急な鎮静が必要であると判断した場合は，看護師の判断で鎮静薬使用を検討したほうがよいこともある。ただし，鎮静薬投与は医療行為であるため，その決定は医師でなくてはならない。

　それらを踏まえ，母親の意向を尊重しながら，看護師・医師の専門的判断を伝え，しゅうくんにとってよいことを共に決定する。

ステップ 8：行動範囲と予測される結果を関連づける

　しゅうくんが医学的にどの程度まで泣いてもみていられるのかなどを，検査データやバイタルサイン，実際のしゅうくんの状況を確かめながら家族と共に確認する。医学的所見からの安静の必要性と，しゅうくんの安静の保ち方を併せてアセスメントする。

　また，母親の思い・考えを確認し話し合っていくことで，今後の成長・発達を含めたしゅうくんにとっての最善を考えた対応を検討していくことができる。

ステップ 9：行動方針を決定し実行する

　ステップ 8 の結果によって，医療者も家族も泣かせてはならない程度を認識できる。そのうえで，啼泣の程度とそのときの全身状態に応じて何ができるのか，何をすべきかについて，一緒に考えていけるようにする。

子どもを常に泣かせない状態にすることは不可能であり，それを強いられることは家族にとって非常にストレスとなることを認識する必要がある。家族と共にしゅうくんの生活パターンや啼泣時のくせなどを確認し，どのような対応によってほどよい安静が保たれるのかを日々のケアのなかで家族と話していくことで，退院後の生活についてのイメージをつけていくことができると考える。啼泣に関してどこまでであればみていられるのか，みていられない状況となったらどうしたらよいのかを体験のなかで伝えていくことによって，急変予防や急変対応の指導につなげることもできる。

ステップ 10：結果を評価する

ステップ 8・9 の結果，しゅうくんと家族の生活パターンも考慮し，しゅうくんの成長・発達を促しながら状態悪化を防いでいける方法を検討し実行していくことができた。

今までの入院生活では状態悪化を防ぐため安静保持に留意する必要があったしゅうくんであるが，今後，生活環境が変わることや成長・発達することでの変化は未知である。そのため，今後のしゅうくんとの生活に対する家族の不安は計り知れないほど大きいと思われる。家族と共に今後の生活を予測したうえで対応し，評価していくことが必要である。

まとめ

本事例は，安静保持の必要性を理解しながら

も，鎮静薬を使用するという非日常的な行為をわが子にしなくてはならないのかと葛藤する親と，そのことに関してどうあるべきかを感じた看護師のジレンマである。「泣いてはいけない」という事柄だけにとらわれることなく，医学的な安静度の必要性に加えて，必要な安静度を保持する方法を検討していくことが望まれる。

鎮静とは「意識を低下させる」ことであり，特に薬剤を用いた鎮静は患者の意識を低下させ，自律性を損なわせる医療行為と捉えられる。また意図的に鎮静を図る行為は，心身の抑制行為にあたるともいえる。これらは自律性のみならず，子どもの成長・発達を含めたさまざまな権利を侵害する可能性が高く，多くの倫理的問題を含む行為である。しかし，療養中の子ども，特に循環動態や呼吸状態が容易に悪化する先天性心疾患などにおいては，安静を保てないことが直接生命の危機に直結するために，鎮静行為が医学的にメリットをもたらすという点で，ほかの倫理原則違反を凌駕する正当性を示すこともできる。このような理由で，重症な疾患をもつ子どもに対する鎮静薬使用に関しての倫理的問題を検討することは大変難しい。今後，多職種で検討していくべき事柄であると考える。

■文献
1）Thompson JE, Thompson HO（ケイコ・イマイ・キシ，竹内博明・日本語版監修監訳，山本千紗子・監訳）：看護倫理のための意思決定 10 のステップ．日本看護協会出版会，東京，2004．

事例 ❖ 体動の激しい子どもに鎮静薬を使用する

心臓カテーテル検査終了後，昼前に小児科病棟へ帰室したAくん（2歳）。左鼠径部からのカテーテル検査を実施したため，左下肢全体のシーネ固定と体幹抑制（抑制帯使用）がされている。検査後の安静保持のため翌日の朝まで床上絶対安静の指示が出ている。

検査終了後2時間ほどしたところで，Aくんが覚醒し大泣きし始めたため，病室で付き添っていた母親からナースコールがあった。Aくんは「やだー。やだー，外してー」と体動が激しく，ベッドから起き上がろうとする状況であったため，看護師はカテーテル検査でシース挿入した部位からの出血を懸念し，医師に報告して鎮静薬を投与してもらうこととなった。

夕方に覚醒し，再度Aくんは泣き出して，「やだー，痛いー，帰るー，水ー，抱っこー」などと怒りながら手足をバタバタさせるようになった。母親は「どうしてあげたらいいのかわかりません」とAくんの足を抑えながら対応していた。看護師は母親に，Aくんに水を飲ませてあげることを勧めた。Aくんは勢いよく水を飲んだが，その後，再度泣き始め，体動も激しかったため，医師に相談し内服の鎮静薬を使用した。

解説：このような場面は，検査後や手術後など，小児科でよくみられる光景である。ここでは，「意識を低下」させてAくんの意思表出の権利を奪い，自律性を失わせている点で倫理的な問題が生じている。

1回目の鎮静薬使用時には，看護師による「出血のリスク」を回避するという理由があり，これは善行・無害の原則に則った行為と考えられる。

2回目の鎮静薬使用が1回目と同様と考えられるかは検討する必要がある。母親がAくんの対応に困っていることは事実であり，その困っていることへの対応は大切であるが，Aくんにとって鎮静薬を使用するほどの鎮静が必要であるのかの医学的アセスメントが不足していることが考えられる。Aくんに行われたカテーテル検査の目的や方法によって留意点は異なるが，止血状況・末梢循環や呼吸状態などを観察し，現状で必要な安静度を考えて対応することが望ましい。

また，Aくんが身体と言語によって必死に訴えていることにも耳を傾け，何が不快で何を望んでいるのかを知り対応することを優先して行うべきである。痛みがあるようなら鎮痛に努める必要があるし，抱っこを望んでいるAくんに対して，抱っこが無理でも母親の添い寝など提案することもできる。その子どもの状況に合わせた細やかな看護ケアによってなされる非薬物療法は，鎮静薬投与の減少にもつながりうる行為であり，子どもの権利を守る倫理的な対応であるといえる。

（横山奈緒実）

生命の危機的状況にある子どもの
親をどう支えればいいの？

治療の差し控えに焦点をあてるのではなく，
“親だからこそ抱く感覚” を支えることが大切なのではないかと悩む

**もやもや
ポイント**

❶子どもの生命が危機的状況のなかで “親を支える” とはどういうことなのか
❷親・医療者それぞれの価値観のなかで何を優先することが子ども・家族を支えることにつながるのか

子どものプロフィール　そらくん，男児，4カ月

疾 患 名：超低出生体重児，心停止蘇生後脳症
家族構成：両親，そらくんの3人家族

場面の状況

　そらくんは在胎23週500g台の超低出生体重児の管理で治療を継続していたが，全身状態の悪化や合併症を併発していた。両親は出生当初，「障がいが残っても生きてほしい」と回復への期待を抱き，モニターが示す数値などからそらくんの詳細な状態変化を懸命に捉えようとしていた。何度も生命の危機を乗り越えていくなかで，徐々に全身状態が安定し，医療機器を必要としながらも，生命を守ることができる状態まで改善した。

　しかし，神経学的な回復が厳しいことについて説明を受けた後，両親の面会回数が極端に減り，母親は「苦しくつらいだけなら早く逝かせてあげたい」と治療の差し控えを希望するようになった。父親の

意向を確認すると，「障がいをもつ子どもを育て苦しむ妻を見ているのがつらい」「次の子に期待する」と母親と同じく，治療の差し控えを希望していた。医師は「このまま生きていても仕方がないのかな」と両親と同じ気持ちを抱いていた。

　父親，母親，医師の三者が治療の差し控えを検討するなかで看護師は「そらくんは生きて存在しているのにどうして」と治療の差し控えに対する疑問や葛藤を感じていた。看護師は，そらくんが出生後，面会時には両親，特に母親の思いに寄り添い，両親との信頼関係をゆっくり築きながらも，NICUでの親子関係を支える看護のあり方についてどうあったらよいのか悩んでいた。

意思決定モデル（検討ツール）の選択

　本事例の特徴として，新生児であるそらくんは自分の意思を述べることができず，かかわる人たちによって，いのちのあり方に価値観や捉え方の相違が生じている。同時に，看護師は親を支えるために，看護師としてどうあったらよいか難しさを抱いている。この状況をどのように判断していくのか，さまざまな視点から状況を丁寧に分析できる Thompson の 10 ステップモデル[1] を用いて検討する。

ステップ 1：状況を再検討する

　生命の危機的状況が長期にわたり継続し，安定の兆しがみえたが，神経学的な回復が難しいことが両親に伝えられたところから，両親の気持ちの揺れや変化が出現している。両親の面会回数が極端に減り，母親は「苦しくつらいだけなら早く逝かせてあげたい」と治療の差し控えを希望するようになっていた。父親もまた「障がいをもつ子どもを育て苦しむ妻を見ているのがつらい」「次の子に期待する」と母親と同じく，治療の差し控えを希望していた。医師はそらくんの全身状態や両親の反応から「このまま生きていても仕方がないのかな」と気持ちが揺れていた。一方，看護師は「そらくんは生きて存在しているのにどうして」と治療の差し控えに対する疑問や葛藤を感じながらも，両親との信頼関係をゆっくり築きつつ，NICU での親子関係を支える看護のあり方についてどうあったらよいのか悩んでいた。

　一見すると，生命の危機的状況における治療の選択に対する倫理的葛藤が生じる場面が顕著であるが，出生からこれまでの経過のなかで，家族は何を選択させられてきたのか，看護師は治療の選択を求められ葛藤や不安のなかにある

"親" を支えるためにどうあったらよいか，難しさやもやもやした気持ちを抱いている。

ステップ 2：補足的情報を収集する

　まずは「つらい」と表現している両親の思いを丁寧に確認する必要がある。父親は母親の意思を尊重しているため，母親の思いを中心に情報を収集する。母親の精神面について臨床心理士を含むスタッフから情報を聞きアセスメントを行った。母親が「ひとりでの面会はつらい」と述べていることから，反応が少ないわが子にどのように接すればよいのかわからないつらさや，そらくんの死を予期することから生じる無力感に何度も直面させられる体験があり，つらさに耐えられない母親からの SOS ではないかと考えられた。

　また「会いに行かなきゃと思うけど，身体が思うように動かない」など身体症状の訴えも聞かれたことから，そらくんの将来を考える親としての気持ちの揺れがあると考えられ，母親の身体的・精神的苦痛があるなかで，治療の差し控えなどそらくんの最善の利益を見出し判断することは難しいことが懸念される。

ステップ 3：倫理的問題を識別する

　Thompson のステップ 3 の解説[1] によると，「倫理的問題の歴史や哲学的側面を知ることで，他者を理解する力を養うことができる」とされている。そこで看護師が倫理的問題に向き合う際の，看護のあり方について改めて考えたい。患者の尊厳を守ること，ひとりの人として尊重することが基盤であり[2]，看護職の姿勢として「いのち（人生と生命にまたがって大事にされること）」「尊厳（大切なものであって弄んではならない存在であること）」「尊敬を伴って遇さ

れること（人としてのコミュニケーションを通し，生き方・考え方を尊重されながらケアを受ける）」は，人として遇されることの核心とされている[3]。さらに，子どもの治療について親が受け入れていない，理解できていないと考えて，倫理的課題として看護・医療のケアや取り組みを重視するよりも，親であるからこそ感じる，その人自身の感覚をまず理解することが看護として重要[4]である。したがって，そらくんのいのちだけでなく，両親のひとりの人としての感覚にも目を向け共有することが倫理的問題を解決する一歩であると考える。

では，本事例において，そらくんと両親にとっての倫理的問題とは何なのだろうか。新生児であるそらくんは自分の意思を述べることが難しいため，意思決定の主体とされる両親を中心に検討を進める。

①原則的問題

【自律】

出生後より生命の危機的状況が継続し，そらくんの反応を捉えることが難しい状況のなかで，親として治療を選択することに注目されている。また，NICUでは医療者が主体となりやすく，面会時間など制限のあるなかでそらくんの親として求められた親役割を果たさねばならず，自身の率直な思いを述べることは難しく，自律性は低いと考えられる。

【善行・無害】

医療者は，状態変化に合わせてインフォームドコンセントを実施しており，そらくんの状態は安定傾向にあり「善行」であると思いがちだが，そらくんと両親にとって本当に「善行」であったのか，急性期治療を継続するうえですべてが「無害」であったのかは不明である。

【公正・正義】

治療の差し控えなどの意向があることで，看護師は親に対して否定的な感情を抱いており，急性期治療を継続するなかでの親としての意向や選択の意味を共有するかかわりが必要である。

②倫理上の権利の問題

新生児であるそらくんは自分の意思を述べることが難しいため，意思決定の代行者は両親となる。児童の権利に関する条約[5]では，子どもの最善の利益の保障として，生きる権利，育つ権利，守られる権利，参加する権利について規定している。両親の意向が変わらず治療の差し控えの希望が継続した場合，そらくんの権利が守られない可能性があり，「重篤な疾患を持つ新生児の家族と医療スタッフの話し合いのガイドライン」[6]などをもとに，そらくんの最善の利益について両親と共有し続けていくことが重要となる。

③倫理的義務・責務の問題

看護師には4つの基本的責務として，健康を増進し，疾病を予防し，健康を回復し，苦痛を緩和することがあげられている[7]。本事例においてはそらくんの健康回復と並行して，母親の苦痛緩和が重要となる。選択することをとおして親自身が抱く感覚に着目し，親であるからこそ抱く苦痛や不安に向き合い，苦痛を緩和できる方法を医療チームで考え続けることが看護師の責務と考える。

④倫理的忠誠の問題

両親の気持ちの揺れに対し，看護師は「そらくんは生きて存在しているのにどうして」と治療の差し控えに対する疑問や葛藤を感じながらも，両親の"親が抱く感覚"を共有し，信頼関係をゆっくり築いており，看護師–家族間において問題は出現していない。医師は，そらくん

の全身状態や両親の気持ちの揺れを感じ，「このまま生きていても仕方がないのかな」と医師としてではなく個人的価値観を抱いており，そらくんの生きて育つことへの揺らぎが生じている。

ステップ4：個人的価値観と専門的価値観を明確にする

①個人的価値観

看護師：両親と医師が治療の差し控えを望むことに，「生きて存在しているのにどうして」と葛藤を抱いている。また面会回数が極端に減ったことへも，「親なのにどうして」という感情を抱いている。しかし，治療の差し控えをするかしないかという選択について医療者や両親が注目し膠着するなかで，「そらくんはまだ1回も抱っこされていない」「お母さんもそらくんに何かしてあげたそう」と親子としてのそらくんと両親に着目しながら，どうしたらよいのか悩んでいる。

医師：そらくんの状態は安定してきたが，人工呼吸管理などの医療機器がないと生存が難しいことや神経学的回復が難しいこと，また両親の反応から「このまま生きていても仕方がないのかな」と気持ちの揺れを感じている。

②専門的価値観

看護師：そらくんの最善の利益の保障を第一に考えている。最善の利益のなかには，そらくんが生きて育つだけでなく，両親と触れ合い，愛情を受けることも含まれていることから，両親が治療の差し控えを望むことに対して抵抗感を抱いていた。しかし，医療者が主体となりやすいNICUという環境のなかで，治療の選択を求められる両親の苦悩を共有することや，「してあげたい」と願っていることを表現し実行できるよう，両親の思いを一緒に考えることが看

護師として大切であると考えている。

医師：多くの医療機器が必要な状態であることや今後も急変のリスクがあること，神経学的回復が厳しいことから，治療の差し控えを検討することもそらくんと家族の精神的・身体的苦痛の緩和という視点から選択肢の1つとして考慮していた。

ステップ5：キーパーソンの価値観を識別する

母親：当初「苦しくてつらいだけなら早く逝かせてあげたい」とそらくんの苦痛が緩和できることを思い，治療の差し控えを希望していた。しかし，母親の思いを傾聴していくなかで，反応が少ないそらくんにどのように接すればよいのかわからないつらさや，そらくんの死を予期する無力感に何度も直面させられる体験があった。また「会いにいかなきゃと思うけど，身体が思うように動かない」「この子は本当はどう思ってるんだろう」など身体症状の訴えや気持ちの揺れを感じている。

父親：「障がいをもつ子どもを育て苦しむ妻を見ているのがつらい」「次の子に期待する」と，そらくんだけでなく家族全体の生活を守ることを優先に考えている。

ステップ6：価値の対立があれば明確にする

一見すると治療の差し控えに対する価値の対立があるように思われるが，それぞれの価値観の分析を進めるなかで，治療の差し控えの選択の以前に，状態が変化しているそらくんを前にして，両親の"親として"の気持ちの揺らぎがある。また，その揺らぎや感覚を共有することへの看護師，医師としての迷いや不安があると考える。

ステップ7：誰が意思決定すべきかを決める

新生児のそらくんは自分の意思を述べること

が難しいため，両親が意思決定の中心となる。

ステップ8：行動範囲と予測される結果を関連づける

これまでの分析から治療の差し控えの選択よりも，まずは両親，とくに母親の精神的・身体的なケアが重要であると考える。両親は厳しい現実に直面した戸惑いのなかで治療方針など医療としての選択を常に求められ，そらくんの親としての意向や"してあげたいこと"などを語ることもできず，育児における選択は皆無であった。また「障がいが残っても生きてほしい」という当初の希望から，「苦しくつらいだけなら早く逝かせてあげたい」という気持ちの変化の背景にある過程について医療者は共有できていない。したがって，母親を中心に現在，感じている率直な思いや気持ちの揺れを共有し，意向をかなえられる関係・環境づくりが，そらくんにとっての最善の利益の再検討につながることが予測される。そのことが，両親がそらくんのそばにいて"親であること"を支えるケアになると考える。

ステップ9：行動方針を決定し実行する

「する」「しない」の選択に着目するのではなく，母親の精神的・身体的状況に合わせて，そらくんにとって，より心地よいことについて考える支援を検討し，両親が希望する育児を一緒に検討した。

ステップ10：結果を評価する

母親は当初，「何がしたいかわからない」と述べながらも，「爪なら切れるかな」「お風呂もやってみようかな」と少しずつ希望を表現するようになり，自らの意思でパジャマを手作りして，「気持ちよさそう」とそらくんのわずかな反応を捉えようとする姿が増えていった。その

母親の気持ちの変化を父親とも共有した。そらくんの全身状態に大きな変化はなかったが，両親より「本人が"生きたい"と言っているので治療の差し控えはやめます」と，そらくんが生きて育つことを意思決定するに至った。

まとめ

本事例の特徴として，生命が危機的状況にあるなかでの治療の選択という大きなテーマとして捉えられる場面であり，価値の対立が着目されがちである。しかし，そのような葛藤を抱きやすい場面だからこそ，選択することや結果のみに着目するのではなく，厳しい場面とともにある看護師が，親だからこそ抱く思いに寄り添い丁寧に共有することがNICUにおける"家族になっていく過程"を支える家族支援という点において重要である。そして，その思いの根底には，子どもがひとりの人としてどのように生きたいか，それを支える家族としてどのようにありたいかという生き方の選択の意味が含まれている[2]。そのため，医療者がそれぞれの意味を共有していくことで倫理的課題の解決の一歩につながると考える。

■文献

1）Thompson JE, Thompson HO（ケイコ・イマイ・キシ，竹内博明・日本語版監修監訳，山本千紗子・監訳）：看護倫理のための意思決定10のステップ．日本看護協会出版会，東京，2004．
2）奈良間美保：看護基礎教育のなかでの看護倫理．小児看護 35(8)：958-962，2012．
3）清水哲郎：看護倫理を考える視点．教育・事例検討・研究に役立つ看護倫理実践事例46，日総研出版，名古屋，2014，pp8-30．
4）松岡真里：小児看護と看護倫理．小児看護 35(8)：951-957，2012．
5）国際連合：児童の権利に関する条約．1989．
6）田村正徳，玉井真理子：新生児医療現場の生命倫理；「話し合いのガイドライン」をめぐって．メディカ出版，大阪，2005，pp2-5．
7）日本看護協会：看護者の倫理綱領．2012．

事例1 ❖ 看護師はできるのに，母親は自分の子どもを抱っこできない

超低出生体重児で生まれたAくんの母親は毎日面会に来て，タッチングなどAくんに触れ，1日1日の変化を知ろうとしていた。Aくんはまだ，気管挿管をされルート類が多いため，家族による抱っこは許可されていなかった。

母親の「Aくんに何かしてあげたい」という意向をくみ取り，清潔ケアを家族と一緒にしようと計画を立て，看護師がAくんを抱っこし，母親がAくんの身体を拭いていた。すると母親から「看護師さんは抱っこしているのに，どうして母親である私は自分の子どもを抱っこできないんだろう」と悲しい表情で語った。

解説：本事例のもやもやポイントは，母親にとってよかれと思って立てた看護計画が看護師主体であった点である。

母親が毎日どのような思いで面会に来て，Aくんに触れているのか，その思いをまず共有することが重要である。母親のAくんに対する思いや，今のAくんの状態に合わせて一番何をしてあげたいと願っているのかを共有することで，家族を主体とした看護計画を検討することができると考える。母親の思いを傾聴すると，「もっとAに触れたい」との思いが聞かれたため，医師と相談し，短時間のクベース内抱っこを実施することができた。母親は「軽いけど，重たいですね」と涙しながら喜んでいた。ケアを実践する場面において，常に子どもと家族の意向を尊重し，家族が主体となれるケアを考えていく必要がある。

事例2 ❖ 家族が，入院中の子どもに自由に会えない

先天性心疾患で急性期治療を受けていたBちゃんは治療が奏効せず，終末期の状況となった。NICUでは月に1回の家族面会以外は両親しか面会ができず，これまで両親のみが面会していたが，状態が悪くなったため祖父母やきょうだいも面会フリーとなった。

Bちゃんが亡くなった後，担当看護師が「もっとBちゃんが元気なときに家族に会わせてあげたかった」「祖母に"他人である清掃スタッフはNICUに入れるのに，どうして家族の私たちが会えないんですか"といわれたことが心に残って忘れられない，悔しいです」と述べていた。

解説：本事例のもやもやポイントは，NICUにおける医療者主体の規則により家族の意向が尊重されず，家族の時間がもてなかったことである。

感染管理や治療が優先されるなどの目的から，いまだNICUの面会制限は厳しい現状である。新生児の安全を守ることも医療者の責務として重要であるが，個々の子どもと家族の状況を配慮したうえで，柔軟性をもった対応が求められる。医療者にとっての"当たり前"や"ルール"が，家族関係が構築される場面において妨げとなっていないのか家族支援という視点をもって，今回，担当看護師が経験した悔しさをチームで共有し，面会の対象や時間など制限拡大について検討していく必要がある。

（西村規予子）

母親だから仕事をやめて，子どもの ケアをするのはあたり前のことなの？

医療的ケアを必要とする子どもが退院するにあたり，
母親は子どものケアだけでなく自分の人生についても不安を感じている

もやもや ポイント

❶医療的ケアがあることばかりが優先されており，母親の気持ち が共有できているのか
❷医療者は無意識に母親役割を求めているのではないか

子どものプロフィール　あおちゃん，女児，1歳

疾　患　名：先天性消化器疾患
家族構成：両親，兄（4歳），あおちゃん，父方祖父母の6人家族

場面の状況

　あおちゃんは先天性疾患により，出生直後から急性期治療を受けていた。何度か生命の危機的状況を乗り越え，状態が落ち着いたところで，母子入院と在宅移行を目的に小児科病棟へ転棟することとなった。必要な医療的ケアは気管切開，人工呼吸管理，胃瘻による経管栄養管理である。

　NICUでは両親に向けて医療的ケアの手技獲得を指導していた。しかし，平日は父親が仕事のため，母親への指導が中心となっていた。母親はあおちゃんを妊娠するまで一般企業で正職員として勤め，役職を担い，後輩の育成などを任されており，仕事の話をするときは，あおちゃんの前で見せる表情とは違った表情や口調で語っていた。現在は育児休暇を取得し，なるべく早期の復職を希望していた。

　小児科病棟転棟後，母親は初めて，あおちゃんと24時間過ごす生活に不安を感じながらも「やっと一緒に夜，寝ました。緊張して眠れなかったけど」とうれしそうに話し，あおちゃんの反応を懸命に捉

えながらノートにメモを取り，医療者に質問するなどあおちゃんが楽になることをいつも考えていた。医療的ケアの手技に関してはNICUで習得していたため大きなトラブルはなく，小児科病棟では散歩や外出，外泊などの練習を取り入れ，退院前の多職種カンファレンスなども終え，在宅移行への準備は順調と思われた。

　ある日，母親と退院後の生活について話をしていると暗く険しい表情で「こんなことになるはずじゃなかった。今は育休だけど，また働けますか？」「夫は働いてくれているから何も言えない。どうして私だけ」「母親である私の生活，私の人生はどうなりますか」「こんなことを考えるのはひどい母親ですね」との語りが聞かれた。また，医療者に対して「NICUで治療をして，やることだけやったら"母親だからできるでしょ"ってポンって渡される感じがした」と手技獲得までの思いを吐露した。看護師は，子どもの"母親であること"と母親自身の人生をどう考えて支えていくのがよいか疑問を抱いた。

解　説

意思決定モデル（検討ツール）の選択

　子どものケアをする母親としての役割とひとりの人として支えることが，どのような価値や倫理のもと行われるかを考えるために，批判的探究と道徳的推論を用いたモデルであり，倫理的分析内容が含まれる Thompson の 10 ステップモデル[1] を用いて検討する。

ステップ1：状況を再検討する

　本事例における状況下での健康問題として，あおちゃんは気管切開，人工呼吸器，胃瘻からの経管栄養管理を必要としており，医療的ケアの手技獲得に向けた指導は，主に母親が受けていた。病棟では母子入院と在宅移行への手技獲得を主な目的とし，母親はあおちゃんと過ごす生活に不安を抱きながらも，あおちゃんが少しでも楽になれるようにあおちゃんの反応を捉えながら懸命にケアを習得しており，看護師は退院までの準備は順調と感じていた。

　しかし，母親から「こんなことになるはずじゃなかった。今は育休だけど，また働けますか？」「夫は働いてくれているから何も言えない。どうして私だけ」「母親である私の生活，私の人生はどうなりますか」「こんなことを考えるのはひどい母親ですね」との語りが聞かれた。

　母親はこれまで正職員として勤め，役職を担い，後輩の育成など任されており，なるべく早期の復職を希望していたが，あおちゃんと過ごすなかで復職することが難しいことを実感していた。母親は退院準備が整うにつれ，自身が思い描いている育児と現実との違いに直面し，自分の人生がどうなるのか，また自分を優先して考えてしまうことに罪悪感を抱いている。医療者は，これまでも医療的ケアを必要とする子どもと家族のかかわりを経験しており，医療的ケ

アの手技を獲得し，育児を主とするのは母親であると考えていた。そのため復職を希望し，自分の人生がどうなるのかと問う母親へかかわることに困難感を抱いている。

ステップ2：補足的情報を収集する

　まず，母親をとりまく環境についての補足情報を収集する。父親は仕事で多忙なため，家にいることが難しい状況であったが，休日は付き添いを交代するなど母親を支えようとしていた。父方祖父母は医療的ケアの手技には恐怖心を感じ，あおちゃんのケアは母親がするものだと考えており，母親もまた祖父母の思いをくみ取っていた。母親はあおちゃんへの変わらない愛情を実感しながらも，父親・祖父母・医療者から受ける無言の期待とプレッシャーを感じ，母親としての役割を務めようと自身の率直な思いをあまり語ることはなく過ごしていた。退院まで，あと数日の予定となっており，母親に示された在宅移行以外の選択肢は今のところない。

ステップ3：倫理的問題を識別する

　医療における倫理を考えるとき，患者の尊厳を守ること，一人の人として尊重することが基盤となる[2]。本事例において，子どもを守ることが注目されるが，母親であるひとりの人としての感覚に着目し尊重することができていたのかが倫理的課題であると考える。

①原則的問題
【自律】

　母親は，医療者に対して「"母親だからできるでしょ" ってポンって渡される感じがした」とケアの手技獲得までの思いを吐露しており，

入院の目的は，母子関係の構築と在宅移行への手技獲得となっている。また，母親が自身の復職や人生観を述べることで看護師は困難感を抱いており，母親自身が主体であると感じにくい状況であり自律性は低いと考える。

【善行・無害】

医療者は，安全に家で過ごせることはあおちゃんと家族にとってよいことだと考えており，母親が医療的ケアの手技を獲得し，安心して家で過ごしてほしいとの思いから指導を進めていた。これらの行動は医療者にとっては「善行」であると考えるが，母親の発言から「善行・無害」であったのかは不明である。

【QOL】

母親は，あおちゃんが少しでも楽に過ごしてほしいと願い，反応を捉えながら何ができるかを懸命に考えている。一方で，これまで築き上げてきたキャリアを含め，自分自身の人生のあり方について模索しており，その思いに寄り添える存在がいないため，母親一人で複雑な思いを抱えている状況である。

②倫理上の権利の問題

児童の権利に関する条約[3]では，子どもの最善の利益の保障として，生きる権利，育つ権利，守られる権利，参加する権利について規定しており，母親も医療者もあおちゃんの最善の利益を最優先に考えていることから権利において相違はないと考える。

③倫理的義務・責務の問題

看護師には4つの基本的責務として，健康を増進し，疾病を予防し，健康を回復し，苦痛を緩和することがあげられている[4]。あおちゃんを中心としたかかわりにおいて倫理的責務に問題はないが，母親というひとりの人を看護するという視点に立ったとき多くの課題がある。

看護師が「あおちゃんの権利を擁護するために」，母親役割を求め続けることが母親を支えることにつながっているのか，親子の関係性がよりよく築き上げられるためにどうあったらよいかを考え続けることが看護師としての責務である。

④倫理的忠誠の問題

医療者は，これまでも医療的ケアを必要とする子どもと家族のかかわりのなかで，医療的ケアの手技を獲得し，育児を主とするのは母親が最適であるとの考えをもっていた。そのため復職を希望し，自分の人生について問う母親にかかわることへ困難感を抱いている。看護において，親であるからこそ感じる，その人自身の感覚をまず理解し，共有することが看護において大切であり[5]，そこから看護師−家族との信頼関係が構築され，倫理的課題の解決に一歩近づくのではないかと考える。

ステップ4：個人的価値観と専門的価値観を明確にする

①個人的価値観

看護師：看護師も，キャリアを築いているひとりの人として母親が復職を願うことや自身の人生がどうなるのかという不安や思いを共有できる部分もある。また，医療的ケアの手技獲得を目標とした看護計画に対し，母親の思いに沿っているのか不安を感じるときもあり，母親がケアをすることが当然ではなく，母親の思いを尊重したかかわりを大切にしたいと感じている。さらにあおちゃんの母親として，触れ合うことで感じる率直な思いを共有したいと考えている。しかし，母親が自分の人生観について不安を感じていることに，どのように介入してよいか困難感を抱いている。

②専門的価値観

看護師：母親の思いや意向を尊重したいと考えているが，母親が安心して医療的ケアの手技を獲得し，在宅移行できるよう支援することが看護師の役割として重要であると考えている。また，目的に沿った看護計画を立案し，なるべく早期に退院できることが重要であり，退院準備が整っている，今，できるだけ母親の不安を軽減して退院できるようにすることを大切にしている。

ステップ 5：キーパーソンの価値観を識別する

あおちゃん：自分の思いを表現することが難しく真意は不明であるが，母親や家族と過ごすなかでこれまでとは違った表情を見せることがあり，家族と過ごすことにうれしさを感じているのではないかと推測される。

母親：あおちゃんと過ごす生活に不安を感じながらもうれしそうに話をしたり，あおちゃんの反応を懸命に捉えながら医療者に質問をするなどあおちゃんが楽になることをいつも考えている。同時に，これまで築き上げてきたキャリアを含め，母親役割だけでない自分自身の人生がどうなるのかという不安を抱き，自分のことを語ることに罪悪感を抱いている。また，周囲から受ける無言の期待とプレッシャーを感じ，自身が感じる葛藤のなかで，母親としての役割を務めようとしている。父親には「働いてくれている」，祖父母には「兄の面倒をみてくれている」との思いから，自身の率直な思いを家族の誰にも語ることはできていない。

父親：家にいる時間は少ないが，休日には付き添いを交代し，あおちゃんの医療的ケアの手技を習得しようとしている。また，兄の寂しい思いを察し，兄と母親が過ごせる時間を考慮したり，あおちゃんと兄が 1 日でも早く家で一緒に過ごせることを願っている。

父方祖父母：サポートをしたいと考えているが，これまで医療的ケアに触れたことがないため，あおちゃんのケアに関しては恐怖心が強く，“母親がするもの”と考えている。

ステップ 6：価値の対立があれば明確にする

あおちゃんの最善の利益を支えることにおいて，母親・家族・医療者の価値は一致しており，価値の対立はない。しかし，母親のひとりの人としての感覚に着目し，母親の意向を尊重した看護には至っていないことから，母親の苦悩が出現していると考える。

ステップ 7：誰が意思決定すべきかを決める

あおちゃんが家族と家で過ごすことに変わりないが，母親が自分自身の人生をどのように生きようと願い，考えているのか，主体性をもって決めるのは母親である。看護師は，“母親”という一側面だけでなく，ひとりの人，ひとりの女性としての思いを共有し，そのうえで，あおちゃんとどのように過ごしていきたいのかを共に考えることが意思決定を支えることにつながる。

ステップ 8：行動範囲と予測される結果を関連づける

これまでの分析から，医療者の母親へのかかわり方について検討する必要がある。母親が子どもの疾患や障がいの受けとめに苦悩を感じている段階でも，医療的ケアがあることで手技が習得されることが優先課題となり，“母親だからできるでしょ”という無意識に近い感覚のなかで母親とかかわることで，母親をさらに苦しめている可能性がある。

あおちゃんの母親のように，女性の高学歴，晩婚化，有職化など社会変動とともに育児観や人生観を含め，女性の生き方が変化している現

状[6] を医療者は理解する必要がある。これらを踏まえたうえで，母親があおちゃんや家族と過ごすなかで，どのようなことを感じているのか，ひとりの人としての感覚を共有していくことが重要であり，母親の精神的苦悩を緩和する支援につながることが予測される。

ステップ 9：**行動方針を決定し実行する**

一度，医療的ケアの手技獲得を中心とした看護計画や実践を中断し，母親の率直な思いを医療スタッフ間で共有した。母親は不安を抱きながらも家族での生活を希望していたため，退院の準備を進めることとした。地域との退院前カンファレンスでは，医療的な側面だけでなく，母親の意向を共有し，地域においても母親が望む育児と復職ができる支援体制を考慮してほしいことについても話し合った。

ステップ 10：**結果を評価する**

いまだ母親役割を求める考え方が根強く，母親の復職への希望や人生を支えることの大切さについて議論を進めたが，支援体制を検討するまでには至らなかった。その過程では，「前例がない」「子どもを育てるのはやっぱり母親」と母親の意向が伝わらず，意見が対立することもあった。しかし，話し合いを深めることで，あおちゃんと母親を含めた家族が楽しく安心して過ごしてほしいという思いは共通していることが共有され，対立しながらも話し合いを続けることで，看護の視点の広がりを実感した。

退院後，あおちゃんの母親から「お兄ちゃんが保育園から帰るたびに"あおちゃん，ただいま―！"って顔にキスばかりして，あおちゃんも病院では見たことのない表情をするんです。

こんなとき，"家に帰ってよかった"って感じますね。仕事はまた落ち着いたら考えます」との語りが聞かれ，医療者間でも喜び合うことができた。以降は，医療的ケアだけでなく，子どもと家族の少しの変化についても議論し合えるチームに少しずつではあるが変化しつつある。

まとめ

女性の生き方が変化するなかで，医療者は社会の変遷を理解し"母親だから""父親だから"といった固定した考えではなく，柔軟性をもって家族と向き合う必要がある。「仕事をしたい」「自分の人生はどうなるのか」と語る背景には，子どもを受けとめることへのつらさや，子どもや家族との相互作用において苦しさや漠然とした不安を感じているのかもしれない。また，子どもと一緒に過ごすなかで気持ちが変化することや自分自身の気持ちの変化を実感していくこともあるかもしれない。一人ひとりが何を感じ，どのように変化しているのか，そのプロセスを深く考え支え続けていくことが，家族支援において重要な視点である。

■文献
1）Thompson JE, Thompson HO（ケイコ・イマイ・キシ，竹内博明・日本語版監修監訳，山本千紗子・監訳）：看護倫理のための意思決定10のステップ．日本看護協会出版会，東京，2004.
2）奈良間美保：看護基礎教育のなかでの看護倫理．小児看護 35(8)：958-962，2012.
3）国際連合：児童の権利に関する条約．1989.
4）日本看護協会：看護者の倫理綱領．2012.
5）松岡真里：小児看護と看護倫理．小児看護 35(8)：951-957，2012.
6）柏木惠子：家族心理学；社会変動・発達・ジェンダーの視点．東京大学出版会，東京，2005.

事例 1 ❖「子どもを亡くしたくない」という親の思いを共有できていない

Aちゃん（5歳）は，18トリソミーでNICUを退院した後，在宅で過ごしていた。就学前の時期となり，訪問依頼があったため自宅を訪問すると，Aちゃんは常に寝たままで，経管栄養チューブのサイズも，栄養内容も，着ている衣服もNICU管理時と変わらない環境が継続されており，訪問看護や保健師訪問もされておらず，これまでの外出は病院受診のみという状況であった。看護師は「どうして退院してから同じ状況が何年も続いているのか」「AちゃんのQOLはどうなのか」と地域の社会資源が適切に介入されていないことへの疑問や憤りを感じた。しかし，両親の思いを傾聴すると，「少しの変化でAちゃんを亡くしてしまうかもしれない」という思いを抱いていることがわかった。

解説：本事例のもやもやポイントは，Aちゃんを中心とした医療者と家族の考え方の相違である。

看護師は，限られた期間のなかでAちゃんにはいろいろな経験をしてほしいという医療者主体の考えを抱き，家族はAちゃんを喪失してしまうことへの怖さから，出生時から変化することに不安を抱き膠着した状態が続いていた。本事例では，どちらにも正解はなく，5年間の過程で家族がAちゃんと過ごすなかで何を感じ，どう生きたいのかを一緒に考え，語り合える存在がいなかったことが課題としてあげられる。病院から退院する際の支援体制において医療の面だけでなく，"家族の思い"をつなぎ，継続した家族支援について検討することとなった。

事例 2 ❖ 家族に付き添いを依頼したが，拒否された

Bくん（5歳）の母親はシングルマザーであり，祖父母との関係も悪く，Bくんのきょうだいもいるため，付き添いをすることが難しい状況であった。Bくんは血液疾患であり発達障がいを伴っているため，点滴ルートの事故抜去などのリスクが高く，Bくんがひとりで過ごすことに不安があった。医療者側としては家族の付き添いを依頼したが，「どうして付き添いをしなければならないんですか」と強く拒否をされ，その後，医療者へ否定的な感情を抱くようになった。

解説：本事例におけるもやもやポイントは，母親の状況を考慮せず，Bくんの視点を中心に母親へ親役割を依頼した点である。

医療者にとっては付き添いをすることが病棟の基本的ルールであり，Bくんの安全や，親と過ごす権利や安全を考慮すると，母親がそばにいることがベストな選択であると考える。しかし母親は，Bくんのほかにも育てなければならない子どもたちがおり，生活を支えるために仕事もしなければならない。つまり，家族の個別性に沿っていない病棟規則があり，医療者と家族間での価値の対立が起こっている。まずは，母親の不安や困りごとを共有し，医療者側もできることを共に考え合う姿勢が重要である。

（西村規予子）

子どもの状態の安定を図り，家族の時間を保つために最適な環境を考えたいけれど

集中治療室から一般病棟への転棟が子どもと家族の時間確保につながると考えるが，一般病棟で治療の継続ができるか不安に感じている

<table>
<tr><td>もやもや
ポイント</td><td>❶重症度は高いが慢性期にある子どもの療養場所として集中治療室が最善なのか
❷子どもと一緒に過ごしたいという家族の意向を支えたいが，病棟間でできることが異なっている</td></tr>
</table>

子どものプロフィール　はるちゃん，女児，1歳

疾　患　名：先天性心疾患
家族構成：両親，はるちゃんの3人家族

場面の状況

　はるちゃんは先天性心疾患があり，生後すぐに入院となった。心疾患に対して姑息術を行ったが慢性心不全状態が続き，生後からずっと病院で療養生活を送っていた。心不全の増悪を契機に呼吸状態が悪化したため，集中治療室に入室し，挿管し人工呼吸管理となった。呼吸状態が改善し，抜管したが，良好な呼吸状態を維持できず再挿管，人工呼吸管理が必要であった。継続的な人工呼吸器の使用が必要と判断し，両親に説明のうえ，同意を得て気管切開術が施行された。

　気管切開後，人工呼吸器を使用し呼吸状態は安定した。循環は，強心薬を使用し血圧を維持していた。強心薬の減量に伴い血圧の低下や尿量の減少をきたすため，減量はできず，集中治療室での治療が長期化していた。今後の治療方針を決定するため，心臓カテーテル検査を行ったが，これ以上の外科的介入は困難であり，内科的治療を継続していくこととなった。はるちゃんは人工呼吸器，強心薬使用下で遊びやリハビリテーションなどの活動ができ，笑顔も増え成長・発達していた。

　今後の治療を検討し，医療者は現行の内科的治療を継続しながら，家族と過ごせる時間を増やし，はるちゃんと家族が一緒にやりたいことを実現していくことが最良ではないかと判断し，家族に説明した。家族は，外科的治療が困難であることを理解し，はるちゃんと一緒に過ごしたいことやいろいろな景色を見せてあげたいと希望した。集中治療室の看護師は家族の希望をかなえるためには，はるちゃんの療養の場として集中治療室ではなく一般病棟のほうが適しているのではないかと考えたが，看護師配置数が少ない一般病棟ではるちゃんが安全に生活していけるのか，家族の負担が増えるのではないか悩んでいた。また，はるちゃんを受け入れる可能性のある一般病棟の看護師は，はるちゃんが使用している強心薬を持続的に投与した経験がなく，薬剤の管理やケア方法に不安があり，はるちゃんの受け入れをためらっていた。

解　説

意思決定モデル（検討ツール）の選択

　本事例では，倫理的課題と集中治療室看護師の考えを掘り下げるため，Thompson の 10 ステップモデル[1] を用いて検討する。

ステップ 1：状況を再検討する

　現状のはるちゃんは人工呼吸器，強心薬の使用で全身状態が安定している。これ以上，治療の程度を下げることはできない状態で，かつ，根本的な治療方法はないため，今の状態がはるちゃんの健康のベースと考えられる。はるちゃんは成長・発達しており，母親に笑顔を向けたり，家族が離れると泣いたりすることもあった。両親は，はるちゃんと「一緒に過ごす時間を増やしていきたい」「一緒にできることを増やしていきたい」と希望していた。集中治療室の看護師は，はるちゃんが生活する場として最善な場所を検討する必要があるのではないかと考えている。この問題については，集中治療室だけで判断することは困難であり，転棟先の看護師や主治医と共に検討する必要がある。

ステップ 2：補足的情報を収集する

　はるちゃんの看護度[*]は B-Ⅰ である。ICU の看護体制は 2 対 1 であり，24 時間の面会が可能であるが，付き添いはできない。病棟は 7 対 1 看護であり，付き添いが可能である。ICU では，はるちゃんの吸引や注入は看護師が実施しており，病棟に移動してからも看護師が実施

予定である。

　集中治療室でのはるちゃんとの面会に対する家族の思い，集中治療室ではるちゃんと家族が一緒にできる活動と，それに伴う制限や準備について，家族の付き添いの希望と付き添いに伴う生活の変化や負担，はるちゃんの現状が一般病棟で管理が可能かどうか（病棟のマンパワー，病棟における人工呼吸管理や強心薬使用の経験と，これまでの管理方法やそれに伴う困難），医師がはるちゃんの療養環境をどのように捉えているか，集中治療室のそのほかの看護師の意見と一般病棟のそのほかの看護師の意見が不足している。

ステップ 3：倫理的課題を識別する

①原則的問題

【善行・無害】

　はるちゃんの健康状態は現行治療のもとで安定している。集中治療室で治療を継続していくことで強心薬や人工呼吸器に慣れた看護師によるケアや，医師が常駐している環境下で生活ができるため，はるちゃんの健康状態を維持するうえでは「善行」と考えられる。一方で，付き添いはできないため，家族とはるちゃんが一緒に過ごす時間は制限されている。また，はるちゃんの遊びの種類や時間が限定されており，発達を促せる環境での療養が望まれる。

【自律】

　はるちゃんは 1 歳であり，自分の意思を述

＊看護度：看護の必要度を判定する指標。観察の程度を A「常時観察を必要とする」，B「断続的（おおむね 1 〜 2 時間ごと）に観察を必要とする」，C「断続的な観察は特に必要ない（B よりも長い間隔での観察でよい）」の 3 段階で分類する。さらに，生活の自由度を Ⅰ「常に寝たまま」，Ⅱ「ベッドで身体を起こせる（自分で身体を起こせる）」，Ⅲ「病室内歩行ができる」，Ⅳ「日常生活にほとんど不自由がない」の 4 段階で分類し，観察の程度，生活の自由度を組み合わせて判定する。はなちゃんは，循環や呼吸状態の断続的な観察を必要とし，ベッド上で生活をしているため B-Ⅰ と判定される。

べることはできない。家族ははるちゃんともっと一緒にいたい，いろいろな景色を見せてあげたいと希望している。

【QOL】

はるちゃんが集中治療室で療養を継続する場合は，付き添いができないため家族と一緒に過ごせる時間は制限される。集中治療室でも抱っこや一緒に遊ぶこと，清拭も可能であるが，家族の面会時間内にできることには限りがあるため，優先順位を考えて実施する必要がある。療養場所を一般病棟に移した場合は家族と24時間一緒にいることが可能で，家族がケアに参加しやすい。一方で，常駐している医師の不在や看護師などマンパワーの問題があり，活動が制限される可能性もある。また，母親が24時間付き添う際には，機器のアラーム音や，夜間に看護師が訪室することなどが家族の負担になる可能性がある。

【正義・公正】

はるちゃんを病棟で看護する場合，はるちゃんの看護度が高いため，ほかの子どもたちへのケアの調整が必要となる可能性がある。現状のケア方法では，集中治療室，一般病棟のどちらを選択しても，はるちゃんと家族にとって最善のケアが届きにくいと考えられる。

②倫理上の権利の問題

はるちゃんは年齢的に自己決定を行うことが困難であり，はるちゃんの自己決定の権利を保障することは難しい。療養環境については家族の希望を踏まえながら，集中治療科医師，担当医師，集中治療室看護師，一般病棟看護師で検討し決定される。はるちゃんの療養場所が集中治療室，一般病棟のどちらであっても，現行の治療（人工呼吸管理，強心薬の使用）の継続は保障される。一般病棟では，はるちゃんは家族と一緒にいる権利が保障される。

③倫理的義務・責務の問題

看護師は，はるちゃんの生命を守る権利やQOLを保障する責任がある。したがって，はるちゃんが生命を維持しながら家族と一緒に過ごす権利や高いQOLを維持しながら生活できるような環境を検討する必要がある。

④倫理的忠誠の問題

はるちゃんの生きる権利を保障するためには現行治療の継続が必要であり，治療を継続できる療養場所を選択する必要がある。一方で，治療を受けながらも家族と過ごす時間や，より高次のニーズを実現する方法の検討が必要である。

ステップ4：個人的価値観と専門的価値観を明確にする

①個人的価値観

集中治療室看護師：集中治療室で長期にわたりはるちゃんと家族をみてきた。はるちゃんは手遊びやおもちゃで遊ぶようになり，あやすと笑うなど成長・発達している。このはるちゃんの姿を家族が見て，実感できる機会を増やしたい。また，はるちゃんが家族と一緒にいる権利を保障したい。一般病棟でも人工呼吸器や強心薬の管理は可能であり，一般病棟への転棟によりはるちゃんの生命維持とQOL向上の両方が実現できるのではないかと考えている。

一般病棟看護師：はるちゃんと家族の希望をかなえてあげたい。はるちゃんが今まで使用している強心薬の管理経験がないため，管理方法や観察の有無，異変があったときの対応などに不安がある。また，慣れない環境での付き添いや医療機器に24時間囲まれて生活することへの家族の負担を懸念している。

②専門的価値観

集中治療室看護師：はるちゃんの最善の利益

を実現することが看護師の役割であると考えている。また，はるちゃんは自分の意思を表現できない状態であり，はるちゃんの代弁者としての役割を果たす必要性を感じている。はるちゃんの健康は現行治療のうえに成り立っているため，はるちゃんの生きる権利を保障するために現行治療が安全に行える環境を維持していくことが必要である。治療を継続することと QOL 向上の両立のためには病棟間で十分な話し合いが必要であり，はるちゃんの最善の利益を共通の目標として，関係する医療者で多角的な視点での検討が必要であると考えている。

ステップ 5：キーパーソンの価値観を識別する

はるちゃん：年齢的に現状の理解と判断，意思の表示ができない。

家族：両親には，はるちゃんと一緒にいたい，一緒にできることを増やしたいという希望がある。

医師：はるちゃんの全身状態の安静を維持するため，現行の治療を減らすことは難しい。家族の希望も取り入れながら，はるちゃんと家族がよりよい時間を過ごすことができるようにしたい。

その他病棟スタッフ：不明。

ステップ 6：価値の対立があれば明確にする

「安全に現行の治療を受けること」と「家族と過ごす権利，家族の意向，QOL の保障」が対立していると考えられる。集中治療室のほうが現状の治療の継続は容易であるが，家族の意向を尊重したり，はるちゃんの成長・発達や，家族と過ごす権利を擁護するためには一般病棟での療養が適している。

ステップ 7：誰が意思決定すべきかを決める

はるちゃんは意思決定ができないため，はる

ちゃんの療養場所に関する代理意思決定者は両親が適切である。現時点では家族内の価値観は一致しているが，療養場所によっては両親が離れて暮らすことになり，付き添いが可能か，付き添いする場合の家族が生活の変化に適応可能かなど家族で検討し，意思を統一していくための支援が必要である。

家族が希望する療養場所での生活が実現できるか否かを判断するのは医療者であり，医療者間で情報交換を行い，ケア方法を検討する必要がある。医療者は療養場所を選択するにあたり，はるちゃんと家族が一緒に過ごすことで，はるちゃんの成長・発達が促進されたり，活動範囲が広がる可能性があり，家族がはるちゃんの成長・発達を実感する機会にもなりうるため，一緒に過ごす時間の確保やはるちゃんの活動範囲の拡大が可能になるような方向で療養場所を検討していく必要がある。

ステップ 8：行動範囲と予測される結果を関連づける

家族に具体的な療養場所の選択肢について明示されていないため，一般病棟での療養が可能かどうかを医師と集中治療室看護師と一般病棟看護師で検討する機会をもつ必要がある。集中治療室で治療を継続する場合は，はるちゃんと家族の時間をどのように確保し，家族がはるちゃんと一緒にやりたいことをどのように支援できるかを検討する。一般病棟で療養する場合は，病棟でのケア方法や，強心薬の管理方法の検討と周知方法を考え，病棟が変わった場合でも，はるちゃんが安全に治療を継続できる方法について考える必要がある。そのうえで，はるちゃんの療養場所について母親，父親がそれぞれどのように考えているのか，生活の変化にどのように対応するかを確認する。

①選択1：療養場所を集中治療室とし，集中治療室の中で家族との時間を確保し，一緒にできることをさらに拡大していく

　現行の治療の継続が容易である。一方で家族と過ごす時間は限られており，はるちゃんが家族と過ごす権利の保障や，家族が望む一緒に過ごしたいという希望に十分に沿うことができない可能性があり，QOL が十分に拡大できない可能性がある。

②選択2：療養場所を一般病棟とし，家族が付き添いできるようにする

　はるちゃんの家族と過ごす権利が保障され，はるちゃんと家族の QOL の向上につながる可能性が高いと考えられる。一緒に過ごす時間をもちたいという家族の意思に沿った療養場所であるが，付き添いにより生じる家族の生活の変化や負担を念頭に置き，必要時には家族の休息時間を確保するなどの支援が必要である。はるちゃんが安全に治療を続けるためには，一般病棟におけるケア方法や強心薬の管理方法のマニュアルづくりが必要である。

ステップ9：行動方針を決定し実行する

　医師，集中治療室看護師，一般病棟看護師で話し合いの機会を設けた。そこで，はるちゃんや家族の希望に沿って療養場所を選択できるようにするという目標を共有し，薬剤の管理方法やはるちゃんと家族の過ごし方を検討していくことで一致した。はるちゃんが集中治療室で受けている治療について確認し，集中治療室でも院内の散歩や，個室に移動し家族が長く面会しやすい状況を整えることは可能との意見が得られた。

　一般病棟における強心薬の管理方法を検討し，集中治療室でモニタリングを十分に行いながら，一般病棟と同様の方法で強心薬を管理し

安全性を確認する案が出された。強心薬のケア方法の確立，安全性の確保ができれば一般病棟でも療養が可能ではないかとの共通認識が得られた。

　そこで両親に療養場所の希望を確認すると，家族は一般病棟を希望した。そのため，転棟に向けて集中治療室での強心薬の管理方法を病棟での管理方法に変更し，安全性を確認した。一般病棟の看護師は集中治療室でのケアを見学し，気管カニューレの管理や吸引の方法，強心薬の管理方法について情報収集し，共に実践した。

ステップ10：結果を評価する

　準備が整い，はるちゃんは一般病棟に転棟し，母親が付き添うことができた。母親は「一緒にいることが楽しい」と話した。はるちゃんの療養場所や家族の希望，はるちゃんの成長・発達や最善の利益について集中治療室と一般病棟の両者の視点から検討し，互いにできることを行動に移したことが，はるちゃんの家族の希望を支えることにつながったと考えられる。

まとめ

　集中治療を受ける子どもや家族には治療上，生活の制限が多々存在する場合があり，希望を実現することが難しい場合もある。しかし，どのような状況にあっても子どもや家族の希望を尊重することを念頭におき，家族が家族としての役割を果たせたり，家族の意向が尊重されながら子どもと一緒に過ごしたり，治療やケアに参画できるよう，家族の希望に沿う方法を検討し続けることが大切である。

■文献
1）Thompson JE, Thompson HO（ケイコ・イマイ・キシ，竹内博明・日本語版監修監訳，山本千紗子・監訳）：看護倫理のための意思決定10のステップ．日本看護協会出版会，東京，2004.

事例 ❖ 集中治療室から一般病棟への移動が不安な母親

先天性心疾患の手術を受けたAちゃん（3歳）。術後の全身状態が安定しており，翌日に集中治療室から一般病棟に移動することが決まったが，胸腔ドレーンを留置したまま退室することになった。母親は，Aちゃんは活発な性格であり，ドレーンを留置したままのAちゃんに付き添うことが不安なため，ドレーンが抜けるまで集中治療室で過ごせないかと希望した。しかし，病棟移動に関しては決定事項である旨が再度説明された。

解説：医療者は，状態の安定したAちゃんにとって最善の療養環境は一般病棟であると考えている。一方で母親は，ドレーンを留置している間は集中治療室のほうが安全だと考えていたが，母親の意向は療養病棟の選択に反映されなかった。母親の意向の背景には，ドレーンが入ったAちゃんとの生活が想像できないことによる不安があると考えられる。そこで医療者が，Aちゃんにとって一般病棟が適していると考える理由を伝えるとともに，Aちゃんのどのような動きが不安なのか母親の思いを確認した。その結果，ベッド上で抱っこをしたり，遊びの支援が受けられることなどAちゃんが安心してベッド上で過ごせる方法を母親と検討したり，ドレーンの固定方法を工夫する旨を母親に伝えるなどにより不安を緩和することや，一般病棟の看護師に母親の不安について情報共有をするなどの支援が必要だと考えられた。

家族が子どもとの療養生活に不安を抱えている場合は，家族の不安を具体的に把握し，医療者ができる工夫を伝える。併せて，家族ができること，どのように行動したらよいかを伝えるとともに，医療者がそばにいて一緒に対処できる旨を伝え，家族の不安緩和に努めることが子どもと家族を支えることにつながると考えられる。

（入江千恵）

「もう移植はしたくない，やりたいことがある」という子どもの意向が尊重されなくていいの？

子どもの意向に反して，十分な情報提供がされないまま，親や医療者中心で治療方針が決定される

**もやもや
ポイント**

❶ 終末期をどう過ごすかを考えるのに重要となる病状や治療の選択について，子どもに何も伝えられていない
❷ 親と医療者のみで治療方針を決定している
❸ 子どもの意向が，意思決定プロセスに全く反映されていない

子どものプロフィール　りこさん，女性，14歳

疾　患　名：急性リンパ性白血病（ALL）
家族構成：両親，りこさんの3人家族

場面の状況

りこさんは11歳のときにALLを発症し，治療を開始したが寛解に入らず，治療開始後数カ月で造血細胞移植（以下，移植）を行った。粘膜障害による痛みがひどく，オピオイドを長期間使用したが苦痛が緩和されず，せん妄症状を呈するなど，トラウマティックな移植治療のプロセスをたどった。また，中学受験をめざしていたが，「受験はあきらめて，高校受験でリベンジしよう」という親の意見を受け入れ，受験を断念した。その後，泣いている姿を多くの看護師は見ていたが，りこさんはそのときの気持ちを誰にも打ち明けなかった。移植後6カ月後に退院し，学校生活に復帰。中学では演劇部に所属し熱心に取り組み，外来受診時も部活のことをいきいきと話す姿は印象的だった。

中学3年生の春に体調不良を訴え，救急外来を受診。精査の結果，移植後早期の再発と診断され，新しい化学療法で治癒をめざすことが本人にも伝えられた。りこさんは，「秋の文化祭までにはなんとかよくなりたい」と治療にも前向きで，深夜まで部活仲間とやりとりしているのを多くの看護師は見ていた。しかし，治療への反応は乏しく，化学療法が奏効しないこと，移植をしても治癒の可能性は1割にも満たないことが判明した。そのことが両親に説明されると，「治すことはあきらめられないので，移植をしてほしい」と答えた。その後，医療者の間ではどのようにりこさんを説得するかを含め，移植を行うことを前提としたカンファレンスが開かれ，看護師はもやもやしていた。もともとの病棟風土もあり，両親の希望で，病状や治癒の可能性がわずかであることはりこさんには伝えず，移植治療の計画のみがりこさんに伝えられたところ，「あんなにつらい移植はもうこりごり。移植したら文化祭に出られなくなる。どうせまた再発するんだったら，今回は何もあきらめたくない」とりこさんは話した。それを聞いた母親は「演劇はいつでもできるから治療に専念して。お願いだからお母さんのいうことを聞いて」と泣きながら，りこさんを説得し始めた。その親子の様子を見ていた看護師は自分がどのようなアプローチをすべきかを考え始めた。

意思決定モデル（検討ツール）の選択

　小児医療においては，かかわる多くの人たちの価値観や意向，感情，関係性が意思決定のプロセスに影響を及ぼすため，事実が明確に，客観的に見えにくい。特に，終末期における意思決定は，子どものいのちの長さや質に影響する決定が多く，関係する人たちの感情の揺れが大きいことに加え，不確かなことが多く，文脈が複雑である。

　そこで，本事例に起こっている事実，確かなことと不確かなことを客観的に整理し，子どもと家族にとって最善と考えられる方針やケアの方向性を見出すことをめざして Jonsen の 4 分割表[1)] を選択した。

ステップ 1：検討例

　表 1 に 4 分割表を示す。

①何が倫理的問題（ジレンマ）で，誰が問題にしているかを明確にする

【子どもへの情報提供が著しく制限されている】

　①子どもが情報を理解し，意思表明できる発達段階にありながら，法的決定権がないこと，②親が子どもに情報を伝えないよう希望していること，③子どもは意思決定には参加させないという伝統的な病棟風土があることから，子どもへの情報が著しく制限されている。そのうえ，子どもが自分の病状や予後について何をどれくらい知っているのか，知りたいのかについて議論されていないことも倫理的に問題である。そのため，これまでの治療方針の決定は両親と医療者で行われ，決定事項のみが「治療方針の説明」というかたちで子どもに伝えられている。この状況は，子どもの自律性の尊重の倫理原則に反している。りこさんの「あんなにつらい移植はもうこりごり」「どうせ再発するなら」という言葉から，りこさんはどのように自分の病気・治療，今後の生活について考えているのか，これまでりこさんと話すことを避けてきたこと，りこさんは 14 歳という年齢に達し，自分の考えや思いを言葉に出して伝えられるようになっていることに看護師は気づいた。

【子どもの意向が伝えられているのに全く共有されていない】

　子どもへの情報が非常に限られている文脈のなかでさえも，「秋の文化祭までにはなんとかよくなりたい」「あんなにつらい移植はもうこりごり。（中略）今回は何もあきらめたくない」と，りこさんの闘病の支えや希望，今後の治療についての思いが明確に言葉で表現されている。しかし，そのことが親と医療者の意思決定のプロセスに全く反映されていないことは，子どもの「自律尊重」「善行・無害」の原則に反している。現時点での治療の選択肢は，「移植を行う」「移植をせずに緩和的化学療法を行う」ことがあげられるが，どの選択が子どもの意向に沿っているのか，QOL の維持に貢献するのか，病棟で全く話し合われてこなかったことに看護師はもやもやしている。

【子どもと親の意向が異なる】

　親は治療方針の検討場面で「治すことはあきらめられないので，移植をしてほしい」，子どもへの説明場面で「演劇はいつでもできるから治療に専念して」と，医療者やりこさんに伝えている。この文脈は，治療方針に対するりこさんの意向と両親の意向が異なっているという課題を示している。両親は，突然宣告されたわが子の死の近さに対して精神的に混乱し，子どもを失うことへの不安や恐怖を抱いていると考えられる。現時点で代理決定者として子どもの最

表1　4分割表

医学的適応		子どもの意向	
・りこさんは，難治性の急性リンパ性白血病（ALL）の移植後早期再発であり，治癒の望みは移植を行っても1割に満たない ・移植治療のプロセスで，副作用や合併症で亡くなる可能性，生存期間を延ばせない可能性もある ・移植は，心身の苦痛が非常に大きくなる可能性が高い ・可能性はわずかとはいえ移植以外に治験など，ほかに治癒をめざせる治療法は現時点では存在しない ・緩和的な化学療法を試みることで，生存期間を文化祭まで延ばせる可能性はあるが，参加できるかどうかは病状悪化の程度によるため不確かである		・りこさんは発達段階相応の14歳であり，状況を理解する，言葉で自分の気持ちや意思を表出する能力がある ・未成年であるため，法的決定権は親にある ・りこさんは過去の経験によって，移植治療へのネガティブなイメージが強く，「あんなにつらい移植はもうこりごり」と話している ・現時点の病状や予後，移植以外の治療の選択肢などについての情報はりこさんには伝えられていない。親は，りこさんに伝えないことを望んでいる ・りこさんは，初発時に親の意向で中学受験を断念した経緯がある。今回は秋の文化祭に貢献したいと強く望んでいる。文化祭以外に，何を望んでいるのかはわからないが，「今回は何もあきらめたくない」と話している ・これまでの治療過程での意思決定や目標設定は，子どもには十分な情報提供は行われず，親が行ってきた。そのことに対してりこさんがどのような思いをもっているのかはわからないが，明らかに前回の治療時と比べて自分の考えを伝えられるようになってきている	
QOL		周囲の状況	
・現在は，倦怠感以外の症状はなく，日常生活は自立し，学校や仲間とのつながりは維持できている。今後の治療やがんの浸潤により，さらなる症状が出現してくるのは確かで，今の生活がどれだけ継続できるかは不確かである ・移植を行った場合，数カ月間は自宅や学校に行けなくなることは確かである。移植が奏効した場合，これまでと同様の生活が送れる可能性もあるが，その可能性は1割に満たず，長く続くか否かは不確かである ・りこさんの生きる支えの1つになっているのは，部活動への貢献や仲間とのつながりである。そのほかのことについてはわからない		・両親は，治癒の望みはほとんどないと説明され，わが子を失うかもしれないという不安や恐怖が強く，精神的に混乱している ・両親は，1割にも満たないが移植によって得られる治癒の可能性に一縷の望みをかけたいと強く願っている ・両親はりこさんに，病状や予後，治療のほかの選択肢についての詳細を伝えたくないと考えているが，その理由は確認できていない ・移植治療を行わなかった場合，死別後に「移植をすればよかった」と両親は後悔し苦しむ可能性はあるが，治療選択による親への長期的影響は不確かである ・病棟では，移植を行うという方向性で，病床やスタッフ配置の調整などが始まっている ・病棟では，治療については医療者と親が決めるという組織風土がある ・看護師は，りこさんと両親の気持ち，どちらも大切にしたいと考えているが，治療方針の最終決定権は親にあるため，どうしたらよいのかもやもやしている ・前回の移植治療におけるりこさんの様子を知る看護師たちは，あのようなつらい体験をさせることに対してもやもやしているが，カンファレンスなどで話題にできていない	

善を考えるに値する精神状態にあるのか否か，どのようなサポートを必要としているのかも考慮しなければならない。親の意向を尊重した場合，りこさんの「移植はもうこりごり」という意向が反映されず，希望する文化祭にも出られないという点で，子どもの「自律尊重」「善行・無害」の原則に反することになる。一方，りこさんの意向を尊重し移植を行わない場合は，親の意向が反映されず，子どもが亡くなった後にその選択に対して親が後悔し続ける可能性があり，親の「自律尊重」「善行・無害」の原則に反することになる。しかし，りこさんの闘病の支えとなっている部活動への参加という希望は，ある程度かなえることが可能かもしれない。これは，どちらの意向を尊重するのか二者択一として考えるような単純な課題ではなく，次に述べるようなプロセスを踏み，解決の糸口を探ることが大切である。

②誰もが納得できる方法を模索し，問題となっている倫理的ジレンマの解決をめざす

　ここまでの分析から明らかになってきた前述の倫理的課題から，以下のようなアプローチが倫理的実践の第一歩になると考えられる。この文脈は複雑で，誰もが納得できる，誰も後悔が残らないような解決方法を見出すのは難しいかもしれない。しかし，子ども中心の視点を軸に，かかわる人それぞれに納得できる部分があり，後悔が少なくなるようなプロセスを踏んでいきたいと考える。

【りこさんと親の思いをつなぐアプローチ】

　りこさんの親は，わが子の死の宣告をされたに等しい文脈に置かれている。りこさんに病状や予後を伝えないよう希望していること，また，生存の可能性が1割未満の移植を希望したり，「演劇はいつでもできるから」といったことばから，親はりこさんのことを考えていない，現

状認識ができていないと捉える医療者もいるだろう。しかし，親の立場からこの状況を捉えると，情報を与えないことでわが子を守ろうという気遣い，現状から目を背けることでわが子を失う恐怖から逃れようとする親の対処行動と考えることもできる。ここで必要なことは，移植治療の決定を撤回させることではなく，親の気持ちに寄り添うこと，そのなかでりこさんの代弁者としてりこさんの思いを伝え，りこさんと親の思いをつなぐアプローチである。りこさんの思い，親の思いはそれぞれその立場においてどちらも大切にしなければならない。たとえ，その思いをかなえることが両立し得ない場合でも，まずは両者の思いを徹底的に聴くことが大切である。そのプロセスがあってこそ，子どもの思いが意思決定のプロセスに反映させられ，親が納得する決定が可能となる。

【りこさんと家族がどのように生きるかに焦点をあてたアプローチ】

　小児医療における意思決定は，どのような選択をするかのみならず，かかわる人たちが子どもの最善の利益について真摯に話し合い，それぞれの価値観や思いを共有して支え合いながら，パートナーシップを確立していくプロセスが最も重視されるべきである[2]。忙しい病棟では，話し合いの大切さはわかっていながらもなかなかその場がもてなかったり，子どもや親の気持ちが断片的にしかわからなかったり，医療者の推察で物事が進んでしまったり，決めることを急いでしまうことも多い。もやもやしたスタッフがそれを言語化しチームに伝え，りこさんと家族が残された時間をどのように生きるかに焦点をあてたアプローチが，終末期のケアとして最も大切なことである。

【病棟の風土「医療者と親で決定する」を解凍し，truth tellingの種をまく】

　本事例の病棟では，子どもに関することの決

定には，子どもを参加させないという風土があるため，それに慣れてしまったスタッフはその状況がおかしいとは気づけないことが多いが，今回はもやもやした看護師がいた。本事例をきっかけに，子どもにとって大切な治療方針や日常生活の決定事項に関して，最終的には代理決定者として親が決めることになっても，その決定のプロセスに何らかのかたちで子ども自身が参加できるように，凝り固まった組織風土を解凍していかなければならない。

意思決定のプロセスへの子どもの参加は，単に子どもの意向をそのまま受け入れることでも，重要な決定を子どもがするということでもない。特に，本事例のように，いのちの長さや質に大きな影響を与えるような決定を子どものみに託すのは最善のアプローチとはいえない。まずは，両親や医療者が子どもの声に耳を傾け，子どもの声を大切にすることが重要である。また，子どもの知りたいことは何かを探り，それが子どもに伝えられ子どもが自分の状況を理解し納得できるようなアプローチが必要である。そのために，多職種チームカンファレンスや親との面談を積み重ね，まずはどの治療を選択するかではなく，りこさんが意思決定のプロセスに参加するために何をすべきかをチームメンバーや両親に投げかけていくことが大切である。

truth telling とは，病状や予後に関することをすべて話すことではなく，真実についての語り合いを続けていくことである。真実とは患者と独立に一般化されて存在するものではなく，あくまでも一人ひとりの患者にとって意味のあるものとして，それぞれの状況で患者と専門家が1つになってつくり出していくものであるといわれている[3]。この文脈においては，まさにこの truth telling の風土の種をまくことが必要である。

ステップ2：ケースのまとめ

本事例では，終末期という複雑な文脈における意思決定のプロセスを解説したが，最終的にどのような決定に至ったのかという点はあえて記述しなかった。繰り返しになるが，意思決定のプロセスにおいては，どのような決定をするかという点のみに集中するのではなく，どうやって決定するかが最も重要である。したがって，時間的制約があるなかでも決めることを急ぐのではなく，組織全体で子どもを中心に考える風土のもとに，多くの人の考えや感情・希望を断片的でなく統合的につないでいくプロセスが重要である。

まとめ

終末期医療においては，子どもに伝えられる情報が制限されやすいこと，子どもの苦痛が大きいこと，子どもを失う親の苦痛が大きいことによって，親の意向が尊重されやすく，子どもの意向が置きざりにされやすい。日常的なかかわりのなかで24時間子どもに接し，子どもの声を耳にしている看護師が子どものアドボケーターとして倫理的実践を起こさなければ，子ども中心のケアの実現は難しい。子どもと親の思いに寄り添い，子どもと親の思いをつなぎ，最期のときまでその子どもらしく，その親らしく生きることを支えることが終末期ケアにおいて最も大切である。

■文献
1）Jonsen AR, Siegler M, Winslade WJ（赤林朗，蔵田伸雄，児玉聡・監訳）：臨床倫理学；臨床医学における倫理的決定のための実践的なアプローチ．第5版，新興医学出版社，東京，2006.
2）日本小児科学会倫理委員会小児終末期医療ガイドラインワーキンググループ：重篤な疾患を持つ子どもの医療をめぐる話し合いのガイドライン．2012.
3）近藤まゆみ：がん告知における家族の意思決定．家族看護 1(1)：41-47, 2003.

そのほかの想定される場面

事例 1 ❖ 終末期にある子どもは「家に帰りたい」と話しているが，親はそのことを拒んでいる

　神経芽腫のAくん（3歳）には緩和的な化学療法とともに，腫瘍増大による痛み緩和としてオピオイド持続投与が行われている。Aくんは「おうちに帰りたい」と話しているため，オピオイドをパッチや経口薬に切り替え，自宅で過ごせるようにという提案を親に行った。しかし，「痛み止めの点滴がないのは怖い。病院にいるほうが安心」と，親は子どもが家に帰ることを拒んでいる。

　解説：Aくんは，「おうちに帰りたい」と自分の意向を発達段階相応の言葉で明確に伝えている。医療者は，子どもの意向に応じた方針を提案しているが，親は拒んでいる。ここには子ども・医療者と親の意向のずれが生じている。看護師は，Aくんが家に帰りたい理由（兄と遊びたい）をよく知っているため，家に帰るのが怖いという親に寄り添いながら，Aくんが帰りたいと話す裏側にある気持ちを代弁者として親に伝え続けた。子どもと親の思いをつなぐアプローチを行いつつ，病棟の規則を緩和し，兄と病棟で会える環境を整え，子どもの希望を別の形でかなえた。その様子を見ていた親は「やっぱりAとお兄ちゃんが一緒に過ごすのが一番自然なのかな」と心が動き始めた。このように，選択は急がず，かかわる人の思いを大切にし続けると，意向のずれが縮まり，向かうべき方向がみえてくることがある。また，二者択一のようにみえても，子どもと家族の意向に沿う選択肢はほかにもあることが多い。

事例 2 ❖ 子どもが「こんなに苦しいなら死んだほうがましだ。寝かせてほしい」と希望している

　骨肉腫のBさん（14歳）は，肺への多発転移により呼吸困難と痛みが強く，現在はオピオイドと酸素の投与がされているが，苦痛が緩和されない。医師は，オピオイドの増量とミダゾラムによる鎮静を提案した。Bさんは「こんなに苦しいなら死んだほうがましだ。寝かせてほしい」と強く希望したが，親は「おしゃべりできなくなるのは悲しい。まだ話したいことがたくさんある」と言い，オピオイドの増量さえも承諾が得られない。

　解説：本事例では，親の意向により子どもの苦痛緩和が図れないという倫理的問題が生じている。苦痛が強いなかで子どもと話し合いのプロセスを踏むのは難しいが，それでも状態が最も落ち着いているタイミングを逃さず，Bさんと親が今何を大切にしたいか各々の思いに耳を傾け，その時々の苦痛緩和方法を決めていった。最終的には「寝ている間はずっと手を握っていてほしい」とBさんが母親に伝え，その言葉により母親は，話せなくても子どもとコミュニケーションをとる方法があることを認識し，鎮静を承諾した。

　終末期の意思決定においては，どんな選択をしても誰かが苦痛を伴うことが多い。本事例では親子で決定できたが，選択すること自体の苦痛が大きすぎる場合は，医療者主導での決定が最善となる場合もある。

（平田美佳）

意思表示ができない子どもの
生命維持装置をどう考えればいいの？

集中治療中に終末期となった子どもの親から，
人工呼吸器を外してほしいとの希望があった

**もやもや
ポイント**

❶親の意向に従って，人工呼吸器を外してよいのか
❷意思表示ができない子どもの意向をどのように捉えたらよいのか

子どものプロフィール　たろうくん，男児，12歳

疾　患　名：急性脳症，脳ヘルニア
家族構成：母親，姉（14歳），たろうくん，弟（9歳），母方祖父母の6人家族

場面の状況

発熱があったため翌日に近医を受診し，鎮咳去痰薬，抗菌薬を処方されたが発熱は続いていた。数日後に意識レベルが低下し，呼びかけに反応がなくなり，総合病院へ救急搬送された。JCS300，自発呼吸消失し気管挿管を行った。CT検査にて，脳室の狭小化，脳浮腫があり，精査・加療のため小児専門病院の集中治療室に搬送された。再度CT検査を行ったところ脳浮腫はさらに進行し，頭蓋内圧を下げるための治療と抗菌薬，抗ウイルス薬を投与するが脳波はほぼ平坦で，翌日には脳幹反射の消失を認めた。

両親は離婚しており，母親，母方祖父母がたろうくんを養育していた。父親とは疎遠であり，現在も連絡がつかない状況とのことだった。自宅は遠方であり，母親は入院初日，院内の家族待機室で過ごし，以降は病院から徒歩圏内の宿泊施設に滞在していた。母親，祖父が数時間ごとに面会に訪れたが，「見

ているのがつらい」と短時間で退室していた。きょうだいは祖母と自宅で過ごしていた。

入院当初から脳浮腫が急激に進行していて自発呼吸や意識がないこと，血圧は強心薬を投与しないと維持できないこと，脳浮腫は今後数日でさらに進行することが予想され，生命維持が困難になる可能性があること，回復しても重度の障がいが残ることが説明された。そして，脳幹反射が消失した時点で母親，祖父に対して，大脳，脳幹の不可逆的な機能停止が起こり，脳死状態であることを伝え，今後は積極的な治療を控え，家族との時間を優先していくことを提案した。母親，祖父は涙ぐみながら医師の説明を聞き，「静かに見送りたい」と希望した。しかし，その日の夕方に母親から「人工呼吸器を外してもらえないか」との希望が伝えられた。詳しく話を聞いていくと，母親は「治療を受けている子どもを見ているのがつらい」「家族の総意である」と話した。

解　説

意思決定モデル（検討ツール）の選択

　本事例は人工呼吸器という生命維持装置を外すことが医療者として「善行」であるか，患者のQOLにどのような影響があるのかについて検討するためJonsenの4分割表[1]を用いて検討する。

ステップ1：検討例

　表1に4分割表を示す。

①医学的適応

　たろうくんに原疾患はなく，急性脳症を発症し，救命処置として挿管し，人工呼吸管理が実施された。脳浮腫が急激に悪化し，医療者は脳浮腫の進行により生命維持が困難になる可能性と，救命できた場合でも高度の後遺症が残る可能性が高いと予測していた。治療は功を奏さず，医師は脳死の状態であると診断した。

　担当医師と看護師は，たろうくんが脳死の状態であることから，脳圧を下げる薬剤の使用中止や，新たな強心薬の使用の差し控えなど積極的治療を中止し，家族で過ごす時間を確保していくことが望ましいと考えていた。人工呼吸器は，今のたろうくんにとっては生命維持に必要不可欠なものであり，取り外すという選択肢は考えていなかった。人工呼吸器を外すことはたろうくんの生きる権利を奪うことにならないか，これが「善行」なのか判断に迷った。

　看護師は，排痰のための吸引がたろうくんの苦痛につながるのではないかという思いを抱え悩んでいた。

　これらのことより，「たろうくんの生命の安全・生きる権利，善行・無害の法則」と「人工呼吸器の継続に伴うたろうくんの苦痛」に価値の対立が生じていると考えられる。

②子どもの意向

　たろうくん本人の意向を確認することはできない。家族は，たろうくんにとって人工呼吸器の使用がどのような意味をもつのか，たろうくんならどのようなことを希望するかなど，今の治療がもたらす効果や苦痛についてたろうくんが検討したうえで人工呼吸器を外すことを希望しているかはわからない。

　両親は離婚し，父親とは疎遠なため母親が代理意思決定の役割を担っている。一方で医療者は，父親の意向を確認しなくてもよいか検討が必要と考えていた。

　脳死の状態と説明され，母親は「見ているのがつらいので，人工呼吸器を外してほしい」と希望している。医師は母親に対して，人工呼吸器を取り外した場合は短時間で心停止することを説明したが，母親の意思に変化はなかった。母親は治療当初から，多くの医療デバイスに囲まれ集中治療を受けているたろうくんを見ているのがつらいと話し，面会する時間が短かったことにも反映されているように，たろうくんの急激な状態悪化や，積極的治療を受けているたろうくんの現状，たろうくんの死が近づいていることを受容できていない可能性がある。

　入院当初から祖父が母親と一緒に面会し，病状説明の場にも同席していた。母親が「家族の総意である」と語っているように，祖父母が母親の相談相手としての役割を担っていると考えられる。

　これらのことより，「家族の意向」と「生命維持のために人工呼吸器が必要と考える医療者の判断」に対立があると考えられる。たろうくんの意向についての検討が不足しており，たろうくんにとって人工呼吸管理の継続がどのように作用するかを検討する必要がある。

161

表1　4分割表

医学的適応		子どもの意向	
・原疾患はなく，感染症の罹患に伴い急性脳症を発症した ・脳浮腫は急激に悪化した ・脳死の状態と判定された ・今後の方針として，医療者は積極的治療を中止し，家族との時間を確保することを提案した ・人工呼吸器を使用しており，中止した場合は短時間で心停止に至ると予測される ・医療者には人工呼吸器を外すという計画はなかった ・気管内分泌物が貯留するため，気管内吸引を必要としている		・たろうくん本人の意向は確認できない ・たろうくんがどのように過ごしたいか，たろうくんの希望については把握できていない ・両親は離婚しており，父親とは疎遠なため，代理意思決定者は母親と考えられる ・急激な発症であり，家族がどのように病状を理解しているか十分に把握できていない	
QOL		周囲の状況	
・たろうくんにとって人工呼吸器の使用は生命の維持に直結している ・人工呼吸器の使用を継続した場合，吸引や固定テープの貼り替えなどの処置が必要であり，MDRPU（医療関連機器圧迫創傷）の発生リスクもある ・人工呼吸器を使用することで，家族と一緒に過ごす時間が確保できる ・家族の面会時間は短時間であり，たろうくんは多くの時間を病室でひとりで過ごしている		・家族は，たろうくんを見て「かわいそう」「つらい」と話し，たろうくんのそばにいることに精神的苦痛を感じ，「人工呼吸器を外してほしい」と希望している ・自宅が遠方であり，母親は院内待機や病院近くの宿泊施設で生活していた。慣れない環境，精神的苦痛から十分な休息・食事がとれていない可能性がある ・祖父は遠方の自宅と病院を毎日往復している ・きょうだいは祖母が世話をし，入院後一度も面会できていない ・家計は祖父と母親が担っており，入院期間の延長は経済的な負担になる可能性がある ・医療者は脳死状態の子どもに対して，人工呼吸器を外すことを経験したことがなかった ・看護師は，たろうくんのケアが優先され，家族と十分に話す時間が確保できていなかった	

③ QOL

　人工呼吸器の離脱は，たろうくんから生きる権利を奪ってしまうことになる。人工呼吸器の使用により，家族と一緒に過ごす時間をつくることができると考えられる。一方で，人工呼吸管理を継続することで，挿管チューブの固定テープの貼り替えや MDRPU（medical device related pressure；医療関連機器圧迫創傷）のリスクも考えられ，たろうくんの苦痛につながる可能性がある。また，排痰には吸引を要するため，これらの行為がたろうくんにとっては苦痛になると考えられる。

　医療者は，たろうくんの成長・発達や，生活様式，喜びや楽しみ，嫌いなことなどの情報が乏しい状況にあり，たろうくんの少しでもよい時間について検討するための材料が不足してい

るといえる。

「生きる権利，家族と一緒にいる権利」と「人工呼吸器継続に伴う苦痛」が対立していると考えられる。たろうくんにとっての幸せとは何かについて表面上でしか検討できていないため，これまでのたろうくんの歩んできた生活や歴史を踏まえて医療者と家族で議論していく必要がある。

④周囲の状況

【家族の状況】

母親は「かわいそう」「見ているのがつらい」と話し，医療デバイスや機器に囲まれて治療を受けているたろうくんのそばにいることや，そのような状態のたろうくんとどのように向き合うかについて精神的な苦痛が生じていると考えられ，亡くなるまでの時間をたろうくんとどのように過ごせばよいのかまで考えられていない可能性がある。

たろうくんの自宅は遠方で，母親は転院当日は院内に待機し，その後は病院の近くにある宿泊施設に滞在している。慣れない環境での生活，精神的苦痛から十分な休息や食事ができていないことが予測され，母親には身体的な負担も生じていると推察される。

また，祖父は遠方から毎日面会に通い，きょうだいは祖母と共に自宅で過ごしている。たろうくんの入院生活が祖父母やきょうだいの生活に与える影響は大きいと考えられる。きょうだいや祖母はたろうくんが入院して以降，面会できておらず，人工呼吸器を離脱する場合，きょうだいや祖母がたろうくんと過ごす時間がわずかなため，悲嘆にも影響を与えると考えられる。

家計は祖父・母親で担っており，入院期間の延長は家族の経済的負担も大きい。

【医療者の状況】

たろうくんが入院している病院の医師・看護師，共に脳死状態の子どもの人工呼吸器を外すことについて経験がなかった。したがって，人工呼吸器を外すことが法的に正しいのか，どのように検討していけばよいのかについて悩んでいた。看護師は家族のつらい気持ちも理解できたが，これまで不安定なたろうくんの状態変化への対応を優先しており，家族との話し合いの機会を確保できていなかった。また，医療者間でもたろうくんの治療方針や今後の経過，家族への支援について意見交換ができていなかった。

価値の対立に影響を与えているものは，母親の精神的苦痛と医療者の経験不足，家族と医療者，医療者間のコミュニケーションの不足であると考えられる。たろうくんが亡くなるまでの時間をどのように過ごすかが死別後の家族の悲嘆に影響を与えるため，この視点も含め家族と話し合う機会が必要と考えられる。

ステップ2：看護の展開

たろうくんの母親が「人工呼吸器を外してほしい」と希望したため，担当医師，集中治療科医師，集中治療室看護師，集中治療室師長でカンファレンスを開いた。そこで，法的に実施可能なのか，たろうくんの母親だけの判断に従ってよいのか，家族は現状を受け入れられているのか，家族は正常に判断できる状態なのか，たろうくんのことを考えての決断なのかなどについて意見交換を行った。

臨床のスタッフのみで判断すべきではないとの結論に至り，病院の倫理審査委員会の判断に任せることとなった。この結論を家族に伝え，家族は「病院にも事情があるのは理解できます。今の時点でも考えは変わっていませんが，病院の判断に従います」と話した。翌日に倫理審査委員会が開催され，人工呼吸器は外せないとの結論となり，家族に伝え，家族は了承した。そ

して，残された時間を家族の希望を聞きながら，たろうくんと家族らしく過ごせることに主眼を置いてケアしていくこととなった。

医療者間で話し合い，気管内吸引は必要最小限とし，実施の有無を協議しながら行うこととし，家族の面会中に吸引が必要な場合，そばにいるかどうかは家族の判断に任せることとした。看護師は母親のペースを大切にしながらも，たろうくんは母親がそばにいてくれることを希望しているのではないか，母親にとってもたろうくんと触れ合うことが悲嘆へのケアになるのではないかと考えた。そのため，母親が落ち着いて面会できるような環境を調整したり，たろうくんに意図的に話しかけながらケアを行ったり，母親と一緒にできるケアを提案するなどした。母親の面会が短時間である状況は変わらなかったが，次第にたろうくんとの距離は近くなり，顔を拭いたり，手を洗ったりすることを一緒に行うようになった。また，ケアのなかでたろうくんとの思い出や，たろうくんの性格などの話をするようになり，「がんばってるね」とたろうくんに話しかけるなどの変化がみられた。その後，たろうくんは家族に見守られながら亡くなった。

ステップ3：ケースのまとめ

たろうくんの生命維持治療を中止したいという家族の希望に対して，医療者は当初困惑したが，多職種でたろうくんの苦痛や安楽，生命維持治療の中止により想定されうることについて話し合いを重ね，最終的には判断を倫理審査委員会にゆだねた。家族の希望をかなえることはできなかったが，生命維持治療を継続したことにより，たろうくんと家族が一緒に過ごす時間

が確保できた。一緒に過ごす時間のなかで，看護師はたろうくんとの接し方のモデルとなるとともに，家族のケアによるたろうくんの心地よさをフィードバックすることで，少しずつ母親とたろうくんの距離が縮まっていった。この一緒に過ごした時間が，母親がたろうくんの病状や亡くなりゆくことを受容する一助となったと考えられる。自身の意思を示すことができないたろうくんが治療やケアを選択するうえで，たろうくんにとっての安楽や苦痛，希望に焦点をあてながら，家族を交え，関係職種で検討していくことが大切である。

まとめ

集中治療の場で治療が功を奏さず，看取りとなった場合，治療の差し控えや終了に関する判断は非常に難しい。しかし，集中治療中で子どもが意思を表現できない場合であっても，子どもにとっての安楽や苦痛，希望を家族と共に考えていく必要があり，どのような選択をしても，子どもの苦痛を最小限にする方法を検討することが重要である。

また，治療の差し控えや中止は，患者の死に直結することもある大きな決断であるため，臨床のスタッフのみで判断することが最善でない場合もある。このような場合は倫理審査委員会の判断を仰ぐなど，より高次の倫理的検討を重ねることも倫理的課題を解決する一助となる。

■文献
1）Jonsen AR, Siegler M, Winslade WJ（赤林朗，蔵田伸雄，児玉聡・監訳）：臨床倫理学；臨床医学における倫理的決定のための実践的なアプローチ．第5版，新興医学出版社，東京，2006.

事例 1 ❖ 積極的治療を望む家族と，最善ではないと判断する医療者

Ａちゃんは白血病により移植を受けたが，全身状態が悪化し集中治療室に入室した。腫瘍細胞が再び増加し，全身状態を鑑みて移植やこれ以上の積極的治療はＡちゃんにとって最善ではないと判断し，家族に説明した。家族は積極的治療を望み，インターネットで治療法を検索し，ビタミン剤を投与してほしいと希望した。医療者間で協議し，Ａちゃんの苦痛にはつながらないと判断し，家族の希望を尊重することとした。この治療に限らずＡちゃんは高体温が続くことがあり，それまでは冷罨法などで解熱を試みていたが，家族はビタミン剤の効果を高めるため解熱しないでほしいと希望した。高体温によりＡちゃんは呼吸数や心拍数も増加しており，看護師はＡちゃんの苦痛緩和のために解熱すべきと考えていた。Ａちゃんは意識レベルが低下しており，自身の意思表示はできなかった。

解説：Ａちゃんを「死なせたくない」という思いからくる「治療の効果を高めるために高体温を維持することが最善」という家族の価値観と，看護師が考える「解熱して今の苦痛を改善することが最善」という価値観が対立している。

看護師は「子どもを守りたい」という家族の気持ちを受けとめつつ，Ａちゃんの苦痛について考え，それを緩和するために医師や家族と話し合った。家族との話し合いを重ね，熱の上限を定め，冷罨法を開始することを決めた。

事例 2 ❖ 脳死状態の子どもに経腸栄養を望む母親

Ｂちゃんは急性脳症で入室したが，脳死状態と診断された。人工呼吸器を使用し，Ｂちゃんの全身状態は比較的安定しており，レクリエーションや思い出づくりをしながら家族と過ごしていた。ある日母親から，「こういう状態でも目を覚ましたという人がいるとインターネットで見ました。栄養とか入れたりできませんか」と希望があった。看護師は，経腸栄養を開始することはＢちゃんにとってよいことなのか判断に迷った。

解説：Ｂちゃんの脳機能障害は不可逆的であり，回復は見込めない。Ｂちゃんは経腸栄養を開始することで栄養状態の改善が期待できるが，栄養剤をどこまで吸収できるかは不明であり，経腸栄養中のバイタルサインの変化や，誤嚥の可能性があり，ＢちゃんのQOLの拡大にはつながらないと考えられる。また経腸栄養を開始したとしても，母親が望むように意識レベルの改善にはつながらない。

医療者でカンファレンスを実施後，母親に経腸栄養は推奨できないことを説明し，話し合いの機会をもつこととした。母親は経腸栄養のデメリットについては考えていなかったと話し，経腸栄養は実施しないとの意思決定に至った。終末期に新たな治療を開始したり，差し控える場合は家族の意向を受けとめつつ，その治療が子どもにもたらす効果や安楽と，苦痛や全身状態への影響を家族と共に考え，話し合うことが大切である。

（入江千恵）

テーマ❽ 守秘義務

「お母さんには言わないでね」と 子どもに秘密を打ち明けられたけれど

「手術を受けたくない」と子どもに打ち明けられたが，母親を 悲しませたくないからと「親には伝えてほしくない」といわれた

もやもや ポイント

❶子どもに「手術をしたくない」と打ち明けられたが，「親には 伝えてほしくない」といわれた
❷子どもに「内緒にしてほしい」といわれたことを母親に伝える ことは守秘義務に反するのか

子どものプロフィール　はなちゃん，女児，10歳

疾 患 名：短指症（右手第4指）
家族構成：両親，はなちゃんの3人家族

場面の状況

　はなちゃんは，右指の創外固定器を用いた骨延長 の目的で入院した。これまでも同疾患のために，幼 児期に手術の既往がある。成長・発達は年齢相応で あり，今回の疾患以外に特に治療歴はない。

　今回の入院では，右手第4指の骨切り術を行った うえで，創外固定術を行い，その後1～2週間ほど かけて合計1～2cmの骨延長術を行う予定であっ た。また，退院後にも，骨癒合が完成するまで創外 固定器の装着を継続する必要がある。

　このため，はなちゃんは，創外固定器を装着した 状態で数カ月の期間を過ごすことになり，創外固定 器を装着した創部の洗浄などのケアを担う予定に なっていた。手術に関する説明については，6カ月 前の外来受診時に医師より行われ，はなちゃん自身 も母親の隣で一緒に聞いていた。母親は入院時，は なちゃんの病気や手術に関する理解について，「手術 については，外来で本人も一緒に聞いているので，

理解していると思います」と看護師に話していた。

　入院当日，担当看護師がはなちゃんと話している と，「本当は手術をしたくない，だって治るわけじゃ ないし」と思いを打ち明けられた。看護師は驚き， 返事ができずにいると，はなちゃんは「でも，ママ が悲しむから内緒にしておいてほしい」と話した。

　手術は翌日に迫っており，はなちゃんと母親はこ れから，麻酔科医師による説明や，病棟看護師，手 術室看護師からのオリエンテーションを受ける予定 となっていた。担当看護師は「このまま手術に向け て準備を進めていってよいのだろうか」「母親に伝え るべきではないか。しかし，はなちゃんから内緒に してほしいといわれたことで，その思いを母親に話 すことは守秘義務に反するのではないか」「手術を翌 日に控え，予定が詰まっている状況であり，このま ま手術に向けて進めるしかないのだろうか」「話すこ とも話さないことも，子どもの権利を害することに なるのではないか」ともやもやした。

166

解　説

意思決定モデル（検討ツール）の選択

　Jonsen の 4 分割表[1] は，事例を 4 つの側面からとらえること，情報の共有，対処の共有がなされること，患者本人の意思を尊重した決断の共有が行われることなど，医療チームとしての共有を行いやすいことが特徴としてあげられる[2]。

　本事例では，手術に対する子ども自身の意思について検討していくこと，また，治療方針にかかわるため多職種での検討を行うことも念頭において，Jonsen の 4 分割表[1] を選択した。

ステップ 1：検討例

　表 1 に 4 分割表を示す。

①子どものおかれている医学的状況（QOL を含む）を明らかにする

　今回の手術では主に整容上の改善が期待できる。機能的な改善も一部期待できる場合もあるが，はなちゃん自身は現在の生活に支障を感じていないため，程度は不明である。一方で，手術後に，創外固定器を装着したまま一定期間生活することを強いられるため，はなちゃんには，継続して身体的・精神的な負担が生じると考えられる。また，手術に前向きな気持ちで臨めない状況のまま手術を受けることにより，手術後の精神的な負担が増大する可能性がある。

　手術は急を要するものではないが，手術後一定期間の入院をし，その後も創外固定器を装着しなければならず，計画的に実施する必要がある。今回の手術も半年前から計画されており，学校行事の調整，病院のベッド・手術枠の確保などを考えると，突然の日程変更は難しい面がある。

②子どもの判断能力を確認したうえで，子どもの希望を把握する

　はなちゃんは「本当は手術をしたくない」という自身の思いを，母親が悲しむからとの理由で伝えないでほしいと希望しているが，「伝えないでほしい」という思いについて詳細が語られておらず，真意は不明な面がある。はなちゃんは年齢相応の判断能力はあるが，法的決定権は両親にある。

　一方で，手術をしたくない理由について，はなちゃんは「治るわけではないから」との思いを話している。しかし，「治るわけではない」と言っている「治る」とはどういうことなのか，また手術をしたくない理由がほかにもあるのか，今回の手術に関する思いなどについても詳細が確認できておらず不明である。

　また，今回の手術について母親は，はなちゃん自身が「理解している」と思っている。しかし，実際は親向けの説明を診察室で同席して聞いている状況であり，10 歳のはなちゃんが説明をどのように理解したのかが確認できていないため，不明な面がある。そもそも，はなちゃんや両親が「指が短いことをどのように思っているのか」「これまで疾患や手術について話し合ったことがあるのか」という点についても不明である。

　これまで手術を複数回経験したことが，今回の手術に対するはなちゃんの思いに影響している可能性もあり，手術や治療の効果についての医療者と両親，はなちゃん自身の理解や感じ方が異なることも考えられる。

表1　4分割表

医学的適応	子どもの意向
・医学的問題：右手第4指の短指症 ・治療の目標：短指の1〜2cmの延長による整容上の改善 ・先天性疾患であり，手術により整容上の改善が見込まれる。また，機能的な改善が期待できることもあるが，現時点で，はなちゃん自身は日常生活において支障を感じていない ・骨延長術により，整容上の改善は見込まれるが，術創ができることや骨癒合が十分に進まないこと，創感染のリスクなどが考えられる ・手術は急を要するものではない	・はなちゃんは10歳で，年齢相応の理解力はあるが，法的な決定権は親にある ・はなちゃんは「実は手術を受けたくない」「治るわけではない」と看護師に話している ・一方で，手術を受けたくない思いを「悲しむから」との理由で，母親には伝えてほしくないという希望がある ・手術の説明を母親と一緒に受けているが，はなちゃんの理解力や疑問に沿った説明であったかは不明であり，どのように理解しているかも不明な面がある ・治療が奏効すると，整容上の改善が見込まれるが，はなちゃん自身がどのように疾患や手術を捉えていたかは不明である
QOL	周囲の状況
・今回の治療による入院期間は2週間程度であるが，創外固定器の装着は数カ月を予定している ・骨切り術や骨延長術に伴い，痛みが生じることが予測される。また，手術に前向きではないなかで痛みを体験することになり，精神的な負担が増大する可能性もある ・創外固定器を装着している間，通常の社会生活に制限はないが，運動制限があること，創部のケアが必要であることなど，日常生活において負担が生じる面がある ・創外固定器を装着した状態で登校することに対する精神的な苦痛がある可能性はある	・親は，これまで幼かった子どもに代わり複数回に及ぶ手術を希望しており，今回の手術による治療効果に期待している ・医師は，これまで家族と話し合って治療を決定してきた ・治療に関しては，育成医療が適応されており，経済的な負担は大きくない ・入院日は，麻酔科医師の説明や，病棟看護師・手術室看護師からのオリエンテーションなど予定が詰まっている ・病棟では治療に関することは親にのみ説明する風土がある ・看護師の倫理綱領のなかでは，「看護者は，守秘義務を遵守し，個人情報の保護に努めるとともに，これを他者と共有する場合は適切な判断のもとに行う」と明記されている

③子どもが判断能力を失っている場合は，事前指示があるかを確認し，ない場合は代理人を特定する

はなちゃんは10歳であり，治療方針を決定するには親の承諾が必要であり，手術の選択における決定権は親にある。ただし今回，はなちゃんは「手術を受けたくない」こと自体を母親には伝えないでほしいと希望している。

つまり，代理人である親がはなちゃんの意思を知り得ず，尊重して決定することが難しい状況にある。

④家族の希望，周囲の状況（経済的問題，医療資源の問題，法律など）を把握する

これまでの手術に関しては，両親が希望し，同意書にもサインしてきており，今回の手術も

同様である。両親は手術により整容上の問題が改善することを期待している。

　手術に際しては，育成医療の適応があり，経済的に大きな負担はないと考えられる。一方で，半年前から計画して進められている手術であり，今回，手術を再検討するとなると，長期間延期になる可能性がある。また，手術は翌日に迫っており，はなちゃんと家族には，麻酔科医師による診察・説明や，病棟看護師・手術室看護師からのオリエンテーションが行われる予定となっている。このため，はなちゃんの思いについて改めて話し合いをもつことになると，当日のスケジュールを変更せざるを得なくなり，管理上の問題が生じることや，ほかの患者に影響することも考えられる。

　医療者側の状況として，医師はこれまで，家族と話し合って治療を決定してきており，子ども自身と意図的に話をする機会を設けてこなかった。病棟では，治療に関することは親のみに説明する風土がある。

　そのなかで看護師は，はなちゃんの思いを母親と共有すべきと考えている。はなちゃんの思いを母親と共有しないと，はなちゃんの今回の手術に伴う治療による心身の負担が増強するおそれがあり「善行・無害」が守られず，はなちゃんに不利益が生じる可能性がある。

　一方で，看護師の守秘義務については保健師助産師看護師法のなかで明記されている。また，看護師の倫理綱領のなかでも「看護者は，守秘義務を遵守し，個人情報の保護に努めるとともに，これを他者と共有する場合は適切な判断のもとに行う」[3] と明記されている。

　はなちゃんの意思に反して母親に思いを伝えることは，守秘義務に反する面がある。また，「秘密にする」という約束を破るという面においては，忠誠にもかかわる。このため，母親に思いを伝えるにあたっては，はなちゃん自身の承諾

を得る必要がある。

⑤何が倫理的問題（ジレンマ）で，誰が問題にしているかを明確にする

- はなちゃんの「手術を受けてたくない」思いを，「伝えないでほしい」という希望のため，母親と共有できないという，はなちゃんへの守秘義務に関連した「善行・無害」へのジレンマ
- 子どもの権利を擁護し代弁すべき立場にある看護師が役割を果たせていないことに対するジレンマ

⑥話し合いにより，誰もが納得できる方法を模索し，問題となっている倫理的ジレンマの解決をめざす

　はなちゃんに手術をどのように理解し，希望しているのか，「手術をしたくない」という思い，「母親が悲しむ」という思いについて尋ね，一緒に状況を整理する。そのうえで，手術を受けるのは，はなちゃん自身であり，今回話してくれた「手術をしたくない」という思いは大切であること，母親に話をさせてほしいことを伝え，承諾を得る。はなちゃんからの承諾を得ることが難しい場合には，どのようなかたちや内容であれば母親に伝えることができるか相談する。そのうえで，はなちゃんの手術を受けたくない思いを母親に伝える機会を希望に沿うかたちでもつ。

　はなちゃんと母親の話し合いを踏まえ，必要に応じてはなちゃんと母親，担当医師が話ができるように調整する。はなちゃんが意思を伝えられるよう，また，理解できるかたちで今回の手術の目的や方法について説明を受けられ，疑問や不安に思っていることを質問できるように支援する。

ステップ2：ケースのまとめ

看護師と話すなかで，はなちゃんは「前の手術では傷だけが増えたように感じた」「創外固定器をつけた生活に不安がある」「自分の指が短いことを，母親が申し訳ないと思っていると感じ，話しにくかった」と自身の思いを整理でき，担当看護師から母親に思いを伝えてほしいと希望した。母親は驚いたが，今まで話をしてこなかったことを悔やみ，はなちゃんと話をすることができた。また，はなちゃんは自分の不安に思っていることを担当医師に伝え，説明に納得したうえで，「やっぱり今受けたい」と予定どおり手術を受けることになった。

小児医療のなかでは，治療の主体は子どもであるが，決定の主体は親であることが多い。本事例のように治療の決定に関することなどを打ち明けられた思いを「秘密にしておく」ことが，子どもに不利益が生じる可能性が高いと判断される場合，看護師は子どもの擁護者として，「思い」を共有することの意味や必要性について子どもと共有し，承諾を得る必要がある。

まとめ

子どもの思いを打ち明けられたとき，特にその思いを「秘密にしておいてほしい」との希望があると対応が難しくなることがある。子どもに対する守秘義務は看護師にとって重要で基本的な事項であるが，子どもと家族の状況，組織の状況などによって，生じているジレンマや解決策は異なってくる。

また，本事例のような治療の決定に関することだけでなく，「病気や治療について聞きたいと思っていても家族が困るのではないかと思って言えない」「終末期にある子どもの"自宅に帰りたい"という希望をもちつつも家族に遠慮して言えない」などの思いを打ち明けられることがあるかもしれない。どのように対応することが正解というものではなく，倫理的意思決定モデルを活用するなどしながら，子ども自身がどのように思っているか，背景にあるものは何かなどを丁寧に子ども自身・多職種と共有してくことで，子どもの擁護者としての役割を果たしていく必要がある。

なにより，看護師が子どもにとってこれまで周囲に表出できなかった自分の思いを打ち明け聞いてほしい存在であるよう，看護師は常に子どもに寄り添い，関係を築いていくことも重要である。

■文献
1）Jonsen AR, Siegler M, Winslade WJ（赤林朗，蔵田伸雄，児玉聡・監訳）：臨床倫理学；臨床医学における倫理的決定のための実践的なアプローチ．第5版，新興医学出版社，東京，2006.
2）日本小児看護学会：小児看護の日常的な臨床場面での倫理的課題に関する指針．2010.
3）日本看護協会：看護者の倫理綱領．2003.

事例 1 ❖ 家族から「医療者への不信感を伝えないでほしい」といわれた

　頸部の神経芽腫で気管切開術を受けた A ちゃん（1 歳）は，医療ケアが必要な状況であったが，初めて一時退院の許可が下りた。母親は，気管内吸引などの技術を獲得していたが，一時退院を希望しなかった。母親の表情がいつもより険しいと感じた看護師 B が声をかけると，母親から「看護師 C に"なぜ連れて帰ってあげないの""A ちゃんがかわいそう"と責めるようにいわれた，あの言い方はひどい」「誰も私たち家族の気持ちをわかってくれない」と話があった。しかし，「今後の入院生活を考えると，ほかのスタッフには伝えないでほしい」ともいわれた。母親の思いをよく聞くと，「本当は連れて帰ってあげたい」「親として情けないけれど，何かあったら対応できるか不安で仕方がない」と話した。

　解説：医療者の言動によって，家族が不信感を抱き，入院生活を脅かされている状況で

ある。今後，一時退院に向けた支援が十分に受けられない可能性もある。母親の思いを十分に聞き，状況を整理したうえで，「伝えないでほしい」という気持ちを抱く必要はないと伝えた。そして，一緒に一時退院に向けた計画を立てていくために，今回話してもらった母親の思いを病棟看護師と共有したいこと，看護師 C にも振り返る機会を与えたいことなど，共有する目的と範囲について伝え，対応について相談した。母親は「一時退院が不安であることはスタッフで共有してもらってよい」「看護師 C に抱いた感情については，看護師 C のみに"つらかったようだ"と伝えてほしい」と希望した。医療者への不信感などの思いを伝えないでほしいといわれたとき，周囲に話さないことが子どもと家族にとって善行・無害の原則に反しないか，不利益を被るおそれがないかという視点に立って検討する必要がある。

事例 2 ❖ 同僚が大きな声で個人情報について話している

　D 看護師が病院の売店で，ほかのスタッフに「E ちゃんが今日また入院してきたよ」と大きな声で話しているのを目にした。売店は医療スタッフのほか，外来患者と家族が利用しており，D 看護師に対して，入院中の子どもの個人情報について話すことをやめるよう伝えた。D 看護師は「すみません」と言ったが，「でも，"入院した"しか言っていませんよ」と納得していない様子であった。

　解説：周囲に聞かれるおそれがある場で，大きな声で個人情報について話すことが悪い

のは明らかである。しかし，当事者や職場の倫理的な感受性の乏しさが根底にあることがあり，解決は簡単ではない。そこで，子どものプライバシーや守秘義務について考える機会をカンファレンスのなかで継続してもつことで職場の風土を変えていく取り組みを始めた。その結果，個人情報の保護にかかわる言動についてスタッフ同士が互いに注意をするようになるなど病棟全体が変わり，D 看護師の言動も変わってきた。

（中谷扶美）

親の成育歴を医療チーム内で情報共有してもいいの？

直接のケア対象でない母親についての情報をどこまで共有できるのか悩む

もやもやポイント

❶ 日々，不満を口にする母親に対して，看護師が陰性感情をもってしまう

❷ 直接のケア対象は子どもであるが，親である母親の成育歴を情報共有する必要があるのか

子どものプロフィール　あいちゃん，女児，1歳

疾 患 名：体重増加不良
家族構成：母親（20代前半・無職），あいちゃんの2人家族

場面の状況

あいちゃんは体重増加不良のため，入院となった。担当医師より，食事状況を確認するため，まずは1週間，母親に食事介助を行ってもらうよう説明があった。

あいちゃんは食べむらがあり，気分をのせるのが難しかった。また，口をなかなか開けず，口に入れたものをなかなか飲み込まず口腔内にため込んでいた。母親はあきらめるのが早く，「ほら食べない」「無理だわ」を繰り返し，スプーンを持つことも少なかった。母親の食事介助では，2〜3割しか摂取できず，体重も増加しなかった。

翌週，担当医師より，看護師または保育士が食事介助を行い，母親に食事介助のコツをつかんでもらうよう説明があった。母親は看護師が食事介助を行っている横で，「やっぱり食べない」「口を開けない」や「そんなに時間をかけられない」など，否定的な発言を繰り返していた。また，母親は看護師に対する不満を日々口にしており，その話に夢中になると

1時間でも同じことを話し，その間，あいちゃんが母親のそばから離れても気にすることがなかった。

日が経つにつれ，あいちゃんを担当することを看護師はいやがるようになり，「あいちゃんのことをかわいがっていない」「母親ならもっと子どものことをみるのに」「自分はできていないのに看護師の悪口ばかり言う」と母親に対する不満が噴出するようになった。

ある日，母親は受持看護師に自身の生い立ちを話し出した。2歳のころに両親が離婚し，祖父に引き取られ，祖父方曾祖母に育てられた。曾祖母は非常に厳しく，家のことは女性がするものという考えであったため，料理，掃除，洗濯，裁縫など家事全般を幼少期から叩き込まれて育った。その一方，年子の弟には家事をいっさい行わせることはなかった。母親は「自分は愛されて育っていないから，あいちゃんにはいっぱい愛情を注いであげたい」と話していた。受持看護師は，母親の成育歴を看護チームで共有してよいのか悩んでいた。

意思決定モデル（検討ツール）の選択

　虐待（abuse），不適切な養育（maltreatment）に関する事例は，医療機関だけで対応できるものではなく，医療，福祉，保健，教育など他分野・他機関が連携して対応するものである。そして，患者である子どもだけでなく，養育者である親が深く関係する。

　医療機関において入院している子どもには医療ケアを中心に提供することが多いが，虐待および不適切な養育に関する事例においては，医療ケアと同等もしくはそれ以上に子どもの日常生活を支えるケアと親の育児を支えるためのケアが重要となる。そのためには親と医療者との関係性の構築が必要である。

　本事例を検討するにあたり，医療チームとしての情報の共有がポイントとなるため，Jonsen の 4 分割表[1)] を選択した。

ステップ 1：検討例

　表 1 に 4 分割表を示す。

①子どものおかれている医学的状況（QOL を含む）を明らかにする

　あいちゃんは体重増加不良（−3.5SD）と栄養管理目的で入院となった。治療目標は，体重が増加し，栄養方法が確立することである。そのため，入院 1 週目は母親の食事介助による摂取の現状を把握した。食事の際，あいちゃんは 2 〜 3 割しか摂取せず，体重は増加しなかった。入院 2 週目は看護師または保育士が食事介助を行い，摂取量を確認し，体重増加が得られれば，入院 3 週目は看護師または保育士が助言をしながら母親が食事介助を行う予定である。経口摂取が難しければ，経鼻経管栄養を導入することになる。

　あいちゃんは，栄養方法が確立することで発育に必要な栄養を摂取することができるが，長期間の入院が必要となると活動が制限され，発達が阻害されるかもしれない。

　また今回の入院は，保育士や看護師の存在は，曾祖母に厳しくしつけられ，過酷な幼少時代を過ごした母親の育児モデルとなる。子育ては母親ひとりで抱えるものではなく，周囲の支援を受けながら行うものであるということを体験するよい機会になる。

②子どもの判断能力を確認したうえで，子どもの希望を把握する

　あいちゃんは 1 歳であり，あいちゃんの意向を確認するのは難しい。発達状況として，発語は「ママ」「パンマン」「だっこ」などの決まった単語のみであった。いやなときは「いや」，首を振るなどして意思表示をするが，同年代の子どもと比べて反応が薄く，サインが弱くわかりにくい。保育士や看護師がかかわっても相互作用が持続しにくいため，遊びや食事に集中することが難しい。母親も子どものサインを読み取る力が弱いので，あいちゃんの欲求に応えることが難しく，あいちゃんの気持ちを言語化できず，相互作用も成立しにくいため，親子で一緒に楽しむというよりも，場を共有しているという感じになる。また，あいちゃんの欲求に応えるよりも，自分の話を聞いてほしいという母親自身の欲求を優先する傾向にあり，母親があいちゃんの気持ちを代弁するのは難しい。

　あいちゃんは椅子に座るのが苦手であり，食事中もすぐに歩き出そうとする。また，気分がのらないとなかなか口を開けず，食べ始めるのに 15 分ほどかかり，口に入れたものをなかなか飲み込まず口腔内にため込んでしまうため時

表1 4分割表

医学的適応		子どもの意向	
・医学的問題：体重増加不良（−3.5SD） ・治療の目標：体重の増加が得られ，栄養方法が確立する ・入院1週目は，母親の食事介助では2〜3割しか摂取せず，体重は増加しなかった ・入院2週目は看護師または保育士が食事介助を行い，摂取量を確認し，体重増加が得られれば，入院3週目は看護師または保育士が助言しながら母親が食事介助を行う予定 ・経口摂取が難しければ，経鼻経管栄養を導入予定 ・栄養方法が確立することで発育に必要な栄養を摂取することができるが，長期間の入院が必要となるかもしれない		・あいちゃんは1歳であり，本人の意向を確認するのは難しい ・発語は「ママ」「パンマン」「だっこ」などの決まった単語のみ。いやなときは「いや」，首を振るなどして意思表示をするが，同年代の子どもと比べて反応が薄く，サインが弱くわかりにくい ・椅子に座るのが苦手であり，食事時はすぐに歩き出そうとする ・食事時，気分がのらないとなかなか口を開けず，食べ始めるのに15分ほどかかり，口に入れたものをなかなか飲み込まず口腔内にため込む ・あいちゃんの年齢・発達から意思決定に関する代理人は母親になる	
QOL		周囲の状況	
・母親の言動から，母親と看護師の関係性を構築することが難しくなっており，食事を中心としたあいちゃんの育児を一緒に考え，支援をすることも難しくなってきている ・栄養方法が確立し，支援を受けながら家庭での育児を母親が行えないとあいちゃんの育ちが保障されず，阻害されるおそれがある		・食事介助時，母親はあきらめるのが早く，「ほら食べない」「無理だわ」を繰り返し，スプーンを持つことも少なかった ・母親は看護師が食事介助を行っている横で，「やっぱり食べない」「口を開けない」や「そんなに時間をかけられない」など，否定的な発言を繰り返していた ・母親は，看護師の不満を日々の担当看護師に話し，1時間以上同じことを話す ・日勤勤務の看護師は5人の子どもを受け持ち，母親の話が長いとほかの子どものケアが滞る ・看護師はあいちゃんを担当することをいやがるようになり，母親に対して陰性感情を抱くようになった ・母親は2歳から曾祖母に育てられ，幼少期から厳しく家事全般をしつけられ，愛されて育ったという感覚がない	

間を要し，食事介助も難しい。

③子どもが判断能力を失っている場合は，事前指示があるかを確認し，ない場合は代理人を特定する

　あいちゃんの年齢から意思決定に関する代理人は母親となる。しかし，母親の不適切な養育があいちゃんの体重増加不良の要因でもある。

母親の成育歴，母子家庭であること，母親の育児モデルとなる人が血縁者にいないことを考えると，母親の育児を支える人が必要である。

④家族の希望，周囲の状況（経済的問題，医療資源の問題，法律など）を把握する

　入院1週目の食事介助時，母親はあきらめるのが早く，「ほら食べない」「無理だわ」を繰

り返し，スプーンを持つことも少なかった。入院2週目，母親は看護師が食事介助を行っている横で，「やっぱり食べない」「口を開けない」や「そんなに時間をかけられない」など否定的な発言を繰り返していたため，看護師は「あいちゃんのことをかわいがっていない」「母親ならもっと子どものことをみるのに」「自分はできていないのに看護師の悪口ばかり言う」と母親に対する不満が噴出するようになった。また，母親は看護師の不満を日々担当する看護師に1時間以上話し，ほかの子どものケアが滞ることもあったため，看護師はあいちゃんを担当することをいやがるようになり，母親に対して陰性感情を抱くようになった。

　ある日，母親は受持看護師に自身の生い立ちを話し出した。母親は2歳から曽祖母に育てられ，幼少期から厳しく家事全般をしつけられ，愛されて育ったという感覚がないとのことであった。母親は「誰にも言わないで」とは言わなかったが，受持看護師は，患者ではない母親の成育歴に関することをカルテに記載してよいものか，看護チーム内で共有してよいものか悩んだ。

⑤何が倫理的問題（ジレンマ）で，誰が問題にしているかを明確にする

　母親の背景を共有することで母親を支え，"モデル"として看護師がかかわれると思う反面，母親は「誰にも言わないで」とは言わなかったが，受持看護師は自分を信頼したうえで話してくれた母親の成育歴を看護チーム内で共有することは「忠誠」に反しないかと考えた。その一方で，ほかの看護師はほかの子どもの母親とは異なるあいちゃんの母親の言動を理解できず，陰性感情を抱くようになっており，母親と看護師の関係性を構築できなくなっている。そのため，ほかの看護師はあいちゃんと母親に必要な

ケアを提供する「善行」が阻害されている。

⑥話し合いにより，誰もが納得できる方法を模索し，問題となっている倫理的ジレンマの解決をめざす

　受持看護師は，先日話してくれた成育歴を，看護師が母親のことをもっと理解するために，看護チームで共有してよいか母親に承諾を得る。その際，どこまで共有してよいかを確認する。

　母親の言動から承諾が難しい場合は，受持看護師との関係性のなかで語ったこととして母親の承諾は得られていないが，母親の言動を解釈・理解するうえで必要であると提示し，看護チーム内で共有する。

　本事例は要保護児童対策地域協議会の要保護ケースである。個人情報の取り扱いについては児童福祉法第25条において，要保護児童の適切な支援を図るためには関係機関・関係者が連携を図るために，本人の同意がなくとも情報を共有することができる。

ステップ2：ケースのまとめ

　育児困難や虐待リスクがあるような場合，母親について理解を深めるために母親の成育歴を看護師が知ることは有用である。成育歴を知ることで，「子どものことをかわいがっていない，育児ができない母親」から「育児や子どもの愛し方がわからない母親」と母親の見方が変化し，あいちゃんと共に，母親もケアの対象であると認識できる。

　受持看護師は今後のあいちゃんのケアを考えるにあたって，母親がどのように育ってきたかということは非常に重要であり，母親をより理解するために生い立ちを看護チーム内で共有してよいかと母親に説明し，承諾を得た。

　後日，受持看護師はあいちゃんの母親の理解

を深めることを目的にしたカンファレンスを開催し，看護チーム内で母親の成育歴を共有し，そのことが母親とあいちゃんとの関係性，育児，看護師との関係性にも影響していることをアセスメントした。母親を含めてのケアが必要であると，ケアの方向性を確認した。

カンファレンス後は，母親に対する不満は出るものの，母親を含めてのケアが必要であると認識しているため，看護師は母親にかかわるようになり，母親と看護師の関係性も少しずつ改善された。母親と看護師の関係性が改善されると，看護師はあいちゃんと母親に必要なケアを提供することができる。また，看護チームとして看護師が同じ方向を向いてケアを行えることは，特定の看護師に負担がかかることや深入りしすぎてしまうことを防ぐ。

まとめ

医療機関では子どもへの不適切な養育に遭遇することがある。生命にかかわる，または，治療を要する重度の虐待またはネグレクト（neglect）の際には，子どもの安全を守るために児童相談所または市町村へ通告が必要となる。すべての国民には通告義務があり（児童虐待防止法第6条，児童福祉法第25条第1項），看護職が職務上知り得た情報には守秘義務が課されているが，通告により守秘義務違反を問われることはない（児童虐待防止法第6条第3項，児童福祉法第25条第2項）。

また，子どもが不適切な養育によって要保護児童対策地域協議会の要保護・要支援ケースとなっている場合の個人情報の取り扱いについては，子どもの支援を行うために子どもに関する情報，保護者に関する情報を関係者で共有し，

検討することが必要である。そのため，個人情報の取り扱いについては，本来であれば，個人情報保護法で個人情報の第三者提供および目的外利用は原則禁止となっている。しかし，上記の場合であれば，子どもおよび保護者の同意がなくても第三者に提供したり，目的外に利用したりすることができる。

病院を受診した子どもが要保護児童対策地域協議会の要保護・要支援ケースとなっているかは，児童相談所または市町村などの関係機関から連絡がないとわからない。そのため，医療機関において子どもへの不適切な養育が考えられる場合は市町村にその情報を提供するようにしなければならない（児童福祉法第21条の10の5第1項）。生命にかかわる，または治療を要する重度の虐待またはネグレクトではなく，軽度・ハイリスクでも情報が集まり，点が線になると支援の方向性が大きく変わることもある。

子ども虐待またはネグレクトは子どもの権利侵害であり，本来ならば権利を守ってくれる保護者から擁護してもらえない。そのため，時には保護者と子どもの直接ケアを行い，子どもの代弁者の役割を担う看護師との間に対立が生じることもある。しかし，保護者もケアの対象であり，なぜそのような行為に至ったのかを情報収集するとともにアセスメントし，保護者の気持ちを推し量りながら丁寧にかかわることで支援のきっかけとなることができる。

■文献
1）Jonsen AR, Siegler M, Winslade WJ（赤林朗，蔵田伸雄，児玉聡・監訳）：臨床倫理学；臨床医学における倫理的決定のための実践的なアプローチ．第5版，新興医学出版社，東京，2006.

そのほかの想定される場面

事例 1 ❖ ほかの子どもの母親から，子どものことを尋ねられる

Aちゃん（3歳）は親からの虐待により，背部に熱傷を負った。そのため，一時保護後，他院より転院してきた。親の面会はなく，着替えなどの必要なものは児童相談所職員が定期的に持参している。Aちゃんは安静時間以外をプレイルームで過ごしており，ほかの子ども，その家族と接する機会が多い。ある日，看護師は，プレイルームでAちゃんがほかの子どもの母親に「Aちゃん，いつもひとりでえらいね。お母さんは来ないの？」と尋ねられ，返答に困り，うつむいている場面に居合わせた。

解説：小児病棟に入院している子どもの多くは，親の付き添い，または面会がある。そのなかで，虐待を受け，一時保護委託で入院しているAちゃんには親の付き添い，面会がない。そのため，ほかの子どもの母親からすると，子どもが入院してがんばっているの

にどうしてAちゃんの親は来ないんだろうと疑問に思うであろう。尋ねられたAちゃんも，親と過ごしているほかの子どもをうらやましく思う気持ちや寂しさを抱えている。また，尋ねられたことに対して何と答えてよいかわからない。子ども虐待において一時保護委託を受けた病院関係者にも守秘義務がある[1]。Aちゃんのプライバシーを守り，擁護するために，看護師やプレイルームで子どもと過ごすことの多い保育士はこのような場面を想定して，事前にほかの子ども，ほかの子どもの親への説明，Aちゃんを見守る体制などについて病棟全体で話し合っておく必要がある。

■文献
1）厚生労働省：子ども虐待対応の手引き（平成25年8月改正版）．

事例 2 ❖ マスコミ報道に関係する子どもが緊急入院したところ，治療・ケアに関係のない他部署の看護師がカルテを閲覧する

Bちゃん（2歳）は，次子出産後間もない母親にベランダから突き落とされ，救命救急センターに入院した。その件はテレビ，新聞などで報道されていた。入院翌日，救命救急センター以外の看護師が閲覧している表示が電子カルテ上に頻回に出るようになった。また他部署の看護師が，Bちゃんの入院を話題にしていることが多々あった。

解説：報道されるような事件が関係する患者が入院すると看護師としてではなく，個人的な興味から，治療・ケアに関係のない他部署の看護師が患者のカルテを閲覧したり，話

題にしたりしてしまうことがある。常日頃から研修など，病院全体で個人情報保護に取り組み，職員一人ひとりの意識を高めるとともに，電子カルテのシステムを駆使して厳重に管理していく必要がある。

本事例のような場面でなくとも，現在はケアの対象ではない転棟した子どもや退院した子どもの転帰を知ろうと看護師がカルテを閲覧することがある。また，知り合いが受診しているのを目にし，カルテを閲覧してしまうことがあるかもしれない。興味本位でカルテを閲覧するような行動は控えなければならない。

（川口めぐみ）

時間外受診の電話対応が看護師間で異なるけれど，それでいいの？

子どもの症状が心配で時間外受診を希望する母親への対応が看護師間で違うと母親から不満が聞かれた

**もやもや
ポイント**

❶限られた医療資源のなかで，時間外受診の希望にどこまで対応
したらよいのか
❷看護師間での対応が異なったままでよいのか
❸母親と医療者間の関係性を構築するための手がかりはどこにあ
るのか

患者のプロフィール　みやこさん，女性，24歳

疾　患　名：急性脳症後後遺症，てんかん
家族構成：両親，兄（28歳，県外在住），みやこさんの4人家族

場面の状況

　みやこさんは2歳のときに急性脳症に罹患し，寝たきりの生活になった。2年ほど前から食事中のむせ込みが多くなり，誤嚥性肺炎や低血糖発作などでたびたび救急外来を受診し，入退院を繰り返すようになった。みやこさんの母親は「自分しか，みやこの体調をわかってやれない」と語り，ヘルパーを利用しながら介護を献身的に行っていた。

　みやこさんが体調を崩し始めた時期から，母親は，ヘルパーが不在になる夜間・休日の時間帯になると救急外来に電話相談をし，「この症状は以前，病状が悪化したときと似ているから不安」と時間外受診を希望することが多くなった。「症状の程度から時間外受診の必要はないですよ」と看護師が伝えると，「あなたはわかっていない」「ほかの看護師ならわかってくれるのに」と強い口調で不満を訴えるため，「時間外受診の希望が多い困った家族」「一方的に要求を伝えてくるコミュニケーションがとりにくい家族」と感じている看護師が多かった。なかでも看護師Aは，

みやこさんの母親に対して負の感情を強く抱いており，「日中から症状があるなら日中に受診すればよかったはず」「本当に緊急性のある症状であれば救急車を呼んだほうがよい」と看護師間の会話のなかで，みやこさんの母親に対して不満を口にしていた。

　看護師Aが夜勤のある日，母親は，みやこさんの経口摂取量が普段よりも少ないため，低血糖になることが心配になり，「血糖測定と点滴をしてほしい」と時間外受診を希望した。看護師Aは一連の症状を聞き取ったが，水分摂取ができていることから，時間外受診の必要性はないと判断し，「時間外なので相談は日中にしてほしい」と母親に伝えて，母親の不安な思いを聞かずに電話を切った。その1時間後に母親は「看護師Aさんに相談しても無駄だから」と救急車を要請し来院したエピソードがあった。後日，母親は看護師Bに対して「看護師Aさん以外はいつも受診させてくれるのに」と，看護師によって対応が異なることに対して不満を訴えた。

解　説

意思決定モデル（検討ツール）の選択

Thompson の 10 ステップモデル[1] はステップ 3 と 4 で専門職としての倫理的義務や責務を考える段階，個人的価値観と専門的価値観を明確にする段階が含まれている。

本事例の特徴として，患者の家族と看護師との間で信頼関係が構築できていないことがあげられる。そのため，看護師がもつ価値観を丁寧に整理する必要があることから 10 ステップモデルを用いて検討を行うことにした。

ステップ 1：状況を再検討する

母親は，みやこさんの経口摂取量が普段よりも少ないため低血糖になることが心配になり，夜間に電話相談を行い，「血糖測定と点滴をしてほしい」と時間外受診を希望した。看護師 A は一連の症状を聞き取ったが，みやこさんのバイタルサインが安定しており，水分摂取ができていることから，時間外受診の必要性はないと判断し，「時間外なので相談は日中にしてほしい」と母親に伝えて電話を切った。その 1 時間後に母親は救急車を要請し来院した。後日，母親は看護師 B に対して「看護師 A さん以外はいつも受診させてくれるのに」と看護師によって対応が異なることに対して不満を訴えた。

ステップ 2：補足的情報を収集する

みやこさんの全身状態，家族が時間外受診を必要だと考えた理由，看護師 A が時間外受診を不要だと判断した理由，担当医師の考え，時間外受診の必要性の判断基準，地域におけるサポートの状況について情報を補足する必要がある。

ステップ 3：倫理的問題を識別する

①原則的問題

【自律】

みやこさんは重度の障がいがあるため，自分の意思を述べることは難しい。主たる介護者で代理意思決定者である母親は，みやこさんの症状悪化を心配し時間外受診を希望している。

【善行・無害】

みやこさんは低血糖の既往があり，症状悪化のリスクがあるため，時間外受診は「善行」といえる。また，家族の不安を緩和するという側面から考えても時間外受診は「善行」といえる。一方，不急の症状での時間外受診であれば，移動に伴う身体的負担，必要以上の処置・検査による苦痛が生じ「無害」に反する可能性がある。

【公正・正義】

夜間・休日は医療者の人員が限られており，時間外受診を必要とする状態にない患者の受診により，本来必要としている患者の受診が妨げられる可能性がある。

②倫理上の権利の問題

みやこさんは自分の意思を述べることが難しいため，みやこさんの自己決定する権利を保障することは難しい。みやこさんは最善の医療を受ける権利を有しているが，病院のこども憲章[2] 第 5 条に「すべてのこどもは，不必要な医療的処置や検査から守られるべき」とあるように，母親が不安だからという理由だけで血糖測定や点滴といった苦痛を伴う処置をみやこさんに行うことはできない。

③倫理的義務・責務の問題

看護者の倫理綱領[3] 第 3 条に「看護者は，自らの実践について理解と同意を得るために十分

な説明を行い，実施結果に責任をもつことを通して，信頼を得るように努める」と示されているように，看護師Aは母親に敬意を払い訴えに耳を傾けるとともに，自身の判断について十分な説明を行ったうえで同意を得る必要がある。

また，倫理綱領[3]第2条に「すべての人々は，平等に医療や看護を受ける権利を有している。看護における平等とは，（中略）その人の個別的特性やニーズに応じた看護を提供することである」，第6条に「対象となる人々が適切な看護を受けられるよう配慮する。（中略）治療及び看護が阻害されているときや，不適切な判断や行為に気づいたときは，人々を保護するために働きかけたり，あるいは他の適切な手段によって問題を解決したりするように行動する」と示されているように，みやこさんと母親にとっての最善を担当医師や外来看護師間で意見交換しておく必要がある。

④倫理的忠誠の問題

看護師Aは，みやこさんが時間外に受診することは「無害」の原則に反すると考えており，みやこさんに対し忠実であろうとしている。一方，母親に対して「時間外受診の要望が多い困った家族」という印象を抱き，一方的に電話を切るなど，看護師A自身の価値観や感情を押しつけ，母親の思いを理解し，支援しようとする姿勢が十分ではない。

ステップ4：個人的価値観と専門的価値観を明確にする

①個人的価値観

看護師A：みやこさんに限らず，時間外受診は必要最小限にすべきであり，緊急性のない症状であれば日中に受診することがよく，緊急性や受診の必要性は，看護師の判断に従ってほしいと思っている。また，不安を抱く母親への支援は時間外に行うのではなく，平日の時間内に在宅支援部門の看護師などが担う役割だと考えている。時間外に電話相談や受診希望が多いみやこさんの母親に対して負の感情を抱いている。

看護師B：安心して在宅ケアを継続するためには，緊急性が低いと思われる症状であっても家族の不安が強い場合には，時間外受診は仕方がないと考えている。一方，医療的ケアを要する患者が増えているため，時間外受診の希望にすべて応えていたら対応しきれなくなるかもしれないと考えている。みやこさんと母親とは10年以上のかかわりがあり，少しでも役に立ちたいと思っている。

②専門的価値観

看護師A：夜間・休日は，近隣地域の小児3次救急施設という第一義的な役割が最も重要と考えており，かかりつけ患者の時間外受診は緊急性に応じて受け入れるべきだと考えている。

看護師B：近隣地区の小児3次救急施設という役割と並行して，安心して在宅ケアを継続できるよう，いつでも相談できる場所としての役割も担っており，どちらも大切だと考えている。

ステップ5：キーパーソンの価値観を識別する

みやこさん：不明である。

母親：みやこさんの病状が悪化して，つらい思いをさせたくない。「みやこさんの様子の変化に気づけるのは自分しかいない」と思っている。いつもと様子が違うと思ったら時間外であってもしっかり検査を受けて対処してもらうことがみやこさんにとって最もよいことであり，母親としての責任だと考えている。

父親：不明であるが，時間外受診の際には父親が送迎しており，受診に対して協力的である。

当直医師：当直医師はそのつど異なるため，医師の価値観は不明である。

担当医師：緊急性の低い症状による時間外受診は不要だと考えているが，電話を介しての情報だけで緊急性を正しく判断することは難しいため，家族が希望するのであれば時間外受診を断ることはできず，やむを得ないと考えている。

看護師Ａ・Ｂ：ステップ４と同じ。

ステップ６：価値の対立があれば明確にする

みやこさんの価値観が不明のため，母親や看護師との間に価値の対立があるかはわからない。

母親－看護師Ａ：「みやこさんの生命を脅かさない」という点では，母親も看護師Ａも同じ価値観を有しており対立していない。しかし，時間外受診の必要性という点では，母親は「みやこさんの苦痛を最小限にすること」，看護師Ａは「限られた医療資源を公平に使うこと」に価値を置いているため対立している。

看護師Ａ－看護師Ｂ：時間外受診の必要性という点で，看護師Ａは「限られた医療資源を公平に使うこと」，看護師Ｂは「個別性に応じて受診の必要性を判断すること」に価値を置いているため対立している。

ステップ７：誰が意思決定すべきかを決める

時間外受診の可否は，当直医師が小児３次救急患者の受け入れ状況と時間外受診希望患者の健康状態や緊急性とを総合的に判断するのが望ましいと考える。看護師は，患者の情報を系統立てて収集するとともに，当直医師に看護師自らのアセスメントの視点も含めて的確に情報を伝えることが重要である。

ステップ８：行動範囲と予測される結果を関連づける

医療者が症状の緊急性について予測することは可能だが，母親が症状の緊急性を予測するこ

とは難しく，どのような症状であっても不安が大きいと考えられる。みやこさんの在宅ケアに対する母親の思いや大切にしていることを傾聴し，受けとめるとともに，看護師や当直医師によって時間外受診の希望への対応が異なることに対し，母親，担当医師，看護師が「時間外受診の目安となる症状」や「予測される症状へのケア・対処方法」について話し合う機会をもち，医療者としての意見を伝えていく必要がある。

時間外受診に関して考えられるいくつかの選択肢を以下に示す。

①選択１：母親の不安の訴えが強い場合や受診の希望がある場合にはすべてを受け入れる

在宅ケアを担う母親の不安が緩和される可能性が高い。しかし，みやこさん自身が移動による負担や不必要な処置・検査を受ける可能性がある。また，生命に危険が及ぶような緊急性がない時間外受診は，緊急性を要するほかの患者に不利益を与える可能性があり，看護師Ａのように「限られた医療資源を公平に使う」ことに価値を置く医療者との間で価値の対立が深まる可能性がある。

②選択２：生命に危険がない場合の時間外受診は一律受け入れない

在宅ケアを担う母親の心理的負担が大きくなる可能性が高い。また，医療者ではない母親が生命の危機を正確にアセスメントできるかは不明確であり，みやこさんの生命の尊厳が脅かされる可能性がある。

③選択３：時間外受診が必要となる症状の目安や起こりうる症状への対処方法をあらかじめ母親と医療者間で共有し，時間外受診の受け入れの可否は当直医師が最終判断を行う

当直医師によって時間外受診の判断がなされ

ることで，みやこさんの生命の危機がより正しくアセスメントされる可能性が高い。時間外受診を希望する頻度が減少するかどうかはわからないが，「時間外受診が必要となる症状」や「起こりうる症状への対処方法」があることで，母親の不安が軽減される可能性がある。また，看護師個人の判断が必要とされる場面も減少するため，看護師ごとに対応が異なるリスクも軽減すると考えられる。

ステップ9：行動方針を決定し実行する

本事例では上記の選択3を実行した。みやこさんの定期受診の際に，母親と担当医師と看護師の三者間で話し合う時間を設け，現在のみやこさんに最も起こりうる症状として「誤嚥性肺炎」「低血糖」の2つをあげ，これらが疑われたときのチェック項目や対処方法，電話相談のタイミングなどを共有した。話し合いを行った後も，時間外に電話相談が来ることは続いているが，「チェック項目の○○には当てはまるけれど，○○で様子をみたいと思う」といったようにケアや対処方法に対して確認を求める内容が主となり，時間外受診を希望する回数が減った。また，母親の変化を受けて，看護師間のなかにあった「時間外受診の希望が多い困った家族」「一方的に要求を伝えてくるコミュニケーションがとりにくい家族」という印象が和らぎ，みやこさんの定期受診の際には看護師から積極的に母親とコミュニケーションをとる場面がみられるようになった。

ステップ10：結果を評価する

母親の不安に対して，看護師がそれぞれの価値観で接していたことによって，母親の不安や困りごとを大きくするだけでなく，母親と看護師間の信頼関係が揺らいでいた。母親の不安や困りごとに対して丁寧に調整を行い，「みやこ

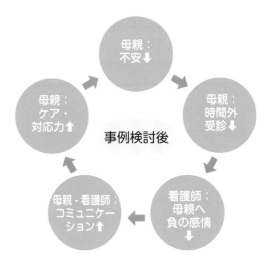

図1 事例検討後の母親・看護師の変化

さんの生命を脅かさない」ための受診の目安を共有することで，**図1**に示すように，母親の不安の軽減だけでなく，母親と看護師間でのコミュニケーションの機会が増え，信頼関係の再構築にもつながったと考えられる。

まとめ

本事例では，在宅で医療的ケアを必要とする患者の時間外受診に関する家族と看護師間での課題の調整について述べたが，実際には自宅での暮らしやケアを支えている地域や福祉のサポート・連携体制に関する情報の整理や体制の見直しも課題の調整において重要となる。子ども・家族・かかわる職種それぞれの考えやもっている情報を丁寧に拾い上げていくことで課題を調整するための糸口がみつかると考える。

■文献
1）Thompson JE, Thompson HO（ケイコ・イマイ・キシ，竹内博明・日本語版監修監訳，山本千紗子・監訳）：看護倫理のための意思決定10のステップ．日本看護協会出版会，東京，2004.
2）病院のこどもヨーロッパ協会：病院のこども憲章．2002.
3）日本看護協会：看護者の倫理綱領．2003.

事例 1 ✥ 診療時間内と時間外受診で看護師の対応が異なる

　血友病で定期補充療法を受けているＡくん（２歳）の母親はシングルマザーで仕事が忙しく，診療時間内に受診が間に合わないことがたびたびあった。看護師ＣはＡくんの家庭状況を理解しており，時間外受診になってもＡくんが馴染みのある環境で定期補充を受けられるよう調整していたが，看護師Ｄは「時間外受診は救急外来での処置がルールだから」とＡくんにとってなじみのない救急外来で定期補充を行っていた。Ａくんは慣れた環境であれば母親の膝に座って定期補充を受けられるが，救急外来では入室した途端に泣いて暴れてしまう様子がみられた。

　解説：本事例のもやもやポイントは，「時間内」と「時間外」受診で看護師の対応に違いが生じ，Ａくんが苦痛を感じている点である。看護師Ｃは時間外でも時間内と同様にＡ

くんの自律を尊重し，よりよい環境の調整を行うことが善行だと考えているが，看護師Ｄは時間外受診が母親の都合であることから，ルールを守っているほかの患者との対応のバランスといった公正・正義に重きを置くとともに，Ａくんが時間外であっても安全に処置を受けられることが善行だと考えている。

　時間外受診の場合，人的資源が限られており，また，子どもと家族に関する情報を把握している看護師が常に対応することは難しい。しかし，看護師によって対応が異なることは継続的にケア・医療を受ける必要がある子どもと家族に対して不利益を与える可能性がある。子どもと家族に関する情報の共有，それぞれの看護師がもつ価値観の明確化をとおして，時間外受診の行動方針を統一することが大切である。

事例 2 ✥ 患者と医療者という関係から逸脱している

　潰瘍性大腸炎で入院中のＢさん（16歳）と新人看護師Ｅは共通のアイドルが好きで，年齢も近かったことから非常に関係性がよかった。しかしある日，Ｂさんの母親から「看護師Ｅの発言にＢが傷ついている」と訴えがあった。看護師Ｅに事情を聞くと，看護師ＥはＢさんを喜ばせようと思い，休暇中にアイドルのコンサートに行ってきたことをＢさんに伝えたところ，「私はコンサートに行きたくても病気で行けないのに…」と泣かれてしまったとのことだった。

　解説：本事例のもやもやポイントは，看護

師ＥとＢさんが「友人」のような関係になり，結果としてＢさんを傷つけてしまった点である。看護師Ｅは，Ｂさんが好きな話題を提供することが善行だと考え行動したが，結果的にＢさんを傷つけ，無害の原則に反してしまった。

　看護師が子どもや家族と関係を築く際に，共通の話題をとおして話しやすい雰囲気をつくることは大切であるが，常に患者と看護師という関係性のもとにあることを忘れず，礼節，謙虚さをもって接する必要がある。

（名古屋祐子）

救急外来だからって子どもに説明せずに処置を行ってもいいの？

救急外来で家族が退席を促され，子どもが抑えつけられて処置を受けている

もやもやポイント

❶ 治療の説明が家族にのみで，子どもへ行われていない
❷ 「そばにいて」と言う子どもの意向を尊重できていない
❸ 救急外来での慣習に疑問を感じつつも，いつもそのままになっている

子どものプロフィール りゅうとくん，男児，7歳

疾 患 名：発熱，熱中症疑い
家族構成：両親，りゅうとくん，弟（4歳）の4人家族

場面の状況

りゅうとくんは運動会に参加中に顔が紅潮し，ぐったりし，40℃台の高熱を発したため，両親に付き添われて初めて救急外来を受診した。

トリアージ後に，両親に付き添われ救急外来のベッドに案内され，医師の診察を受けた。医師は両親に対して，熱中症の疑いで点滴治療を行うこと，その際，痛みを伴うことを説明した。医師が既往歴について親に尋ねると，母親は「今までは，かぜで近くの病院で診てもらうくらいで，あとは予防接種くらい。こんな受診は初めてです」と答えた。りゅうとくんは「何するの。痛いのはいやだー」と言いながら泣きだした。両親は「大丈夫，すぐに終わるよ，このままだったらしんどいよ，お兄ちゃん，がんばれ」と伝えている。りゅうとくんは足をバタつかせて「いやだー」と言っている。医師は両親に対して，点滴を行うので待合室で待つように促したため，両親が待合室に向かおうとすると，りゅうとくんは

「待ってー，行かないでー」と泣き叫んでいる。看護師は救急医に，「"行かないで"と言っていますよ，親御さんにそばにいてもらいますか？」と尋ねると，「いつも外で待ってもらっているから出てもらって。急いで抑えて点滴してしまおう。ほかの患者さんも待っているし，抑えるスタッフを集めてきて」と返答し，処置の準備を始めた。

看護師は，りゅうとくんが動かないように体幹を抑えるスタッフを3人呼んできて，「りゅうとくん，今から点滴するけど，りゅうとくんが動くと危ないから抑えるよ」と伝え，りゅうとくんは看護師とスタッフ3人に身体と手足を抑えられた。りゅうとくんは「怖いよー，抑えたら痛いよー，どいてよー」と泣き叫んだ。医師は「点滴するから動かないで」と言って点滴を行った。

看護師はこの対応がよかったのか，もやもやした気持ちを抱いた。

意思決定モデル（検討ツール）の選択

医療チームとしての共有を行いやすくすることで，緊急性が高い救急外来において，どうすれば処置が優先されるだけでなく，子どもや家族の意思を尊重することができるのかについて考える。

本事例を Jonsen の 4 分割表[1] を用いて 4 つの側面から捉えることで，情報の共有，対処の共有，患者本人の意思を尊重した決断の共有ができると考える。

ステップ 1：検討例

表 1 に 4 分割表を示す。

①子どものおかれている医学的状況（QOL を含む）を明らかにする

超緊急状態ではないが，熱中症の治療として点滴を確保し補液治療が必要である。点滴治療による痛みを伴うが，補液治療により状態は改善し，自宅に帰ることができ，早期に普段の生活を送ることができる。

りゅうとくんは 7 歳であり，救急外来受診の必要性を理解して，医師の診察を受けることはできているが，医師が親に説明している内容を隣で聞いて，未経験の点滴治療に恐怖を抱いている。りゅうとくんには点滴治療の必要性についての説明がなされず，さらに処置の際に，安全に点滴が行われるよう抑えられたことにより，点滴による痛みだけではなく，不必要な身体的苦痛も強いられる。また，安心できる親とも引き離され，数人の大人に抑えつけられることによる恐怖により，精神的苦痛が増強していると考えられる。心身の苦痛を生じたりゅうとくんに対して，親もつらい気持ちを抱いている。

一方でりゅうとくんは，予防接種など痛みを

伴う処置を乗り越えてきた経験がある。そのため，痛みを伴う処置に対してどのように臨めるかを一緒に考えることが重要である。未経験の処置をりゅうとくんが乗り越えることは精神的な成長・発達を促すことにつながる。また，子どもの意向に沿って両親が一緒にがんばることは，親の役割を果たすことにつながると考える。

②子どもの判断能力を確認したうえで，子どもの希望を把握する

りゅうとくんは 7 歳であり，医師に診察してもらう際，いやがらずに受けることはできている。予防接種の経験から点滴も針による痛みがあることがわかり，「痛いことはいやだ」と意見を述べていることから 7 歳なりの理解はある。しかし，未経験の点滴に対しては，点滴治療の必要性について説明を受けていないため，何をされるのかがわからず恐怖を抱いている。さらに処置の際，親に対して「行かないでー」と訴えているにもかかわらず，医療者の促しにより，安心できる親とも引き離されてしまい，訴えに応じない医療者への不信感がつのるうえ，親にも見放された気持ちになりかねない。「危ないから抑える」とだけ説明を受け，安全に素早く点滴を実施することが優先され，数人の大人で抑えられることにより恐怖が増強している。さまざまな場面でりゅうとくんは希望を言葉で伝えているが，医療者も親もその声を聞いて希望を把握するに至っていない。

りゅうとくんは 7 歳なりの理解があるので，今までの体験や対処行動を子どもと親に確認することが必要である。そして，りゅうとくんが理解できる方法で，点滴治療の必要性，処置の流れ，どのくらいの痛みなのか，なぜ動くと危ないのかなどについて具体的に説明を行い，そ

表1 4分割表

医学的適応	子どもの意向
・熱中症により高熱でぐったりしているが，意識は清明であるため，超緊急状態とはいえない ・熱中症に対する補液治療が必要であり，治療により熱中症の状態は改善すると予測できる ・りゅうとくんは7歳であるため，医療者が無理やり身体を抑えて点滴を施行した場合，子どもが抵抗して安全に点滴が確保できない可能性がある ・超緊急性ではないが，点滴治療により熱中症は改善する。超緊急性ではないため，7歳なりに理解できるように説明すれば，りゅうとくんなりに理解し，無理やり抑えて点滴することによる危険は回避できるのではないか	・りゅうとくんは7歳であり，病院を受診すること，医師の診察をいやがらずに受けることができている ・りゅうとくんは，医師が親だけに説明しているのを聞いて，点滴は痛いことであるという理解があり，「痛いことはいやだ」と訴えているが，医療者から治療の必要性についての説明が行われず，処置に対してどのように臨みたいかなど意向を聞いてもらえていない ・親に対して「行かないでー」と訴えている発言に対応してもらえていない ・「危ないから」といわれただけで，どのように危ないかの説明がないままに，大人3人に抑えつけられ処置が行われている ・熱中症に対して点滴治療が必要であるため，医療者の言うことに従うしかない
QOL	周囲の状況
・早期に点滴による補液が開始されることが熱中症の症状緩和につながる。点滴治療により脱水が改善されれば自宅に帰ることができる ・りゅうとくんにとって身体的に点滴治療は必要である。しかし，りゅうとくんには点滴治療の必要性について説明が行われず，「親にそばにいてほしい」「抑えないで」と訴えても聞いてもらえない。点滴治療を安全に行うために数人の大人で子どもを抑えつけることは，りゅうとくんに心身の苦痛を与える ・処置後に親は，恐怖で泣いている子どもの姿を見て，つらい気持ちになる可能性がある	・救急外来では，受診する多くの患者の対応を行わなければならず，子どもへの説明や，納得するまで時間をかけてかかわることが難しい。そのため，短時間で終えたいという医療者の気持ちもあり，子どもを無理に抑えて処置を行うことが少なくない ・診察を待っている患者がほかにもいるため，短時間で処置を終えたいという医療者の思いがある ・総合病院の救急医にとって，子どもの発達段階の特徴をふまえた説明は難しい。また，子どもへの点滴は技術も要し，子どもの泣き声は医師の緊張を増強させる。さらに，家族の処置への同席は医師のさらなる緊張を助長するため，家族にはいつも退席してもらっている ・看護師は，りゅうとくんが親に同席してほしい気持ちを医師に伝えているが，医師の反応に意見が言えない

の処置への臨み方を子どもと親に確認し，一緒に考える必要がある。また，りゅうとくんは退席する両親に対して泣き叫んで訴えているが，親は点滴治療が必要であることを理解しているため，医療者の言うことに従うしかないと考えられる。りゅうとくんと両親に対して処置への

同席の意向を確認する必要がある。

③子どもが判断力を失っている場は，事前指示があるかを確認し，ない場合には代理人を特定する

りゅうとくんは小学生であり，代理人の許可

が必要である。りゅうとくんの代理人は両親であり、医師は両親に点滴治療の必要性を説明し、治療の承諾は得ている。しかし、点滴を行う際、りゅうとくんが両親の同席を希望しているが、処置室から両親は退席させられている。

④家族の希望、周囲の状況（経済的問題、医療資源の問題、法律など）を把握する

処置の際に子どもに同席するか否かについて、親に確認する。また、親が処置に付き添った際、子どもが安心できるように役割を果たせる状況であるか判断する。

救急外来は多くの患者対応が求められるため、1人の患者対応を短時間に行う必要がある。そのため、子どもの発達段階に応じた説明を行い、子どものペースに沿った対応を行うための時間の確保が難しく、多くの医療者で抵抗する子どもの身体を抑えて短時間で処置を行う慣習がある。また、総合病院の救急科医師は小児の診療経験が少ないため、子どもの発達段階の特徴を踏まえた説明は難しく、子どもの泣き声や家族がそばにいることで緊張も高まる可能性が高くなる。

⑤何が倫理的問題（ジレンマ）で、誰が問題にしているのかを明確にする

りゅうとくんは7歳でインフォームドアセントの対象であり、診察を受けている様子から理解力もある。しかし、りゅうとくんに対して、医療者も両親も治療の説明を行わず、点滴を受けさせようとしていることから、子どもの自律性の尊重、自己決定が尊重されていないというジレンマがある。

りゅうとくんが希望しているにもかかわらず、両親は退席を促され、りゅうとくんと親に対して処置時の同席の意向を確認していないことから、子どもと親の自律性の尊重がされてい

ないというジレンマがある。

救急外来を受診するすべての患者に公平に医療を提供しなければならないという「正義」の原則がある。しかし救急外来の特徴として、患者の緊急性は高く、「善行・無害」の原則とし、処置の迅速性が優先されることが多い。そのため、子どもへの説明や意向の確認を行うことなく抑えつけて処置するなど、子どもや家族の「自律尊重」の原則が軽視されやすいジレンマを強く感じる医療体制がある。

また看護師は、りゅうとくんが点滴の説明を受けずに恐怖が高まっていること、親に対してそばにいてほしいと訴えていることを聞いて、一度は伝えるが、医師に言い返され、一緒に子どもを抑えてしまっている。子どもを擁護する立場にあるという医療チームのなかでの役割を果たすことができないジレンマがある。

⑥話し合いにより、誰もが納得できる方法を模索し、問題となっている倫理的ジレンマの解決をめざす

今回のりゅうとくんへのかかわりを振り返り、今後同じような場面では、次のようなかかわりをすることを考えた。

短時間で子どもの理解度が把握できない場合は、子どものことをよく知っている親の協力を得て説明方法を考える。点滴施行時は痛みを伴うため、医療者は子どもと親に対して、子どもの痛みへの対処能力およびその方法を確認する。子どもが理解できる方法で治療の必要性と処置の流れについて具体的に説明し、処置への臨み方を子どもと親に確認し、一緒に考えることが必要である。

医師が親の同席により緊張が増すようであれば、医師が処置に集中できるように、子どもと親へのケアは看護師が担うことで医療者間での支援を調整する。例えば、子どもへの状況説明

や気分を紛らわすためのかかわり，親への状況説明および小児への点滴確保が困難である理由の説明などである。親には，子どもの処置に同席ができる状況かをアセスメントし，意向を確認する。親が同席を希望した場合は，子どもの安心となるような役割を家族が果たせられるように支援する。子どもと親が同席することを望まない場合は看護師が，子どもに応じて気をそらす工夫としての遊びの導入，行われるすべての処置についての説明，処置のタイミングを一緒にとることなどにより，痛みを伴う処置を乗り越えられるようケアする。

ステップ2：ケースのまとめ

　本事例では，緊急処置を要しない状態のなかで，りゅうとくんは7歳なりの理解力があり，医療者にもさまざまな表現で希望を言葉で伝えていた。また，りゅうとくんの声を聞いた看護師は，子どもの意思が尊重されていないことに葛藤し，医師に対して子どもの声を代弁したが，いつもの救急外来の流れで処置が行われてしまった。

　7歳の子どもは自分自身の体験と結びつけて具体的に行われる流れについて説明すれば，子どもなりに向き合うことができる。そのため，忙しく時間がとれなくても，また子どもの発達段階を踏まえた説明は難しくても，子どもの気持ちを考えて，親と一緒に治療の必要性や子どもに起こりうることを伝えることが必要であった。それらを伝えることにより，痛みを伴う治療に対して，もし親の同席が難しくても，どのように臨むか，どのようにかかわってほしいか

など子どもの意向が確認できる。そして，その対応を医療者間で共有することができれば，拒否する子どもを抑えることで心身を傷つけることなく，点滴治療を受けさせることができたのではないかと考える。

まとめ

　総合病院における救急外来受診時の対応は小児経験が浅い救急科医師と看護師が大半であり，子どもにわかるように説明する時間は設けられず，説明するよりも抑制するほうが短時間で済むと捉えられやすく，医師の方針や救急外来のいつもの体制に流されやすい。そのような場面こそ，子どもの権利を擁護する看護師の役割が重要となる。緊急を要する処置時においても適宜，子どもに説明し，声をかけながら処置を実施するなど，子どもと家族の気持ちに寄り添いかかわることで，子どもと家族の何らかの反応・意向を確認することができる。彼らの反応や意向を代弁し，医療者間で共有して子どもの力を最大限に引き出すことができる環境を整えていくことが重要である。

　このようなケアを繰り返すことにより，子どもがわかるように説明すれば子どもはわかる，協力が得られるなど子どもの力を知ってもらうことで，救急外来でのいつもどおりのやり方を変化させていくことができると考える。

■文献
1）Jonsen AR, Siegler M, Winslade WJ（赤林朗，蔵田伸雄，児玉聡・監訳）：臨床倫理学；臨床医学における倫理的決定のための実践的なアプローチ．第5版，振興医学出版社，東京，2006.

事例 ❖ 夜間の緊急手術のため十分な説明なしに術前検査が進んでいく

Ａくん（12 歳）は，急激な腹痛により，母親に付き添われ深夜に救急外来を受診してきた。救急科医師の診察後，虫垂炎の可能性が考えられたため，外科医師に診察を依頼し，エコーや造影 CT 検査の結果，緊急手術が必要となった。外科医師は親子に対して，緊急手術が必要となったことを説明し，「麻酔の説明は麻酔科医からある。今はほかの手術を行っているので，手術室での説明になるかもしれない」と伝え，ほかの患者の対応があるので退席した。

その後，いつものとおり，救急科医師が手術に必要な胸部 X 線検査と再度，採血（血液型検査）のオーダーを入れた。そのオーダーを受けた放射線技師と共に Ａくんは X 線検査に向かっていた。母親が「手術のために必要なんだから，とりあえずがんばって受けよう」と声をかけていた。

親子に対して全身麻酔の詳細な説明は行われず，X 線検査や採血の必要性を説明せずに検査を受けるように促されていることに，看護師は疑問を抱いた。

解説：本事例のポイントは，緊急手術の決定後，親子に説明もなく術前検査が開始されようとしたことである。

夜間にほかの手術が行われている場合，麻酔科医師による説明が手術直前となるため，麻酔の説明前に救急科医師がオーダーした麻酔に必要な検査を受けることになってしまう。この流れは，夜間帯の限られた医療スタッフのなかで，できるだけ緊急手術がスムーズに受けられるようにという正義でもあると考えられる。しかし，検査の必要性を理解して受けることができないという親子の自律尊重の権利を脅かしていると考えられる。このような場面で看護師は，子ども・家族の反応を捉え，かかわることが大切である。

看護師は，Ａくんは未経験の手術に不安があるが，一方で，Ａくんは 12 歳であり，わかりやすく説明すれば理解でき，少しでも不安が軽減するのではないかと考えた。同様に X 線検査自体は痛みを伴わないため，説明があれば Ａくんはスムーズに受けることができると考えられた。しかし，腹痛がある状態での検査であり，必要性を理解したうえで Ａくんにも協力を得ながら苦痛なく検査を行えるように支援する必要があった。そこで，看護師が医師に代わって Ａくんに対して，麻酔をかけると寝てしまうので，Ａくんの呼吸を助けるために胸部の X 線検査が必要となることを伝えてから受けてもらった。また，血液型検査に必要な採血であったため，再度，採血による苦痛を与えることを最小限にできるように点滴のルートからの採血を選択し，救急科医師に確認したうえで採血を実施した。Ａくんは X 線検査の説明に対してはうなずいて，「わかった」と言って検査を受けることができた。また，採血をしているのを見て，「よかった。もう 1 回針で刺すのかと思っていた」と話した。

（丸山浩枝）

医師は鎮静の指示を出しているけれど，説明すれば MRI 検査をできるのに

子どもの様子から鎮静をせずに MRI 検査を受けられると看護師が考えていても，母親の希望と医師の指示が異なる

もやもやポイント

❶ 母親は確実に検査を受けさせたいと強く願っている
❷ 母親の意向もあり，医師はいつもどおりの鎮静下での MRI 検査を実施しようとしている
❸ 子どもの成長・発達をふまえると鎮静なしで大丈夫と看護師は思っているが，母親と医師の考えとは異なる

子どものプロフィール あやのちゃん，女児，5歳

疾 患 名：自己免疫疾患
家族構成：両親，兄（小学3年生），あやのちゃんの4人家族

場面の状況

　あやのちゃんは3歳のころから自己免疫疾患で，3カ月ごとに採血や検査入院を行ってきた。あやのちゃんは病気について詳細な説明はされていないが，病院に来ることは理解しており，いつも入院したら検査や処置まではプレイルームで遊んで過ごしていた。採血や点滴に関しては，初めは母親がそばにいても処置時は激しく啼泣し，1年に1回のMRI検査も内服と点滴による鎮静下で行っていた。

　しかし，最近は母親がそばにいると，自ら座って採血や点滴を受けることができるようになった。母親も採血や点滴をしているときの子どもの様子を見て，「自分から処置室に入るようになりました。本当はいやだけど，あきらめているのか，自分から手を出すようになりましたね。でも刺しているところは見たくないみたいで，ディズニーの動画を観ている

とがんばれるようです」と話している。

　しかし母親は，子どもなりに準備をして臨めていることは実感しながらも，鎮静下でのMRI検査を希望していた。その理由は，「点滴や採血と違って1年に1回の検査だし，20分もじっとできないし，初めてのMRI検査の際に聞こえたMRIの音を子どもがとても怖がっていたので，起きていたらじっとできないと思う，寝ている間に検査を終えてほしい，検査は必ず受けて帰りたい，今日検査ができず再度MRI検査で病院に来ることは大変，早く受けて帰らないと兄が学校から帰ってくるので時間がない」などであった。

　医師は母親と話し合った後，内服と点滴での鎮静下でMRI検査を行うと指示を出した。看護師は，あやのちゃんの最近の様子を見ていると，鎮静なしでMRI検査を受けられるのではないかと思っていた。

解　説

意思決定モデル（検討ツール）の選択

　医療者も家族も，子どもの成長を感じつつも，待機患者が多いMRI検査を確実に行うために子どもの意思を確認せず，いつもどおり鎮静下での検査を行おうとしていた。しかし看護師は，子どもは覚醒下で検査が受けられるのではないかと考えた。

　子どもの意思を確認し，それを尊重していくためにはさまざまな倫理課題を整理し，倫理的視点をもってどのように判断し，行動していくかを明らかにする必要がある。そこで，意思決定プロセスを明確に示しているThompsonの10ステップモデル[1]を用いて分析する。

ステップ1：状況を再検討する

　今回のMRI検査は，あやのちゃんの疾患と治療の評価のための重要な検査である。

　子どもの状況：検査入院を重ねるごとに，母親に付き添ってもらうと自ら座って採血や点滴を受けることができるようになった。検査や治療への理解や準備もできるなど対処能力が成長している。MRI検査を鎮静下で行うか・鎮静なしで行うかについて，誰もあやのちゃんに説明しておらず，本人の意向を確認していなかった。

　母親の思い：処置に対する子どもの成長を実感しているが，MRI検査は1年に1回であり，覚醒下でMRI検査を受けることは難しいと捉えている。また，疾患および治療の評価であるため必ず受けなければならない検査であり，兄のためにも早く検査を終えて帰宅したい。

　医師の考え：医師も，処置に対する子どもの成長を感じているが，母親の意向もあり，鎮静下で実施したらよいと考えている。

ステップ2：補足的情報を収集する

　あやのちゃんが疾患や治療，MRI検査の必要性をどのように説明され，どのように受けとめているのかの確認をしていない。また，あやのちゃんに対して，MRI検査を鎮静下で行うこと・鎮静なしで行うことについて説明しておらず，本人の意向を確認していなかった。

　医師は母親の意向もあり鎮静下での実施を考えていたが，覚醒下でのMRI検査に対する医師の考えを共有できていない。また，検査結果が多少遅れた場合，疾患や治療の評価への影響についての確認も必要であった。

　母親が鎮静を希望している理由は確認したが，鎮静に対する不安や思いを確認していない。また，母親が気がかりにしていること（鎮静なしで検査を受けて無理であった場合，再度その日のうちに鎮静下でMRIを撮り直せるのか，撮り直せず治療の評価が遅れた場合の子どもへの影響など）を調整したうえで，母親の意向を確認することに至っていない。

ステップ3：倫理的問題を識別する
①原則的問題

　鎮静しなければ，睡眠導入剤による身体面への影響はなく，MRI検査を受けることができ「無害」となる。もし鎮静下で受ける場合は，睡眠導入剤による呼吸抑制に注意し，身体面の影響を最小限にすることが重要である。

　あやのちゃんは，いやがることなく検査入院ができているので，母親からの説明により子どもなりに理解していると考える。しかし，医師と母親はMRI検査を受ける方法として，あやのちゃんにわかる言葉で，鎮静をかける・かけないの2つの選択肢を提案し，それに対する説明を行い，あやのちゃんの意向を確認してい

ないため，「自律」の原則に反している。

②倫理上の権利の問題

あやのちゃんは MRI 検査を受ける方法について説明されていないため，情報を得る権利が尊重されていない。また，情報を得てどのように検査に臨めるかを選択する権利も確保されておらず，自己決定の機会が与えられていない。

③倫理的義務・責務の問題

医師は，あやのちゃんに説明をすれば，いやがらずに，ほかで気を紛らわせることで MRI 検査を受けられるという成長を感じている。しかし，MRI 検査の経験が少ないあやのちゃんが説明を受け理解して臨んでも，覚醒下では受けることができないと決めつけているため，子どもに対してわかる言葉で説明することを行っていない。また，診断のための検査であり，検査延期への不安を母親が抱いており，待機患者の多い MRI 検査は鎮静下で確実に受けることを優先したいとの意向が強く，医師もそれに応じている。

一方で，看護師はあやのちゃんのこれまでの様子から，処置に対する成長を実感し，鎮静下でなくても検査を受けることができるのではないかと捉えている。看護師がアセスメントしたことから，医師と母親が話し合い，鎮静によるあやのちゃんの身体面への影響を最小限にするために覚醒下で MRI 検査が受けられるように支援することは倫理的義務を果たすことにつながる。また，覚醒下で MRI 検査が受けられるようにあやのちゃんがイメージできるように説明の工夫を行い，その検査にどのように臨みたいか，あやのちゃんの意向を確認し尊重して，医師や検査室と調整していくことが倫理的責務を果たすことにつながる。

④倫理的忠誠の問題

医師は，MRI 検査の待機患者が多いため，小児の検査により時間がずれてしまうと検査室に迷惑がかかると考えていた可能性がある。同様に母親も，医師や検査室に迷惑をかけたくないと思っていた可能性がある。また母親は，もし覚醒下で検査ができなかった場合，治療の評価が延期になること，家で待つ兄のことが気がかりであった。

ステップ 4：個人的価値観と専門的価値観を明確にする

①個人的価値観

看護師：このまま母親と医師の考えどおりに鎮静下で MRI 検査を進めることはできるが，看護師としてそれでよいのかと葛藤がある。あやのちゃんが理解できる方法により，検査の必要性と方法について説明を受ける権利があり，説明を受けたうえでの意向を尊重したい。

医師：母親の意向を尊重し，鎮静下で確実に検査を行うことでよいのではないかと考えている。あやのちゃんの年齢を考慮すると，説明をすれば鎮静なしで検査を受けることはできそうであるが，確実とはいえず，検査室に迷惑をかけたくないという遠慮があるかもしれない。

②専門的価値観

看護師：子どもの権利擁護は看護師の重要な役割である。MRI 検査の必要性や鎮静の説明がなく，あやのちゃんの意向も確認しておらず，子どもの知る権利と選択する権利を尊重すべきと考えている。説明や工夫を行えば覚醒下でMRI 検査を受けることができるのではないかと考えている。

医師：医師としての重要な役割は，あやのちゃんが診断と治療の評価に必要な MRI 検査を確実に受けられること，鎮静下で行う場合は

鎮静が及ぼす影響を最小限にし安全に検査を終えることである。

ステップ5：キーパーソンの価値観を識別する

あやのちゃん：これまであやのちゃんはMRI検査について説明を受けており，本人なりに必要なこととして受けとめていることが考えられる。しかし，覚醒下で検査を受けることを提案されておらず，本人の意向はわからない。

母親：疾患や治療の評価であるMRI検査を確実に子どもに受けさせたいので，鎮静下での検査が望ましいと考えている。

ステップ6：価値の対立があれば明確にする

MRI検査は，あやのちゃんにとって必要な検査であると医師も母親も看護師も考えている。価値観の対立は，鎮静下で確実に検査を受けさせたいと考える医師・母親と，あやのちゃんに対してMRI検査の必要性や検査方法の説明が行われていないこと，それに対するあやのちゃんの意向が確認されていないため，本人の自律が尊重されていないと考える看護師の間で起こっている。

ステップ7：誰が意思決定すべきかを決める

あやのちゃんが説明を受けて決定した意思を尊重する。ただし，あやのちゃんは5歳の発達段階であるため，検査の説明や意思決定には母親の協力を得る。看護師はあやのちゃんが理解できるように説明を行い，母親と共にあやのちゃんの意思を確認し，母親の同意があったうえであやのちゃんの意思決定を支援する。

ステップ8：行動範囲と予測される結果を関連づける

あやのちゃんは現在，5歳なりに理解し自ら処置にも臨めている。その様子からMRI検査

の必要性と鎮静の有無の選択，そのときの臨み方を一緒に話して決めていくことができる力があると考えられる。5歳なりに理解できる説明を行い，そのうえで子どもが選択した方法で臨めるように支援することで，あやのちゃんが自分で決めて検査に臨める可能性がある。

①選択1：子どもが説明を受け，鎮静下での検査を選択し，検査を受ける

あやのちゃんは鎮静下で検査を受けることができる。服薬や点滴による睡眠導入は身体面への影響があるため，呼吸抑制などの副作用に対する安全面のケアが重要となる。

しかし，あやのちゃんが理解できる方法で，検査の必要性，鎮静による影響について説明を受けることで，検査に対しての心の準備につながると考える。また，検査に対する子どもの思いを確認するなどのかかわりにより，あやのちゃん，母親，医療者間の信頼関係に悪影響を及ぼすことは最小限にとどまるのではないかと考える。

②選択2：子どもが説明を受け，覚醒下での検査を選択し，検査を受ける

睡眠導入剤を投与するための点滴確保による痛み，および睡眠導入剤による身体面への影響は全く受けない。また，睡眠導入剤を用いないため，検査後すぐに帰宅できる。

説明を受けたとしてもMRI検査時の音が怖かったり，知らない環境下での検査は不安である。そのため，検査がイメージできる心の準備と，家族がすぐに見えるようにする，恐怖が強い場合はいったん中断し介入するなど検査中の対応ができるように医師や検査室と調整を図る。

ステップ9：行動方針を決定し実行する

あやのちゃんの自律が尊重されていないと考

え，MRI検査の必要性と検査方法について説明を行う。その説明により覚醒下で検査を受けることができるようであれば，鎮静による身体への影響を与えることなく検査ができることが望ましいため，上記の選択2を実施した。

　母親と医師，看護師間であやのちゃんに対してMRI検査の必要性と検査方法について説明することを話し合った。母親は，「説明してもらってもよいが，怖がるようなら鎮静にしてほしい」と返答したので，母親同席のもと，あやのちゃんに説明した。木の模型を用いてMRI検査の際にあやのちゃんに協力してほしいこと，検査時の音のことを伝えた。あやのちゃんからは「ここでじーっとするの？」と返答があったので，「この上でじっとしてもらいたいけど，できそうかな？」と聞くと，「うん」と答えた。その後，MRI検査室に連絡し，鎮静なしで検査を受け無理だった際には鎮静をかけ，今日中に再度検査を受けられるか調整を図った。

　MRI検査技師は検査時間を調整し，MRI検査室の見学も提案してくれた。あやのちゃんは母親と見学した際，「暗いの？　暗いのにあやのひとりなの？」と尋ねていた。検査技師が「暗いけど，ここ（検査窓）にずーっといるし，お話もできるよ。何か音楽聴く？　トトロ知ってる？」と聞くと，「トトロ知ってる」と返答があり，検査時に着けるヘッドホンからトトロの曲を流してくれた。覚醒下での検査終了後，母親が「がんばったね」と声をかけると，あやのちゃんも「うん。トトロ聴いてた」と返答した。

ステップ10：結果を評価する

　医師の指示どおり鎮静下でMRI検査を行うのではなく，看護師としての判断を医師と家族に伝え話し合ったことが，あやのちゃんがMRI検査についての説明を受けて覚醒下で検査を受けることを選択するという子どもの「自律尊重」につながったと考える。また，確実に検査を受けて早く帰りたいという母親の思いも理解して検査室と調整したことで，母親も子どもの決定を尊重し，共に検査に臨むことができた。

まとめ

　時に，小児科医師でも年少の子どもの場合，説明してもじっとできないと判断して，鎮静下での検査を家族に強く勧めることも少なくない。家族も確実に検査を受けて診断してもらいたい思いがあるため，医師の指示に従うことが多い。そのため，子どもたちは検査の説明を受けることなく，検査が実施されることが多い。

　看護師は子どもの「自律尊重」を擁護する役割がある。そのため，子どもの理解度や対処能力を判断し，どのように説明すれば理解できるか，子どもが臨む方法を子どもと一緒に考え支援していくことが大切である。そのためには，看護師が判断したことや，子どもの自律を尊重する必要性を家族や医師，関連職種に伝え，協力を得る必要がある。また，子どもの意思を伝えるだけではなく，公平性も考慮しながら医師や検査部門などさまざまな医療スタッフと調整し，子どもの意思を尊重できる方法を一緒に検討していくことも重要である。

　乳児期や幼児前期の子どもには説明しても理解できないため，MRI検査をほとんど鎮静下で実施している。しかし，乳児期や幼児前期の子どもにも当然ながら知る権利があること，何らかの音や目で見たものにより心の準備につながることを医療者間で共有し，子どもの自律を尊重した環境調整を行う必要がある。

■文献
1）Thompson JE, Thompson HO（ケイコ・イマイ・キシ，竹内博明・日本語版監修監訳，山本千紗子・監訳）：看護倫理のための意思決定10のステップ．日本看護協会出版会，東京，2004.

事例 ❖ アトピー性皮膚炎の治療に対する医師と母親の考えが対立している

　Aちゃん（10カ月）のアトピー性皮膚炎が悪化し，カポジ水痘様発疹症の診断で緊急入院した。担当医師は，入院治療およびステロイド療法の必要性を説明したが，母親はステロイド療法に抵抗があり早期退院を希望した。医師は「感染による状態悪化が考えられるが，ステロイド療法をさせてもらえない，このまま退院したら症状が悪化する可能性が高くなるから，入院して治療ができるようにしてもらいたいが，どう説得したらいいかわからない」と困惑した様子であった。

　解説：本事例のポイントは，医師の治療方針と母親の考えが対立し，子どもへの適切な治療が遂行されない可能性があることである。

　医師はAちゃんに必要な治療を遂行しようとしており，正義である。一方で，ステロイド療法に抵抗する母親の考えを聞いていないことは自律尊重を脅かしてもいると考える。Aちゃんは乳児のため自分の意思表示をすることができず，母親が代理意思決定者となる。その母親が医師との治療方針を受け入れることができず早期退院をした場合，Aちゃんの症状は悪化し，無害の原則に反することになる。

　本事例では，母親とそれ以外の家族の思いを確認した。母親は，Aちゃんが感染を起こしてしまったことへの罪悪感を強く抱きながらも，一方で，ステロイド療法を受けさせることは，ステロイド療法をしないと決断してきた母親自身の過程を否定してしまうことに

つながるように感じていること，それをほかの家族も理解しており，母親の意向もできるだけ尊重したいと考えていた。これらの情報をもとに担当医師とアレルギー専門の小児科医師とで話し合いをもち，親の思いを尊重しながらAちゃんに最善の治療を提供するために，親の抵抗が強いステロイド療法の必要性がどのぐらいあるのかを検討した。その結果，ステロイド療法を行うよりも，入院して継続して治療を受けることのほうがAちゃんにとって最善であると判断し，抗菌薬治療と保湿剤だけを用いたスキンケアを行うことを治療方針とし，説明を受けた母親はその治療を受け入れることができた。

　医師と親との意見に相違がある場合においても，互いに子どもを大切に思っての意見の相違であることも多い。そのため看護師は，今までの育児や療育の過程での思いを含めた子どもの治療に対する親の思いを聴き，医療者間で共有する必要がある。そして，子どもの治療方針や状態のアセスメント，その親の思いをどこまで許容できるのかを含め，子どもにとっての最善を医療者，子どもと親とで話し合い，決定していけるように支援する。親が治療を拒否することで子どもに不利益が被らないようにすることが，なにより大切である。子どもにとってよりよい状態に変化することは，親にとってもうれしく，治療の継続につながるため，その思いに寄り添い，見守る支援も重要となる。

（丸山浩枝）

職種によって子どもへのかかわり方が違ってもいいの？

抗不安薬の処方により激高を避けたい看護師と，
子どもを赤ちゃん扱いして落ち着かせている保育士で対処が異なる

もやもや
ポイント

❶ 保育士が思春期の男性を赤ちゃん扱いするのはよいことなのか
❷ ひとりへの対応に時間を要することで，ほかの入所者へのケアが行き届かなくなるのではないか
❸ 適切な薬剤の使用により精神安定を図ることも必要ではないか

子どものプロフィール　こうくん，男性，15歳（特別支援学校中等部3年生）

疾 患 名：脳性麻痺，視覚障がい，知的障がい，自閉スペクトラム症
家族構成：父親，こうくん，父方祖母の3人家族

場面の状況

こうくんは家庭の事情により，幼少期より医療型障害児入所施設で生活をしていた。支えがあれば立ち上がり，つかまり歩きが可能であった。視覚障がいがあるが周りの状況は察知している。声で人を認識しており，言語でのコミュニケーションもある程度可能であった。自閉スペクトラム症から強いこだわりがあり，状況変化に弱く，気に入らないことや普段と状況が異なると，殴ったり，かみつくという他害行為があった。また，パニックで壁に頭を激しく打ちつけるという行為もあった。

第二次性徴の発現に伴い，いっそう感情コントロールが困難になり，苛立つ様子が多くみられるようになった。対応に慣れているスタッフには，そのような行動を見せなかった。しかし，対応に慣れていないスタッフは，こうくんがいつ怒りだし殴ってくるかわからないことが多いため対応を怖がり，な

おさらこうくんが苛ついてしまうという悪循環が生じていた。そこで精神科医師に相談し，向精神病薬の処方，および，頓用での抗不安薬（坐薬）で対応することになった。

幼少期からケアしている保育士の数名は，そのほうが落ち着くと信じて，こうくんを赤ちゃんのように扱い，夜勤のときには添い寝で寝かしつけていた。看護師は，興奮する前に早めに抗不安薬を用いることで激高を避けたいと考えていた。しかしこうくんに不穏な様子があるときに，看護師が「坐薬を入れましょう」と提案しても，保育士は「たぶん，添い寝で落ち着くから大丈夫だと思う」などと断られてしまうことが続いた。実際，保育士の対応で落ち着くこともあったが，いつもではなく，激しいパニックに陥り，慣れている保育士でさえも近寄れない状況になることもあり，看護師はどのような対応がよいか考えていた。

解　説

意思決定モデル（検討ツール）の選択

医療型障害児入所施設など，専門性や教育背景が異なる職種が協働してのケアを行う場では，それぞれの専門的価値観が対立しやすい。本事例では，強度行動障害といわれる激しい他傷・他害行為，自傷行為，こだわりがある思春期の男性への対応が，看護師と保育士で異なることにより職種間の対立が生じていた。何が最善かがはっきりしないことは，対立を長引かせることになる。その結果，保育士がこうくんにかかりきりになり，スタッフの配置の不均衡によるケアの配分や協働の問題にも発展する可能性があった。

そこで，最善の意思決定を導くために，Thompsonの10ステップモデル[1]を用いて検討する。

ステップ1：状況を再検討する
①健康問題は何か

こうくんは，脳性麻痺，知的障がい，自閉スペクトラム症があった。不快な刺激に対して感情をコントロールすることが困難で，感情がたかぶると，そのたかぶりによってさらにコントロールが不可能になった。こうくんの健康問題に対しては，すでに精神科医師によって内服薬や頓用薬が処方されており，薬効について日常的な場面で評価され，適切に用いられることが重要であった。

一方，こうくんには知的障がいがあった。知的障がいがあっても15年間の年月を重ねてきたひとりの尊厳のある人であり，年齢相応のケアが必要であった。落ち着くからといって赤ちゃんのように扱うことや，第二次性徴がみられる男性に添い寝をすることは，発達段階に応じた健康で健全な成長・発達を支援する立場で適切であるとはいえなかった。

②どのような意思決定が必要か

薬物で過度に行動を抑制することは，"ドラッグロック"といわれる身体拘束にもなりかねない。したがって，適切な薬物の使用についての意思決定をする必要があった。また，15歳の発達段階や発達課題を踏まえ，理解度や自閉スペクトラム症の認知特性に応じた方法で自己コントロールに向かう具体的な方法を，こうくん自身が身につけることが必要であった。

③意思決定に関する倫理的構成要素と科学的構成要素は何か

倫理的構成要素に含まれるものは，こうくんへの不適切な対応によって引き起こされる本人および周囲の人への危害，こうくんへの薬物の不適切な使用による身体拘束，こうくんが年齢や発達段階に相応しくない扱いを受けること，こうくんの理解度や障がい特性に合った方法でケアを受けていないこと，であった。

科学的構成要素に含まれるものは，薬剤使用の効果，発達理論に基づいた発達課題の特定やその具体的な対応方法，こうくんを認知発達や認知特性を科学的根拠のある方法で評価し，こうくんが自己コントロールの方法を学ぶためのアプローチであった。

④意思決定に関与し，影響を受ける人は誰か

この状況に直接かかわるのは，こうくんを担当する看護師，保育士，その当日に勤務するスタッフである。そのほかに病棟管理者はスタッフの配置の再編成などへの影響を受ける。精神科医師も処方内容の再検討などの影響を受ける。

ステップ2：補足的情報を収集する

これまでにさまざまな立場の人がかかわっているので，以下の情報が有益である。

①これまでのこうくんの成長・発達の経過

②これまでにこうくんが自己コントロールを失い，激しい他傷・自傷行為が生じたときの状況やそのときの対応

③直接担当していない看護師の考え

④直接担当していない保育士の考え

⑤精神科医師の考え

⑥病棟管理者の考え

⑦こうくんをこれまでに担当してきたセラピスト（理学療法士，作業療法士，言語聴覚士，臨床発達心理士など）の考え

ステップ3：倫理的問題を識別する

①原則的問題

【自律】

こうくんが激しいパニックなど感情の自己コントロールを失っている状況は病的な精神状態にあるといえ，自律性は低下していた。看護師は，こうくんの興奮状態を落ち着かせるために，専門性に基づいて医師の処方に基づき適切なタイミングで薬剤を使用するという，自律的な自己決定を行おうとしていた。一方で保育士は，専門性に基づいた判断でこうくんとのかかわりをとおして，気持ちを落ち着かせるケアを自律的に行っていた。

【善行・無害】

看護師も保育士も専門性に基づいた判断は「善行」であり，「無害」の原則に基づいていた。しかし，薬剤を用いても，年齢に相応しくない対応でも，それらが過度になると「善行」とはいえず，将来的に害を及ぼす可能性をはらんでいた。

【正義・公正】

保育士の対応はマンツーマンとなるので時間を要し，ケアの配分という点で「公正」に欠けることが考えられる。

②倫理上の権利の問題

こうくんには自分自身や自分の身体に起こることを自己決定する権利があった。薬剤が不適切に利用されると，この権利が守られない可能性がある。適切な利用で感情コントロールができるようになれば，ある程度守ることはできた。

保育士の考えは，自分の身体に起こることを自己決定する権利を守ることが前提にあり，この権利を守るために薬剤に頼らないアプローチを進めようとしていた。しかし，病的な精神状態にあるこうくんに通用するのかは未知であった。

③倫理的義務・責務の問題

看護者の倫理綱領[2]第2条の解説に，「すべての人々は，平等に医療や看護を受ける権利を有し，（中略）単に等しく同じ看護を提供することではなく，その人の個別的特性やニーズに応じた看護を提供することである（後略）」とある。したがって，こうくんの個別的特性やこうくんの身体的・発達的ニーズをアセスメントし，適切なケアを提供することが責務である。

看護者の倫理綱領[2]第9条の解説には，「看護及び医療の受け手である人々に対して最善を尽くすことを共通の価値として協働する。（中略）協働する他の看護者及び保健医療福祉関係者との間に，自立した専門職として対等な関係を構築するように努める（後略）」とある。したがって，日頃から保育士や精神科医師と情報を共有し，身体的・発達的ニーズについて話し合いを重ねていくことや，薬剤によるアプローチのメリット・デメリットについて医療職ではない保育士の理解を深めておくことも必要である。

198

④倫理的忠誠の問題

　看護師・保育士のどちらも，こうくんへのケアに対して忠実であったといえる。しかし，どちらの専門性によるアプローチがより最善であるのかは，結果においてしか評価できないのでジレンマが生じていた。

ステップ4：個人的価値観と専門的価値観を明確にする

①個人的価値観

　看護師：第二次性徴がみられる15歳の男性に添い寝をして寝かしつけるべきではない。保育士に対して，薬を使用することに対する抵抗感や拒否感を強くもちすぎており，しばしば医療的な対応に協働的ではないと思っている。

　保育士：こうくんが幼少のときから，同じようなかかわりで落ち着いてきているし，自分にはできるので同じ方法で落ち着かせるべきである。薬剤には頼りたくない。

②専門的価値観

　看護師：精神的な不安定さが高じ自傷行為や他傷行為に至らないように，早期に精神の安定化を図ることが必要である。長期入所施設で成長・発達する子どもにとって，重要他者との愛着形成は大切であるが，発達課題を踏まえて自律を考える必要がある。適切に薬剤を用いることはエビデンスに基づいた実践である。こうくんにマンツーマンでかかわることで，ほかの利用者へのケアが不足することはケアの公正な配分という点ですべきではない。

　保育士：信頼関係がある大人との関係性で気持ちを落ち着かせ，安心感を得るかかわりをすべきである。

ステップ5：キーパーソンの価値観を識別する

　看護師・保育士：ステップ4と同じ。

　こうくん：不明。

　スタッフ：可能な限り早く落ち着かせてほしい。どちらが正しいかという論争をしていないで，ほかの入所者のケアも考えてほしい。

　病棟管理者：どのような状況で不穏になるのかその背景を明らかにし，こうくんが安全・安楽・安心して過ごせるように対応してほしい。ほかの入所者も含めて事故やケアの不足がないようにしてほしい。看護師と保育士が対立せず，尊重し合いながら協働して取り組んでほしい。

　精神科医師：処方の意図とその効果を理解して観察し，報告してほしい。

ステップ6：価値の対立があれば明確にする

　看護師-保育士：こうくんが安全・安楽・安心に過ごせるようにする，また，こうくんが激高することによって他者に危害を加えることを避けたいという点で価値の対立はない。看護師は，年齢に相応しくない対応は本人の尊厳や自律を損ねると考えているが，保育士は，年齢相応でなくても本人が安心できるかかわりに価値を置いているため対立している。看護師は，適切に薬剤を用いることは本人のニーズに合っていると考えているが，保育士は，かかわりで気持ちを落ち着かせられるので薬剤を用いることに価値を置いていないため対立している。

　保育士-スタッフ：保育士は，ほかの入所者のケアが不足したとしても，こうくんが落ち着くことで他害のリスクが下がることに価値を置き，スタッフは，こうくんが早く落ち着く方法を用いて落ち着かせ，ほかの入所者に十分にケアが行き届くことに価値を置いているため対立している。

ステップ7：誰が意思決定すべきかを決める

　日頃より，不穏なサインがみられた際のアセスメントや，興奮状態になってしまった際の薬

剤使用のタイミングなどのケアや対応の手順を話し合って決めておくことが重要である。

ステップ8：行動範囲と予測される結果を関連づける

①選択1：興奮時には，落ち着くまで対応に慣れた保育士がそばにつく

比較的時間がかからずに落ち着くことができるかもしれない。一方で，興奮状態の原因によっては，いつまでも落ち着かない可能性は残る。

落ち着くのに時間がかかった場合は，ほかの入所者のケアは，残りのスタッフで対応しなければならず，ケアの配分は公正ではなくなる。また，こうくんは興奮状態になれば大好きな保育士がそばに来てなだめてくれると学習し，こうくん自身が発達段階に応じ自律的に自己コントロールする方法を学ぶ機会を逸する。

②選択2：興奮時には，事前処方されている抗不安薬や鎮静薬を用いる

こうくんは，比較的短時間で落ち着くかもしれない。一方で，薬剤が適切な用量で処方されないと薬物使用による身体拘束となりうる。したがって，薬剤を用いる場合の判断基準を明確にしておく必要がある。

③選択3：日頃の行動パターンを把握し，状況により薬剤を使用しながら，興奮状態になる原因や環境をできる限り取り除いたり，少しずつ慣れていけるように段階的に取り組む

こうくんと保育士の日頃の信頼関係をもとに行動を観察し，不穏状態から興奮状態が高まり悪循環になる前に薬剤の使用も含めた対応を心がける。また，こうくん自身ができることをみつけ，こうくんの生活にメリハリをつける。これは，保育士と看護師が協働して取り組むので肯定的な結果をもたらしやすい。

ステップ9：行動方針を決定し実行する

本事例では，上記の選択3を実行した。こうくんができるような役割，例えば，必要な物品をスタッフに届けるといった役割を与え，慣れた保育士以外とのかかわりを増やした。また，カンファレンスの時間を設け，こうくんが不穏になる状況について共有した。内服薬の作用や効果の持続時間について勉強会を設け，薬剤使用時の反応や様子について注意深く評価できるようにした。その結果，落ち着かない状況になることはあっても，激しい自傷・他傷行為までに至ることは少なくなった。

ステップ10：結果を評価する

以前は，看護師と保育士はそれぞれの役割をこなしている状況であった。こうくんへの対応をきっかけにカンファレンスを行ったことで，ケアの具体的方向が明確化されただけではなく，看護師と保育士が協働して取り組めるようになった。また，こうくん自身も日頃の生活にメリハリができ，慣れたスタッフ以外との交流が増えることで社会性の向上にもつながった。

まとめ

障がいのある子どもが長期に入所する施設では，専門性の違いによる価値観の対立や，子どもの自律を妨げてしまうことがある。したがって，発達段階や障がいの特性に合った自律を促すケアを常に話し合い，決定していくことが求められる。

■文献
1）Thompson JE, Thompson HO（ケイコ・イマイ・キシ，竹内博明・日本語版監修監訳，山本千紗子・監訳）：看護倫理のための意思決定10のステップ．日本看護協会出版会，東京，2004.
2）日本看護協会：看護者の倫理綱領．2003.

事例 ❖ 訓練時間中の排泄ケアは誰の役割なのか

Aくん（2歳）は早産低出生体重の子どもで脳室周囲白質軟化症があり，NICUに3カ月入院後，自宅退院した。退院後に喉頭気管軟化症が悪化し自宅で呼吸困難となり，B病院小児科に入院した。一命はとりとめたものの意識障害が続いた。呼吸不全が改善せず，気管切開，夜間のみ人工呼吸管理となっていた。最近は筋緊張が強くなり，側彎や下肢の変形が目立ってきた。母親は次第に面会から足が遠のき，現在はほとんど来院はない。医療型障害児入所施設への入所待ちとなっていた。週に2回，ベッドサイドでの理学療法を受けていた。

本日のAくんの理学療法の時間にナースコールがあった。理学療法士よりAくんの痰の吸引を求められたため，看護師が訪室したところ，Aくんに排便があったのでおむつ交換をしてほしいという依頼であった。

解説：本事例の看護師のもやもやポイントは，Aくんの排泄ケアを理学療法士が行わず，当然のように看護師に依頼してきたという点である。

看護師は，Aくんはセルフケアができないからこそ排泄のケアを受ける権利があり，理学療法士がAくんを全人的に捉えて，必要なセラピーを提供するからには，その専門性のなかに排泄ケアも含まれると考えていた。看護師は，Aくんが理学療法士のセラピーを受けている間に，ほかの子どものケアを計画して実施していた。したがって看護師は，理学療法士に呼ばれたことで，ほかの子どものケアを中断することになり苛立ちが生じていた。

理学療法士は，患者の療養上の世話を行うのは看護師の役割と考えていたので，看護師をAくんのケアのためにベッドサイドに呼んだことで，看護師がほかの子どものケアを中断せざるを得なくなったことまで思いが及ばなかった。また理学療法士は，Aくんへの理学療法について日常生活にも生かしてもらうことを期待し，看護師も可能な限りセラピー時には同席すべきと考えていた。このような考えが根底にあったことで，Aくんの排泄ケアに看護師を呼ぶという行動につながっていた。

本事例では，互いの役割への期待について話し合い，共有する機会がなかったことで対立したと考えられた。この出来事により，看護師は，ベッドサイドでのセラピーを理学療法士に任せきりにするのではなく，具体的にどのように行うのがよいのかを考えるきっかけになり，理学療法士は，看護師が同時間帯に複数の子どもを担当し，ケアの配分を考慮しながら実践していることに気づき，必要に応じて排泄ケアも担うようになった。

（市原真穂）

201

子どもと家族のニーズに応えて
付き添いを認めてはいけないの？

すべての子どもと家族に対して公平な対応が求められる

**もやもや
ポイント**

❶病院の規則があるなかで子どもや家族の個別のニーズに応える
にはどうすればよいか
❷子どもと家族に対する公平で平等な付き添いの対応とは何だろ
うか

子どものプロフィール　ゆうたくん，男児，7カ月

疾　患　名：気管支炎，既往歴なし
家族構成：両親，ゆうたくんの3人家族

場面の状況

　ゆうたくんは，ある日の18時に気管支炎の診断で小児病棟に緊急入院となった。治療内容は輸液，抗菌薬の静注，経鼻カニューレによる酸素療法であり，呼吸状態は安定していた。面会終了時刻の20時に，夜勤の担当看護師がゆうたくんの病室を訪れると，母親が「心配で帰れない」と訴えた。ゆうたくんの病室は，病院の規則で家族の付き添いが認められていない大部屋である。担当看護師は，家族の付き添いができる有料個室への移動を提案したが，母親は経済的な事情により個室料金は払えないという。担当看護師は，リーダー看護師と相談のうえ，日付が変わる前にいったん帰宅し，翌朝早めに面会に来てはどうかと提案すると，母親はうなずいた。

　しかし，23時を過ぎても母親は帰宅する様子がないため，担当看護師が帰宅を促すと，母親は「朝までゆうたのそばにいさせてもらえませんか」と強く希望した。担当看護師から報告を受けたリーダー看護師は，母親と話した後，翌朝まで病室にいても

らうことにした。大部屋のほかの子どもたちからは見えないようにカーテンを閉め，母親はゆうたくんのベッドサイドで椅子に座り，朝まで過ごした。

　翌朝，母親は「ゆうたが落ち着いていたので安心しました」と担当看護師にお礼を言い，7時過ぎに帰宅した。母親の帰宅後，リーダー看護師は当直看護師長と当直医師に，母親が一晩付き添ったことを報告した。当直看護師長からは，家族へのケアであることはわかるが，院内の付き添い者の人数を把握しているため報告が必要であったと助言を受けた。

　日勤業務が始まり，当直医師が朝のカンファレンスでゆうたくんの母親が朝まで付き添っていたことを報告したところ，ほかの医師から「一晩ならよいかとも思うが，有料個室を使用することが病院の規則である。特別な事情がないのに大部屋での付き添いを認めると，個室料金を支払い，付き添っている家族との公平性が保たれない。さらに，規則に準じて統一した対応をすべきではないか」と意見があった。

解　説

意思決定モデル（検討ツール）の選択

本事例では，子どもと家族のニーズに応じた面会や付き添いをめぐり，個別的な対応がなされた場合の利益と，なされなかった場合の不利益をどのように検討するかが課題となる。すべての子どもと家族に対する公平で平等な対応を検討するうえで重要なことは，夜勤帯や休日など病棟責任者が不在時であっても，そのときの勤務者による共同の意思決定がなされる基盤を築き，その意思決定がやみくもに批判されない風土を醸成することである。そのため，人々の個人的・専門的な価値観の尊重や意思決定のプロセスが明示された Thompson の 10 ステップモデル[1] を用いて検討する。

ステップ 1：状況を再検討する

病院の規則として，患者もしくは家族の希望で付き添う場合は，有料個室を使用することとされている。個室料金は公的保険の適用外であるため，自己負担である。本事例では，面会終了時刻に「子どもが心配で帰れない」と訴えたゆうたくんの母親のニーズに対し，夜勤のリーダー看護師は，病院の規則では認められていない大部屋での付き添いを認めた。その一方で，この病棟では一晩でも付き添いを希望する家族は，1 日分の個室料金を支払い，個室に入院している。医師より，子どもの家族の経済的負担に不公平が生じているため，規則に準じて統一した対応をすべきではないかと意見があった。

ステップ 2：補足的情報を収集する

病院の規則では認められていない大部屋での付き添いを認めた意思決定プロセスについて，リーダー看護師と担当看護師から情報を収集する必要がある。また，病棟における面会や付き添いへの対応について現状を把握する。

リーダー看護師：母親は「2 回の流産を経験したため，ゆうたを失うのではないかと不安がある」と思いつめた表情で語った。そのためリーダー看護師は，翌朝まで付き添うことが母親へのケアになると考え，大部屋での付き添いを認めた。こうした対応は個別的なケアの範疇であるため，当直医師や当直看護師長には事後報告でよいと考えた。

担当看護師：これまで，病院の規則に則った対応をしてきたため，家族の付き添いのニーズに応えたいのに応えられないという苦悩があった。今回はリーダー看護師が，大部屋での付き添いを認める判断をしたため，ゆうたくんの家族のニーズに応えることができた。

病棟看護師：看護師が家族のニーズに応えたいと考えても，規則に従わない対応をした場合に責任がとれないと思うと，規則どおりの対応をせざるを得ない。

ステップ 3：倫理的問題を識別する
①原則的問題

Fry ら[2] が提案する看護実践にとって重要な倫理原則とされる「自律」「善行」「無害」「正義」「誠実」「忠誠」の 6 つの原則から倫理的問題を検討する。

【自律】

ゆうたくんは 7 カ月の乳児であるため意思を言語で表すことは難しいが，母親にそばにいてほしいというニーズがあると推察される。母親は翌朝まで，「ゆうたのそばにいさせてほしい」と希望している。

【善行・無害】

ゆうたくんは気管支炎の診断で入院している。母親の不在による啼泣が酸素消費量の増加

を招き，呼吸状態が悪化する可能性があるため，母親がゆうたくんのそばにいてあやすことは「善行」であり，「無害」である。また，母親の不安に対するケアとしても「善行」といえる。

【正義】

病院の規則では，家族が付き添う場合，家族の生活環境が整備された有料個室のみとされている。そのため，ゆうたくんの家族と同様に，経済的な事情で個室料金の支払いが難しい状況であっても，個室料金を自己負担している家族に経済的な負担が生じている。

②倫理上の権利の問題

7カ月のゆうたくんは，母親が付き添う権利を有する。病院のこども憲章[3]第2条「病院におけるこどもたちは，いつでも親"または親替わりの人"が付き添う権利を有する」，児童の権利に関する条約[4]第9条「児童がその父母の意思に反してその父母から分離されないことを確保する」により保障される。

③倫理的義務・責務の問題

リーダー看護師はゆうたくんの母親の思いやニーズを聞き，大部屋での付き添いを実現した。看護者の倫理綱領[5]第2条「看護者は，（中略）対象となる人々に平等に看護を提供する。看護における平等とは，その人の個別的特性やニーズに応じた看護を提供することである」により，看護師として自律した看護実践を行い，かつ倫理的責務を果たしている。

一方で，家族のニーズに応じた看護を提供するために，病院の規則では原則として認められていない対応をする際には，当直看護師長へ相談し，その勤務帯の看護管理者と共に責任を負う必要がある。また病院看護部の管理業務では，付き添い者を当直看護師長に報告することとされるため，事前に報告する必要がある。加

えて，看護者の倫理綱領[5]第9条に「看護者は，他の看護者及び保健医療福祉関係者とともに協働して看護を提供する」と示されるように，病院の規則にかかる行為については，当直看護師長および当直医師と共同の意思決定が必要である。

④倫理的忠誠の問題

看護師は母親に対し，過去の流産の経験や子どもを失うのではないかという不安を受け止める姿勢をもち，支援している。医師に対しては，子どもや家族のニーズに合わせた個別的な対応は理解されないと考えているため，当直医師と話し合えていない。また，当直看護師長に相談していれば，大部屋での付き添い以外のアイデアや支援が得られたかもしれない。

医師は，これまで病院に雇用されている立場として，病院の規則に則り，一晩でも付き添いを希望する家族には，1日分の個室料金の自己負担について説明する責任を果たしてきている。

ステップ4：個人的価値観と専門的価値観を明確にする

①個人的価値観

リーダー看護師：ゆうたくんの病態は生命にかかわる状態ではないが，母親はゆうたくんを失うのではないかという不安があり，そばを離れられないという母親に対するケアが必要と思っている。

担当看護師：病院の規則では認められていなくても，家族の付き添いのニーズに応えたいと考えている。これまでは応えたいのに応えられない苦悩があった。

当直看護師長：不明である。

医師：個別性に応じて家族の要望に応えることは重要と考えている。経済的に厳しい状況に

ある家族に対し，個室料金を説明することに苦慮している。

②専門的価値観

リーダー看護師：子どもや家族の個別的なニーズに応じる看護を提供することが看護師の責務であると思っている。個別的なケアの範疇にあることは，当直医師に報告する必要がないと考えている。

担当看護師：子どもや家族の個別的なニーズに応じる看護を提供することが看護師の役割であると考えている。

当直看護師長：家族のニーズに応える看護を提供することは看護師の責務であるが，病院の管理業務，および病院の規則にかかわる対応の場合は，看護管理者への相談が必要である。

医師：病院の規則に準じたサービスを提供することは，医師の責務である。個別的対応がなされた場合と，なされない場合とで公平性を欠くことが問題である。

ステップ5：キーパーソンの価値観を識別する

ゆうたくん：7カ月であるため家族と離れた環境にいることに不安があり，母親にそばにいてほしいと望んでいると推察される。

母親：ゆうたくんを失うのではないかと不安があり，病院の規則を守って帰宅することよりも，規則では認められていない大部屋での付き添いの実現を希望している。

病棟看護師：家族のニーズに応えたくても，病院の規則に従わない対応をした場合，その責任がとれないため規則に従うことを優先せざるを得ない。

リーダー看護師，担当看護師，医師：ステップ4と同様。

ステップ6：価値の対立があれば明確にする

本事例では，一見すると「個別性」を尊重する看護師と，「公平性」を重視する医師との職種間の専門的価値の対立にみえるが，そうではない。子どもと家族のニーズに応じて病院の規則を柔軟に運用する「個別性」と，すべての子どもと家族に対して公平で平等な病院の資源を提供する「公平性」という，病棟における面会や付き添いへの対応をめぐる価値の対立が明確化した。

ステップ7：誰が意思決定すべきかを決める

病院の規則を柔軟に運用し，子どもと家族のニーズに応える看護を提供するためには，検討すべき事案が生じたときの勤務帯の看護師，医師，看護管理者を巻き込んだ共同の意思決定が必要である。病院の規則では原則として，認められない対応をする場合，医師や看護管理者との共同の意思決定により，個別性に応じた看護が組織的に保証される。

ステップ8：行動範囲と予測される結果を関連づける

病院の規則では原則として，認められていない子どもと家族の面会や付き添いのニーズへの対応に関する行動と結果について，医師と看護師とで話し合う必要がある。話し合いの過程で提示されうる選択肢を以下に示す。

①選択1：子どもと家族に対し，病院の規則に則り，大部屋での付き添いは不可であると説明し，例外を認めない

付き添いを希望する家族に同じように対応する義務を果たし，個室料金を自己負担するという経済的な負担において公平性が保たれる。しかし，個室料金を支払えない家族の付き添いのニーズは満たされない。また，看護師は，家族

の個別的なニーズに応えたいのに応えられない苦悩を抱き続ける可能性がある。

②**選択2：子どもと家族の個別性やニーズに応じて，付き添いに関する病院の規則や限られた資源をどのように運用するのかをそのときの勤務者で話し合い，看護管理者に相談したうえで決定する**

　病院が提供するサービスに制約があるなかで，家族の面会や付き添いのニーズに応じた最善の対応について勤務者で話し合うことで，すべての子どもと家族に個別性のある対応をするという公平性が保たれると考える。また，面会や付き添いに関する病院の規則は原則であり，柔軟な運用が可能であることを共有することで，代替えの選択肢やアイデアの検討が可能になると考えられる。さらに，看護管理者に相談することで，手術室や集中治療室のファミリールームなどの病院内の資源を活用する提案が得られるだけでなく，子どもと家族の個別性に応じる判断やケアが組織的に保証される。

ステップ9：行動指針を決定し実行する

　医師と看護師とで話し合った結果，上記の選択2を今後の行動指針とした。

ステップ10：結果を評価する

　看護師は，行動指針を共有することで家族が面会時間を終えても帰れない理由を丁寧に聞き，それは何に由来するのかをアセスメントし，そのときの勤務者であるほかの看護師やリーダー看護師，医師と対応について話し合うようになった。そして，付き添うことが家族のニーズに応えることであるのかを検討するようになった。また，看護師のアセスメントを勤務者で共有することで，個別的特性やニーズに応じた看護の提供が看護における平等であるとする

専門的価値観を医師と共有することにもなった。このような取り組みを積み重ねた結果，家族から看護師に，安心して子どもを任せられると評価され，大部屋で家族が付き添うという対応はなされていない。

まとめ

　子どもと家族の個別のニーズが施設の規則に沿わない場合，そのニーズに応じるか否かにかかわらず，看護師がひとりで判断するのでなく，その場にいる勤務者および責任者を巻き込んで検討する必要がある。そのうえで，規則の柔軟な運用を共同で意思決定し，子どもと家族のニーズに応じるケアを組織的に保証することが重要である。

　とりわけ，医療安全や感染管理など施設の組織管理にかかる倫理的課題を検討する場合，部署の責任者である診療科部長や看護師長，不在時は代行者を巻き込んだ共同の意思決定が欠かせない。こうした共同の意思決定を通じて，子どもと家族の個別のニーズに応えるケアが組織的に保証される。加えて，共同の意思決定プロセスを繰り返すことにより，そのときの勤務者による意思決定が組織の方針と異なることを理由に，やみくもに批判されることのない風土を醸成することにつながる。

■文献
1）Thompson JE, Thompson HO（ケイコ・イマイ・キシ，竹内博明・日本語版監修監訳，山本千紗子・監訳）：看護倫理のための意思決定10のステップ．日本看護協会出版会，東京，2004.
2）Fry ST, Johnstone MJ（片田範子，山本あい子・訳）：看護実践の倫理；倫理的意思決定のためのガイド．第3版，日本看護協会出版会，東京，2010.
3）病院のこどもヨーロッパ協会：病院のこども憲章．2002.
4）国際連合：児童の権利に関する条約．1989.
5）日本看護協会：看護者の倫理綱領．2003.

事例 ❖ **子どもと家族のニーズに応えることが，ほかの子どもの命の危険につながる可能性を考えなくてはならない**

　夜間にインフルエンザウイルス感染症（以下，インフルエンザ）に細菌性肺炎が併発したＡちゃん（2歳）の入院が決定した。インフルエンザは，院内の感染対策基準で個室入院が原則とされ，患者の個室料金の負担はない。2歳のＡちゃんは，個室で一人で安全に過ごすことが難しいため，病院からの要請として医師が家族に付き添いを依頼した。入院後，夜勤リーダー看護師は，母親から自分もインフルエンザに罹患しているが，どうしても付き添いたいと相談された。父親は仕事があるため付き添うことができない。Ａちゃんは母親と一緒に入院することを望んでいる。リーダー看護師は，母親が陰圧管理の個室内で過ごせば，ほかの患者への感染リスクは回避されると考え，家族の希望を受け入れた。当直医師に報告すると，「ほかの入院患者への感染リスクが皆無ではないため賛成はできないが，家族と相談して決定したことを覆せない」という考えをリーダー看護師に伝えた。翌朝，当直医師が病棟責任者の医師，看護師長，院内の感染対策チームへ報告したところ，インフルエンザに罹患している家族の付き添いは認められないとして，リーダー看護師の判断の妥当性が問われた。病棟には，インフルエンザに罹患した場合，重症化するリスクがある子どもが入院していた。

　解説：本事例のもやもやポイントは，施設からの要請により家族の誰かが付き添わなければならないという制約のある状況で，Ａちゃんのニーズに応えてインフルエンザに罹患した母親が付き添うと，ほかの入院患者への感染リスクが高まり，さらに感染した場合は重症化する可能性があることである。

　施設の方針として家族に付き添いを依頼したことは，Ａちゃんが入院生活における危険を回避し，安全に過ごすために必要である。一方，Ａちゃんと家族は付き添うか否かの選択肢を提示されていない，また，意向を表明する機会を与えられていないため，自己決定が尊重されていない。

　Ａちゃんと母親の自己決定を尊重し，付き添う希望を叶えたことは善行である。また，子どもが親と共にいる権利，親が入院する子どもに付き添う権利を保障している。一方で，付き添いにより母親の体調が悪化する可能性があるため，母親にとって無害であるとはいえない。

　病棟の責任者や院内感染対策チームは，インフルエンザに罹患した家族が個室で付き添うことは，院内感染のリスク要因と考えている。またほかの病室には，インフルエンザの感染により生命に危険が及ぶ可能性がある子どもが入院している。

　本事例では，リーダー看護師は，Ａちゃんと母親の付き添いのニーズに応えるための意思決定プロセスを誰とも共有していないので，リーダーの判断が組織的に保証されていない。子どもと家族の個別のニーズが院内の感染防止対策と異なる場合，勤務帯の責任者に相談したうえでニーズに応えられないことを共同で意思決定し，その内容を子どもと家族に説明すること，そのほかの個別のニーズを引き出して応じることが重要である。

（関根弘子）

遺伝学的検査を行う
適切なタイミングはいつなの？

父親は自分の遺伝性疾患について子どもに話したくない

**もやもや
ポイント**

❶父親の疾患が遺伝性であることを子どもは知らされなくてもよいのだろうか

❷発症前の子どもへの遺伝学的検査をどのように検討していけばよいのだろうか

プロフィール（at risk）[*1]　きよしくん，男性，14歳（中学2年生）
家族性大腸腺腫症（FAP）の at risk 状態にある

家族構成：父親（患者，38歳），母親（40歳），きよしくん，長女（小学4年生）の4人家族

場面の状況

きよしくんの父親は33歳のときに家族性大腸腺腫症（FAP）と診断され，大腸全摘術を受けた。術後の経過は良好で，現在の生活は安定しており，就業している。父親は遺伝学的検査も受けており，両親でこの疾患が遺伝性疾患であることの説明を受けていた。

FAP[1)-3)]は，*APC*遺伝子の生殖細胞系列病的バリアントを原因とし，常染色体優性遺伝形式をとる。ポリープは早い例で10歳以前から出現し，20歳代で80%，40歳代で100%に発生する。未治療の場合，15歳以降に大腸がんが出現し，40歳代ではほぼ50%，放置すれば60歳頃にはほぼ100%に達する。両親いずれかに*APC*遺伝子病的バリアントが認められる場合，子どもがその遺伝子変異を受け継いでいる可能性は50%である。

子どもたちへの遺伝の可能性があることから，母親はいずれ子どもたちに遺伝学的検査を受けさせたいと考えていたが，父親は子どもに検査の必要はないと考えており，両親の意見が一致しないまま，最近はそのことをあまり話題にすることがなくなっていた。そのため，父親の病気が遺伝性であることは子どもに伝えていない。

本日，父親の外来受診のために来院していた際，付き添ってきた母親は外来看護師に「夫の病気は遺伝性だと聞いています」「前から子どもたちへの遺伝が気になっていましたが，夫は"子どもたちに検査の必要はない"と言っていたので，そのままになっていて。なんとなく夫とはこのことは話しづらいんです。だから，子どもにも夫の病気のことを話していなくて」「長男のきよしは来年，中3で受験生だし，今は元気に学校に通っていて楽しんでいますけど，このままでいいのか気になっているんです」と話した。そのことを聞いた外来看護師は，どうしたらよいのかわからなくて困ってしまった。

＊1　at risk：未発症の状態で，遺伝性疾患を発症する可能性がある状態をいう。

解　説

意思決定モデル（検討ツール）の選択

　遺伝医療において倫理的課題に直面する状況として，本事例のようにat risk者（きよしくん）が直接的な医療提供の対象者ではないことが少なくない。このような場合，どのように考えて，誰に対して，どのように対応していけばよいのかを考えていきたい。ここでは，Jonsenの4分割表[4]を用いて分析する。

ステップ1：検討例

　表1に4分割表を示す。

①倫理的課題は何か

　この家族（図1）の2人の子どもそれぞれが家族性大腸腺腫症（Familial Adenomatous Polyposis；FAP）の病的バリアントを有している可能性は50％である。きよしくんは14歳であり，疾患の発症年齢から考慮すると病的バリアントを有している場合はポリープが発生し始める年代に入っている。きよしくんにはそのリスクは知らされておらず，早期発見や予防的行動をとるための機会が提供されていないという点から，「善行・無害」という倫理原則が損なわれている。また，きよしくんの意向は不明であり，早期発見の機会や予防的行動のために本人の意思表示がされる機会がないまま検討が進むと，きよしくんの「自律尊重」の倫理原則が損なわれる可能性がある。

②対応策の検討

　対応する看護師が，罹患者である父親から自分の病気は子どもたちには告げたくないという意思を聞かされている場合には，患者のプライバシーを守ることと家族メンバーの健康管理上の利益との対立によって，ジレンマを感じるかもしれない。罹患者のプライバシーと家族メンバーの利益とを検討するには，遺伝医学的知見からの検討が欠かせない。FAPの発症前診断のための検査を行う適切な年齢についてはさまざまな意見があり，一定の見解が得られているわけではないが，高校生ぐらいでの諸検査の実施を推奨している医療機関もある[1]。10代でポリープが出現することもあり，14歳という年齢でFAPの診断のための検査計画を検討することは，きよしくんにとって今後，健康管理上受ける恩恵は大きいと考えられる。きよしくんは未成年であり，治療に対する同意能力においてその責任は十分とはいえず，遺伝学的検査は親の代諾で行われることとなる。かといって，親だけで決定することは「自律尊重」が損なわれてしまうことや，その後の検査結果の受けとめへ影響することも考えられる。そのため，きよしくんもその決定のプロセスに参加できるようにかかわる必要がある。

　発症前診断には遺伝カウンセリング[*2]が必要である。そのため，遺伝医療専門職と共に検討をしていくことが重要である。ここでは，きよしくんが遺伝カウンセリングに参加できるよ

＊2　遺伝カウンセリング：疾患の遺伝学的関与について，その医学的影響，心理学的影響および家族への影響を人々が理解し，それに適応していくことを助けるプロセスである。このプロセスには，①疾患の発生および再発の可能性を評価するための家族歴および病歴の解釈，②遺伝現象，検査，マネージメント，予防，資源および研究についての教育，③インフォームド・チョイス（十分な情報を得た上での自律的選択），およびリスクや状況への適応を促進するためのカウンセリング，などが含まれる。
（日本医学会：医療における遺伝学的検査・診断に関するガイドライン．2011．より引用）

表1　4分割表（きよしくんを中心に）

医学的適応	本人（きよしくん）の意向
• 父親が家族性大腸腺腫症（FAP）で，遺伝学的検査にて *APC* 遺伝子病的バリアントが認められている • そのため，早期発見のための検査の計画や遺伝学的検査による発症前診断を検討することができる。それによって大腸がん発症のリスクを知ることができ，早期発見，大腸がんの発症予防のための治療選択が可能となる	• 父親の病気についてどのように受けとめているのか，発症前の検査をどうしたいと考えているかは不明。14歳であり，疾患や遺伝性であることの説明に対して，論理的に考えることができる年齢である • 未成年であるため，遺伝学的検査や治療に関する決定は，責任能力のある親の代諾が必要である
QOL	周囲の状況
• 現在，きよしくんは健康に過ごしている • きよしくんの FAP の診断に関する計画について検討しないことは，リスクを放置することになる • 父親の疾患が遺伝性であり，病的バリアントを受け継いでいる可能性があることを知ることで，自分も同じ病気になり大腸がんになるかもしれないという不安が生じる可能性がある。一方で，家族内で遺伝性の疾患であることの情報を共有することができ，どのように対処していくか，家族で話し合う機会がもてるようになる • 発症前検査として大腸内視鏡検査を選択した場合，検査の苦痛を体験する。検査によってポリープが認められれば，ほぼ確実に病的バリアントを有していることになり，遺伝学的検査と同じ意味合いになる。認められない場合でも FAP の可能性を否定することはできない • 遺伝学的検査を実施した結果が陽性の場合，FAP を発症することが明確となり，サーベイランスや予防的対応の検討が可能となる。一方で疾患や治療のこと，将来のことなどに対する不安や見通しに対する不安が生じる可能性がある。陰性の場合，FAP 発症の不安からは解放される	• 検査の費用に数万円かかる • 父親（患者）が子どもの遺伝学的検査は必要ないと考えている理由や背景は不明である • 父親が病気や遺伝の可能性を話したくないと考えている場合，父親にもプライバシーを守ってほしいという意思が存在する • 母親は，子どもに遺伝している可能性が気がかりで，このままでよいか気にしている。子どもへの対応について，父親と話し合うことができないでいる • 両親がきよしくんの健康管理上の対応を話し合うことができておらず，父親の考えが不明なため，このことを話し合うことで家族に緊張がもたらされる可能性がある • きよしくんの妹も at risk であると同時に，父親の病気が遺伝性であることを知らないと考えられる • 血縁関係にある父親の弟（叔父）が，父親の病気のことを知っているのかどうか不明である

うにつないでいくための対応を検討する。

【両親の価値観の対立への対応】

　母親は，父親の疾患が遺伝性であることで子どもたちの健康への影響を気にかけているものの，罹患者である父親と考え方が異なることで，両親に価値観の対立が生じている。それによって，両親で子どもの健康管理のことについて話題にすることができないため，家族内で疾患に関する情報を共有することができないでいる。母親は，「父親が子どもに検査の必要はない」と言っていることに対して，疾患が遺伝性であることで子どもの健康に責任を感じているかもしれないと，父親の気持ちに配慮している可能性がある。遺伝カウンセリングは，遺伝に関連して不安がある人は誰でも受けることができる。そのため，母親がひとりで，あるいはきよ

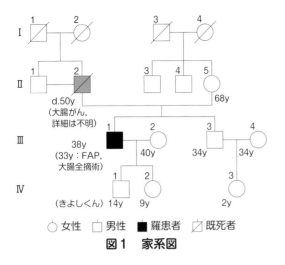

Ⅰ 1 2 3 4
Ⅱ 1 2 3 4 5
d.50y
（大腸がん，
詳細は不明）
68y
Ⅲ 1 2 3 4
38y
（33y：FAP，
大腸全摘術）
40y 34y 34y
Ⅳ 1 2 3
（きよしくん）14y 9y 2y

○ 女性　□ 男性　■ 罹患者　◇ 既死者
図1　家系図

しくんと一緒に遺伝カウンセリングを受けることも可能であるが，両親が話し合えない状況では，そのことが夫婦関係，親子関係に影響を与えることが考えられる。これらのことを考慮すると，罹患者である父親へのケアを含めたアプローチが必要である。父親は遺伝学的検査を受けた結果をどのように受けとめているのか，遺伝カウンセリングを受けたことがあるのか，子どもに自分の病気や遺伝性であることを伝える必要がないと考える理由は何なのか，子どもの遺伝学的検査を考慮するために十分な情報をもっているのかどうかなど話を聞く機会をもつようにして，父親が抱いているかもしれない罪悪感に対するケアをするとともに，罹患者である父親は子どもたちのよき理解者となりうることも考慮に入れて，可能な限り家族の遺伝カウンセリングにつなげていくことが望ましい。

【きよしくんの意向を表現する機会がもてるようにする対応】

　きよしくんは未成年であるため，FAPの発症前診断に関する遺伝カウンセリングは，まず両親から行われることが一般的である。父親と母親がもつ不安の背景は異なっていることもあり，母親は，きよしくんが父親と同じ病的バリアントを受け継いでいないことを期待して，そ

れを証明したいという気持ちで遺伝学的検査を受けることを考えている可能性もある。両親がそれぞれの思いや認識を語り，正確な情報を得て，検査の目的・意義・限界などを理解できるようにする必要がある。そのうえできよしくんも含めて，遺伝カウンセリングを行って，今後の検査を検討する。そこでは，きよしくんの父親の疾患に対する認識や現状をどのように受けとめているのかなどの話ができるようにかかわっていくとともに，疾患に関する情報・遺伝学的な情報を伝える機会をもち，最もよい方法を一緒に考えていく姿勢で対応する必要がある。両親の態度や反応によっては，自分が考えていることを表出しにくいことも考えられるため，両親とは別に話をする機会を設けたりすることも必要である。

　本事例において発症前の検査の方法，その選択，時期に関して継続した対話をとおして，意思決定を支援することが大切である。

③父親が子どもの遺伝学的検査に対して否定的な場合の対応

　遺伝カウンセリングや子どもの遺伝学的検査に対して，父親の否定的な態度が続く場合，どのように対応したらよいのだろうか。例えば，両親のどちらかが「きよしにわからないように検査をしたい」と申し出ることもある。この場合，前述したきよしくんの「自律尊重」の原則が損なわれるので，避けるべきである。このような場合には，母親ときよしくんで遺伝カウンセリングを受けることも考慮する必要がある。

④きよしくん以外の血縁者への対応

　本事例では，きよしくんの妹，父親の弟も，父親と遺伝学的情報を共有する。妹への対応をどうするのか，父親の弟は疾患のことや遺伝性であることを知っているのか，情報提供はどの

ようにするのかということを検討する必要があり，それぞれに倫理的課題も予測される。このなかには，血縁者のなかで遺伝情報を告知して共有する義務に関することや，病的バリアントを有しているかどうか知らないでいる権利に関することが含まれる[5]。

ステップ 2 ：**ケースのまとめ**

　発症前診断は，それによって生涯にわたってFAP とともに生きていくことが確定することになりうる。きよしくんのその後の人生に大きく影響するため，発症前診断のための遺伝学的検査は慎重に進める必要がある。医学的適応，QOL，そして本人の自律性を尊重した対応が欠かせない。また，遺伝カウンセリングを必要とするので，専門部署との連携とともに子どもの自律性を尊重できるように調整していく必要がある。本事例のように，患者である親とそうでない親とで子どもの遺伝学的検査に対する考えが異なる状況にはしばしば遭遇する。FAP罹患者は遺伝情報を子どもに開示するまでには身体的・精神的準備を整える必要がある[6] ことが指摘されており，父親も含めた家族全体を支援していけるチーム医療の体制を整えることが必要である。

まとめ

　わが国では家族内での遺伝情報に関するコミュニケーションやその支援などの看護援助について検討が始まったばかりである。罹患者の家族関係や親子関係などさまざまに影響し合うことから，きわめて個別性も大きい。それぞれのケースの状況のなかで，子どもの最善の利益のために患者や家族，子どもも含めて対話を繰り返すプロセスを大切にしていくことが求められる。また家族性腫瘍においては，その後の人生での結婚や挙児といったライフイベントによって生じる心理社会的課題もあるため，生涯にわたる影響を考慮しながら，包括的にアセスメントしてチーム医療として充実したサポートと継続したかかわりが欠かせない。

　ポストゲノム時代といわれる現在，遺伝学的検査技術の進歩に伴って，早期診断やこれまで難しかった疾患の確定診断が可能となり，見通しをもった治療や健康管理，そして社会的支援につなげられるようになってきている。一方で，遺伝学的検査によって遺伝要因が明らかになることは，親やきょうだいの遺伝情報や疾患リスクに関する情報を得ることにつながる。さらには，疾患の原因を知りたいと期待して遺伝学的検査をしても明快な結果が得られない場合や，偶発的に遺伝子変異がみつかる場合，また確定診断が必ずしも有効な治療につながらない場合もあり，考慮しなければならない新たな課題をもたらしている。このような変化は，子どもと家族の健康や疾患・治療への適応にも影響することが考えられ，身近でケアする看護職には重要な役割が求められる。

■文献
1 ）中島健，石川秀樹，斎藤豊：腺腫性ポリポーシス；遺伝性大腸癌診療ガイドラインの解説と実臨床での対応．日本消化器病学会雑誌 114 ⑶：413-421，2017.
2 ）大腸癌研究会・編：遺伝性大腸癌診療ガイドライン．金原出版，東京，2016，pp 7 -38.
3 ）福嶋義光・監，櫻井晃洋・編：遺伝カウンセリングマニュアル．改訂第 3 版，南江堂，東京，2016，pp375-376.
4 ）Jonsen AR, Siegler M, Winslade WJ（赤林朗，蔵田伸雄，児玉聡・監訳）：臨床倫理学；臨床医学における倫理的決定のための実践的なアプローチ．第 5 版，新興医学出版社，東京，2006.
5 ）Beamer LC：Ethics and Genetics：Examining a Crossroads in Nursing Through a Case Study．Clin J Oncol Nurs 21 ⑹：730-737，2017.
6 ）川﨑優子：家族性大腸腺腫症患者が子どもへ遺伝情報開示するまでの意思決定過程の構造．日本看護科学会誌 28 ⑷：27-36，2008.

事例 ❖ 出生前診断について母親に意見を求められたときの対応

Aくん（3歳）は，出生時の顔貌からダウン症候群が疑われて，染色体検査によって診断を受けた。大きな合併症はなく，発達は遅れているものの，最近一人で歩けるようになり，意味のある発語もみられている。現在は地域の保育園に通園しながら，発達支援のための療育プログラムに参加し，発達や健康状態をフォローするために3カ月ごとに小児科外来を受診している。

Aくんの母親（33歳）は，次の子どもをもちたいと考えているが，ダウン症候群の子どもが生まれる可能性が高いのではないかと気にかけていた。小児科外来で「そろそろ次の子どもがほしいと思っているんだけど，やっぱり出生前診断をしたほうがいいのかしら」と看護師に声をかけたところ，看護師が「そんなに気にすることないですよ」と答えていた。

解説：本事例のもやもやポイントは，母親の相談に対して，看護師が「気にすることはない」と返答していることである。看護師の返答は，何を根拠にしているのか，母親の気がかりやニーズに応えているのだろうか。また，母親が正しい十分な情報をもとに次の妊娠や出生前診断について考える機会を奪ってはいないだろうか。

ダウン症候群は21番染色体が1本過剰にあることによって起こる。標準型では両親の染色体はほとんどの場合正常である。そのほかに転座型やモザイク型があり，転座型の場合は両親のどちらかが染色体均衡型転座保因者である可能性がある。染色体構造異常は世代間で受け継がれるため，子どもに影響する可能性もある。次の子どもへの影響を検討する際には，Aくんの型によっても考慮することが異なることを看護師は理解しておく必要がある。

なぜ，母親は出生前診断をしたほうがよいと考えたのだろうか。出生前診断をして，胎児がダウン症候群と診断された場合のことを考えているのだろうか。そのことが判明したときは妊娠をあきらめる選択肢を考えているのだろうか。その場合，胎児の無害の原則と，母親の自律尊重の原則が対立する状況が生じる。親は胎児の権利を最大限擁護する立場であり，このように出生前診断の受検は大きな葛藤に直面する可能性があるため，自律した意思決定をサポートすることと継続したケアが大切である。臨床遺伝専門医や認定遺伝カウンセラー® らの遺伝医療専門家によるダウン症候群や出生前診断に関する十分な情報提供と支持的サポートが欠かせない。遺伝カウンセリングができる遺伝子診療部門などの専門部署を紹介することや，専門部署と連携して継続したサポートをしていく必要があり，その過程には母親だけでなく父親も含めた両親で考えていけるように調整していく。そのため本事例では，母親の気がかりを確認するかかわりとともに，専門部署へとつなぐ支援を提供することが必要である。

①人の遺伝情報と倫理的・法的・社会的課題

遺伝情報は，①生涯変化しないこと（不変性），②血縁者間で一部共有されること（共有性），③将来起こりうる健康上の問題を予見しうること（予見性），といった一般的な医療情報とは異なる特徴をもっている。これらの特徴から，遺伝学的検査やそれに基づいて得られた情報は，各個人，家族，そして社会に重要な意味をもち，取り扱いが不適切であると検査を受けた人だけではなく，その血縁者も含めて，社会的不利益がもたらされる可能性がある。そのため，遺伝情報を扱う際には，倫理的・法的・社会的課題（Ethical, Legal and Social Implications；ELSI）への考慮が必要とされている[1)~4)]。

②子どもの遺伝学的検査

遺伝学の医療への適用が広がり，無症状あるいは未発症の子どもに対して，遅発性，疾患感受性，あるいは保因状態に関する遺伝情報の診断が技術的に可能になっている。親は，子どもの幸福のためと考えて，子どもの判断能力にかかわらず早く遺伝学的検査をすべきと考えることがあるかもしれない。しかし，親の価値観や判断だけで未成年の子どもが発症前診断を受けることは，その子どもが成人に達したときに自分の意思で検査を受けることを選択する機会を奪うことになる可能性もある。そのため，日本医学会のガイドライン[5)]では，未成年者の遺伝学的検査について，「すでに発症している疾患の診断を目的として，未成年者や知的障害者など同意能力がない患者に対して検査を実施する場合は，本人に代わって検査の実施を承諾することのできる立場にある者の代諾を得る必要があるが，その際は，当該被検者の最善の利益を十分に考慮すべきである。また，被検者の理解度に応じた説明を行い，本人の了解（インフォームド・アセント）を得ることが望ましい」とし，未成年期に発症する疾患で発症前診断が健康管理上有用であることが予測される場合でも同様の対応が必要としている。さらに「未成年者に対する非発症保因者の診断や成年期以降に発症する疾患の発症前診断については，原則として本人が成人し自律的に判断できるまで実施を延期すべきで，両親らの代諾で検査を実施すべきではない」としている。

十分な説明に基づいて自発的に同意する能力がないとされる未成年の場合，ガイドラインにもあるように子どもの遺伝学的検査を考慮する際には，その疾患が小児期に発症する疾患で，その情報が健康管理上有用であるかどうかは重要な要素となる。そのため最新の遺伝医学の知見をもとに，①その遺伝学的検査によって起こりうる利益とリスクについて医学的知見から検討すること，そして心理社会的な側面から検討すること，②子どもの意思決定能力を検討すること，③子どもの権利を擁護すること，が重要となる。

③遺伝カウンセリング

非発症保因者診断，発症前診断，出生前診断を目的に行われる遺伝学的検査は，事前に適切な遺伝カウンセリングを行った後に実施すること[5)]とされている。一般的に臨床遺伝専門医と認定遺伝カウンセラー[®]ら遺伝医療専門職を中心として，看護師や臨床心理士らを含むチームで実施される。現在わが国には遺伝医療専門職として，臨床遺伝専門医，認定遺伝カウンセラー[®]，遺伝看護専門看護師が存在する。

■文献
1）有田美和：遺伝看護とELSI．中込さと子監，西垣昌和，渡邉淳編，基礎から学ぶ遺伝看護学；「継承性」と「多様性」の看護学，羊土社，東京，2019，pp160-170．
2）Robert L Nussbaum, Roderick R McInnes, Huntington F Willard・著（福嶋義光・監訳）：トンプソン＆トンプソン遺伝医学，第2版，メディカル・サイエンス・インターナショナル，東京，2017，pp441-451．
3）Huddleston KC：Ethics：The Challenge of Ethical, Legal, and Social Implications（ELSI）in Genomic Nursing. Online J Issues Nurs 19（1）：6，2014．
4）Roberts MC 編（奥山眞紀子，丸光惠監訳）：小児の遺伝性疾患と遺伝子検査について．小児医療心理学，エルゼビア・ジャパン，東京，2007，pp620-634．
5）日本医学会：医療における遺伝学的検査・診断に関するガイドライン．2011．

（野間口千香穂）

JCOPY 〈(社)出版者著作権管理機構 委託出版物〉

　本書の無断複写は著作権法上での例外を除き禁じられています。
複写される場合は，そのつど事前に，下記の許諾を得てください。
(社)出版者著作権管理機構
TEL. 03-5244-5088　FAX. 03-5244-5089　e-mail：info@jcopy.or.jp

小児看護と看護倫理
日常的な臨床場面での倫理的看護実践

定価（本体価格 3,200 円＋税）

2020 年 4 月 25 日　　　第 1 版第 1 刷発行

編　者　　松岡　真里
発行者　　佐藤　　枢
発行所　　株式会社 へるす出版
　　　　　〒164-0001　東京都中野区中野 2-2-3
　　　　　☎ (03) 3384-8035〈販売〉
　　　　　　 (03) 3384-8155〈編集〉
　　　　　振替 00180-7-175971
　　　　　http://www.herusu-shuppan.co.jp
印刷所　　広研印刷株式会社

© Mari Matsuoka, 2020 Printed in Japan　　　　　　　　〈検印省略〉
落丁本，乱丁本はお取り替えいたします。
ISBN 978-4-86719-000-5